Capogna
Ernährung für gesunde Augen

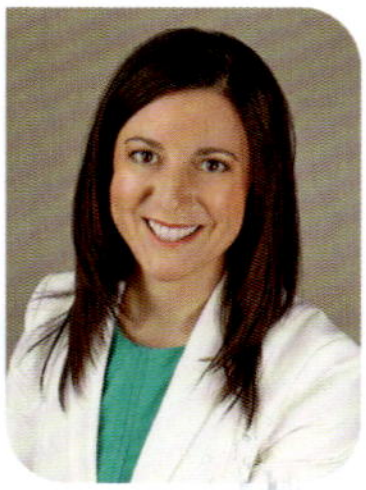

Dr. Laurie Capogna ist Expertin für Augengesundheit (Optometristin). Als Augenärztin und begeisterte Köchin weiß sie um den positiven Einfluss bestimmter Lebensmittel auf die Gesundheit der Augen. Sie ist die treibende Kraft der »Augenfutter-Bewegung« in Kanada und gibt ihr Wissen regelmäßig in Vorträgen, wissenschaftlichen Artikeln und als Autorin in ihren Büchern weiter. Mit »Ernährung für gesunde Augen« liegt ihr Bestseller »Eyefoods. The Complete Eye Health & Nutrition Guide« nun auf Deutsch vor. Neben den Themen Kochen und Augengesundheit begeistert sich Dr. Capogna auch für Yoga. Sie lebt in Ontario, Kanada, und ist unter www.eyefoods.com zu finden.

Dr. Laurie Capogna

Ernährung für gesunde Augen

Vorbeugen und lindern
- Grauer und grüner Star
- Makula-Degeneration
- Trockenes Auge

Aus dem kanadischen Englisch übersetzt von Bettina Snowdon

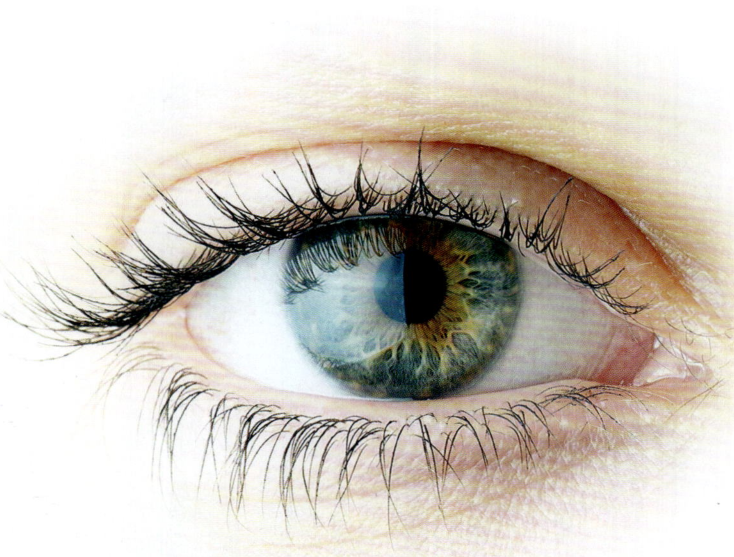

TRIAS

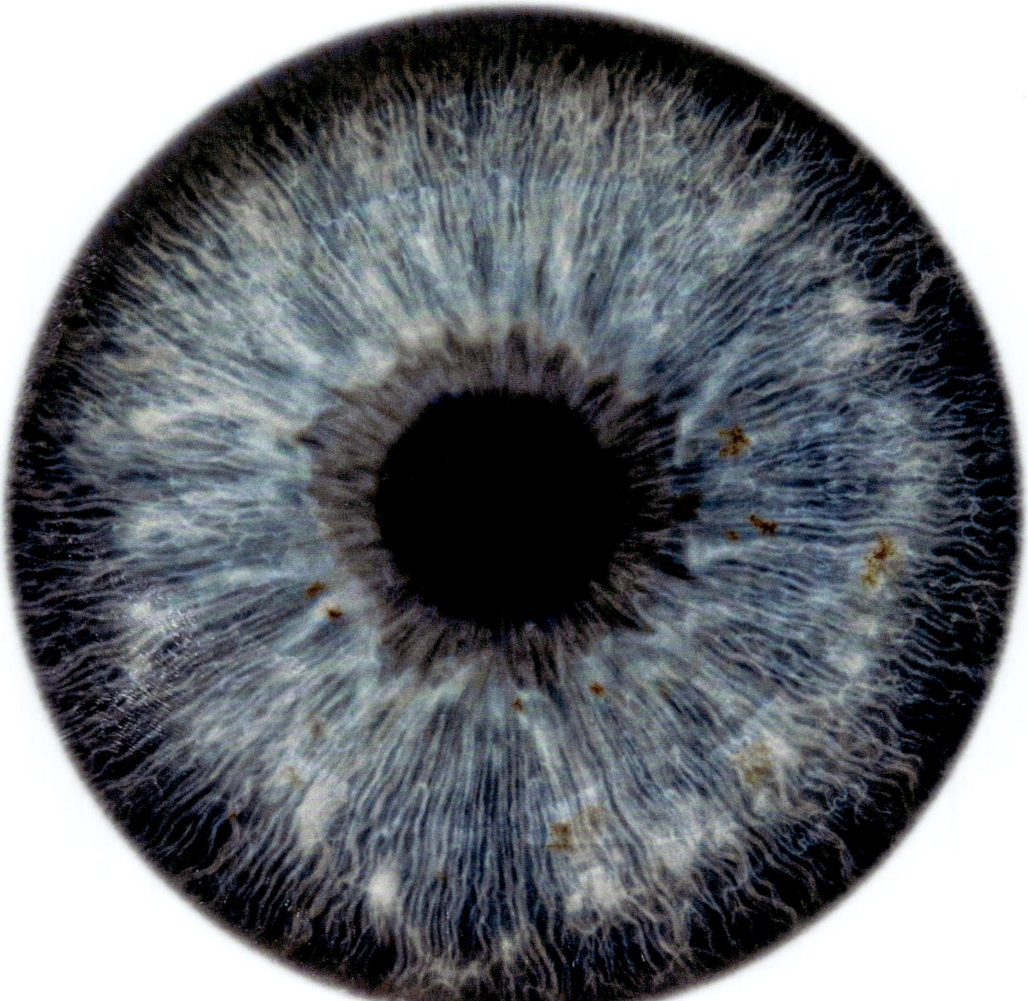

9 Augengesundheit und -erkrankungen

10 Augenanatomie und Sehvermögen

20 Gute Fürsorge – Jahrzehnt für Jahrzehnt

33 Verbreitete Augenleiden und -erkrankungen

71 Ihr Ernährungsplan für die Augen

72 Augennährstoffe

89 Augenfutter

109 Lebensstil und allgemeine Gesundheit

117 Dem Augenfutter-Plan folgen

124 So klappt die Ernährungsumstellung

131 Rezepte für gesunde Augen

132 Frühstück

142 Smoothies und Säfte

158 Salate und Dressings

182 Vorspeisen, Beilagen und Saucen

196 Hauptgerichte

228 Gesunde Snacks und Desserts

238 Service

244 Rezept- und Zutatenverzeichnis

246 Sachverzeichnis

Einführung

Dieses Buch wendet sich an alle, denen die Gesundheit ihrer Augen und die Vorbeugung gegen Augenkrankheiten am Herzen liegt. In meiner 20-jährigen Praxis als Augenärztin konnte ich zahlreiche Erfahrungen sammeln, die ich mit den aktuellsten Forschungsergebnissen auf dem Gebiet der Augenkunde abgeglichen habe. Herausgekommen ist eine Liste der besten Lebensmittel, die Augen und Augenlicht gesund erhalten sowie Augenerkrankungen wie Makuladegeneration, Katarakten und trockenem Auge vorbeugen.

Als Augenärztin von Beruf und Köchin aus Leidenschaft interessierte ich mich schon früh in meiner beruflichen Laufbahn für den positiven Einfluss bestimmter Lebensmittel auf die Gesundheit der Augen. Meine Leidenschaft für die augengesunde Ernährung begann vor über 10 Jahren, nachdem ich immer wieder beobachten musste, wie stark die Lebensqualität meiner Patienten durch Augenerkrankungen beeinträchtigt war. Es wurde mir ein Anliegen, meine Patienten über die Möglichkeiten der Prävention von Augenerkrankungen und die Gesunderhaltung ihrer Augen aufzuklären. Ich besuchte Konferenzen über Augenernährung und las alles, was ich über den Zusammenhang von Nährstoffen und Lebensmitteln mit Augengesundheit und -funktion finden konnte. Beim Eintauchen in die Materie ging mir allmählich ein Licht auf: Für meine tägliche Praxis fehlte ein Ernährungswegweiser.

Für Patienten mit leichter altersbedingter Makuladegeneration (AMD) gehörte zu dieser Zeit auch die Empfehlung bestimmter Vitamine, die dem Fortschreiten der Erkrankung vorbeugen sollten. Meine Patienten jedoch wollten von mir wissen, in welchen Lebensmitteln diese Vitamine enthalten seien. Genauer gesagt: Sie fragten, welche Lebensmittel sie zusätzlich zu den Vitamin-Supplementen in ihren Mahlzeiten gezielt einsetzen könnten, um ihre Augen zu schützen. Auf diese berechtigte Frage wollte ich ihnen mehr als nur »Essen Sie Spinat« antworten können. So begann meine Reise in die Welt der augengesunden Ernährung.

Als ich mir das Ausmaß dieses Vorhabens bewusst machte, wurde mir klar, dass ich es unmöglich alleine stemmen könnte. Meine gute Freundin und Kollegin Dr. Barbara Pelletier schloss sich mir an und zusammen ermittelten wir den Nährstoffgehalt von Hunderten vollwertiger Lebensmittel. Auf Basis dieser Analysen stellten wir eine Liste der Lebensmittel mit einem hohen Gehalt an augengesunden Nährstoffen zusammen – wir nennen es »Augenfutter«.

Wir begannen, diese Lebensmittel gezielt in den Speiseplan unserer eigenen Familien einzubauen und zugleich unser Wissen an unsere Patienten weiterzugeben. Schnell wurde uns bewusst, dass den meisten von ihnen die allgemeinen Informationen gar nicht so wichtig waren, sondern sie sich vielmehr einen konkreten Plan wünschten. Sie wollten erfahren, wie viel sie von diesen Lebensmitteln essen müssten und wie sie sie in ihre Ernährung einbauen könnten. Aus diesem Grund entwickelten wir den »Augenfutter«-Plan, einen leicht umsetzbaren Ernährungsplan, der genau die Art von Leitlinie bietet, die sich unsere Patienten wünschten. Auch Sie werden von der Verwendung dieser Lebensmittel in der Ernährung profitieren, egal ob bei Ihnen bereits ein Augenleiden besteht oder ob Sie einfach nur Ihre Augengesundheit erhalten wollen.

Tatsächlich bin ich so stark davon überzeugt, dass jeder eine augengesunde Ernährung umsetzen und einen augengesunden Lebensstil praktizieren sollte, dass ich alle relevanten Informationen an sämtliche Patienten weitergebe, die meine Praxis »Eye Wellness« aufsuchen – eine innovative Klinik für Augengesundheit und Sehkraft, die Augenheilkunde, Ernährungs- und Lebensstilvermittlung vereint. Ich bin meinen Patienten dankbar, denn ihre Motivation zu einer guten Ernährungsplanung inspiriert mich täglich dazu, mein Wissen auf dem Gebiet der Augenernährung zu erweitern. Ich freue mich darauf, dieses Wissen nun auch mit Ihnen zu teilen.

In Teil 1 des Buches erfahren Sie alles Wichtige über die Funktionsweise des Auges, den Sehvorgang und die verbreitetsten Augenleiden und -erkrankungen. Diese Wissensgrundlage wird Ihnen dabei helfen, die Rolle von Ernährung und Lebensstil in Hinsicht auf die Prävention von Augenerkrankungen und die Gesundhaltung der Augen besser zu verstehen. Teil 2 widmet sich dem Ernährungsplan für die Augen im Detail. Sie lernen, welche Lebensmittel das Optimum an Nährstoffen für Ihre Augengesundheit bieten. Doch alles Wissen hilft nichts, wenn es nicht angewendet wird: Der Schlüssel zur Erhaltung der Augengesundheit liegt darin, diese Lebensmittel auch tatsächlich in die tägliche Ernährung zu integrieren. Die über 100 Rezepte in Teil 3 bieten Ihnen lecker schmeckende und nährstoffreiche Gerichte für jede Mahlzeit des Tages. So fällt es Ihnen leicht, das Augenfutter in Ihren Speiseplan einzubauen.

Alle Informationen in diesem Buch basieren auf wissenschaftlichen Publikationen und Empfehlungen angesehener Fachgesellschaften wie der American Optometric Association, der Canadian Association of Optometrics, der American Heart Association, der Heart und Stroke Foundation of Canada, der American Diabetes Association und Diabetes Canada. Daneben gebe ich auch praktische Ratschläge, die auf meiner eigenen 20-jährigen Praxiserfahrung basieren.

Beim Durchblättern des Buches werden Sie auf interessante Fakten und Tipps zu Augenfutter und Augengesundheit stoßen. Ich hoffe sehr, dass diese Informationen Sie täglich dazu inspirieren, eine gute Wahl für die Gesundheit Ihrer Augen zu treffen!

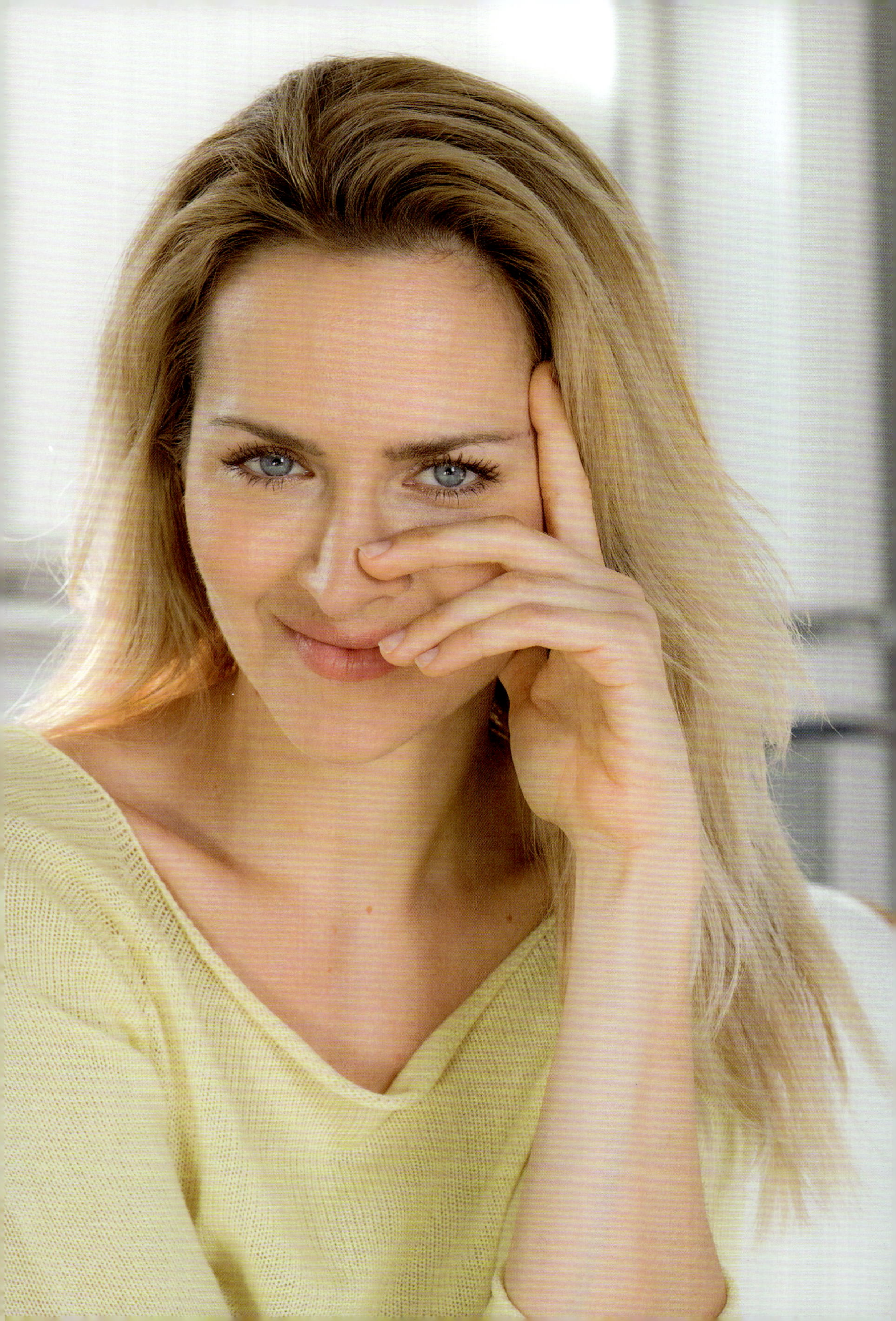

Augengesundheit und -erkrankungen

Welche Rolle spielt noch mal das Gehirn beim Sehvorgang und wann entwickelt sich eigentlich das Farbsehen? Hier lernen Sie alles über das menschliche Sehvermögen.

Augenanatomie und Sehvermögen

Die meisten Menschen halten das Sehen für den wichtigsten ihrer Sinne. Deshalb fragen mich meine Patienten immer wieder, wie sie ihr Augenlicht und ihre Sehkraft bestmöglich bewahren können. Jüngere Untersuchungen zeigen, dass das Risiko vieler Augenerkrankungen durch eine gesunde Ernährung und einen gesunden Lebensstil verringert werden kann – Sie selbst haben es in der Hand!

Wichtig ist, sich in Sachen Augengesundheit und -erkrankungen zu informieren. Ein Großteil aller Menschen trägt Sehhilfen – ob in Form von Brillen oder Kontaktlinsen –, um auf die Entfernung, zum Lesen oder für beides besser sehen zu können. Dabei leiden sie in den häufigsten Fällen nicht unter einer Augenerkrankung, sondern haben vielmehr etwas, was man als Refraktionsfehler bezeichnet, also eine optische Fehlsichtigkeit. Menschen, die einen Refraktionsfehler besitzen, aber gesunde Augen haben, sollten mit der richtigen Sehhilfe die normale Sehschärfe erreichen können.

Zu den verbreiteten Augenleiden gehören Katarakte, die altersbedingte Makuladegeneration, das trockene Auge, Glaukome und die diabetische Retinopathie. Augenleiden können die Sehschärfe, das Wohlbefinden und das Aussehen Ihrer Augen beeinträchtigen. So kann sich das trockene Auge durch veränderliches Sehvermögen bemerkbar machen, meistens aber verursacht es ein Fremdkörpergefühl (als ob etwas im Auge wäre), trockene oder tränende Augen.

Das Wissen über die Funktionsweise des Auges hilft Ihnen dabei, zu verstehen, wie Ernährung und Lebensstil zur Augengesundheit beitragen. Dieses Kapitel stellt die wichtigsten Strukturen im Auge vor, beschreibt den Prozess des Sehens und fasst zusammen, welche Augenleiden diese Strukturen auf welche Weise beeinflussen. Außerdem lernen Sie, welche Nährstoffe für die Augengesundheit wichtig sind und wo im Auge sich diese Nährstoffe befinden.

Die Anatomie des Auges

Beim Verstehen, welche Rolle Ernährung und Lebensstil für die Gesunderhaltung der Augen spielen, hilft ein kleiner Überblick über die Anatomie des Auges. Das Auge besteht aus zwei Teilen: der vorderen Augenkammer, die den Tränenfilm, die Lederhaut, die Bindehaut, die Hornhaut, die Iris, die Pupille und die Linse beinhaltet, und der hinteren Augenkammer mit dem Glaskörper, der Netzhaut, der Makula, der Fovea und dem Sehnerv. Jeder Teil trägt wesentlich zur Sehfähigkeit und zur Gesunderhaltung des Augenlichts bei.

Tränenfilm

Der Tränenfilm bildet die äußerste Schicht des Auges. Er garantiert die Aufrechterhaltung der Sehfähigkeit und hält die darunterliegenden Strukturen (Binde- und Hornhaut) feucht. Unser Tränenfilm besteht aus drei Hauptkomponenten: der Lipidschicht, der wässrigen Schicht und der Muzinschicht. Das trockene Auge beeinträchtigt den Tränenfilm.

Lederhaut/Sclera

Die Lederhaut ist der äußere weiße Teil des Auges. Sie schützt den Augapfel und besteht aus Kollagen. Lederhaut und Hornhaut gehören beide zur äußeren Augenoberfläche. Sie werden durch den Limbus verbunden.

Bindehaut

Die Bindehaut ist die Schleimhaut, die die äußere Oberfläche des Auges bedeckt. Die bulbäre Bindehaut bedeckt die Lederhaut, die palpebrale Bindehaut die Innenseiten der Lider. Die bulbäre Bindehaut wird von dem Tränenfilm überzogen, der die Vorderseite des Auges feucht hält und das Auge vor Staub und Schmutz schützt.

Im Blick

Das Auge ist keine perfekte Kugel

Man könnte meinen, dass der »Augapfel« die Form einer perfekten Kugel hat, aber so ist es nicht. Das liegt daran, dass die Hornhaut, die durchsichtige Außenhülle des Auges, eine andere Krümmung als die Lederhaut aufweist, der äußere weiße Teil des Auges.

Hornhaut

Die Hornhaut ist das durchsichtige äußere Gewebe des Auges. Sie bildet die erste Oberfläche, die das Licht bricht bzw. bündelt. Für eine optimale Sehkraft muss das Hornhautgewebe klar sein. Verletzungen der Hornhaut können das Sehvermögen stören oder trüben. Ein trockenes Auge kann eine Hornhautentzündung oder Hornhautverfärbungen verursachen.

Iris/Regenbogenhaut

Die Iris ist der farbige Teil des Auges. Sie kontrolliert das Ausmaß des Lichteinfalls ins Auge durch das Öffnen oder Schließen der Pupille.

Pupille

Die Pupille ist die dunkle Öffnung in der Mitte der Iris. Sie ist tatsächlich ein Loch, das seine Größe in Abhängigkeit von den Lichtverhältnissen ändern kann. Bei hellem Licht ist die Pupille kleiner, im Dunkeln ist sie größer, damit mehr Licht ins Auge einfällt.

Linse

Die Linse befindet sich hinter der Iris. Gemeinsam mit der Hornhaut bündelt sie das Licht so, dass auf der Netzhaut ein scharfes Bild entstehen kann. Die Reinheit der Linse ist für eine gute Sehfähigkeit ausschlaggebend. Eine Katarakt ist eine Linsentrübung, die verschieden ausgeprägte Sehunschärfen verursachen kann.

Kammerwasser

Das Kammerwasser befindet sich in der vorderen Augenkammer (im Bereich zwischen

Hornhaut und Iris) und in der hinteren Augenkammer (im Bereich zwischen Linse und Netzhaut). Es hält den Augapfel »aufgebläht« und sorgt dafür, dass der Augeninnendruck stabil bleibt. Es ernährt auch Hornhaut und Linse.

Aderhaut

Die Aderhaut wird von dem Gewebe zwischen Lederhaut und Netzhaut gebildet. Dieses Gefäßgewebe enthält Adern und Bindegewebe und ernährt die Netzhaut. Bei Augenerkrankungen wie der feuchten altersbedingten Makuladegeneration (Seite 35) kann Blut aus der Aderhaut in die Netzhaut eindringen und eine Sehschwäche bis hin zum Sehverlust verursachen.

Glaskörper

Der Glaskörper ist in der hinteren Augenkammer angesiedelt, in Aussehen und Konsistenz erinnert er an Gelee. Er ist transparent, sodass das Licht durch ihn hindurchtreten kann. Er besteht aus Wasser, Kollagengewebe und Hyaluronsäure. Durch den Alterungsprozess kann er sich verflüssigen oder seine Konsistenz so weit verändern, dass Glaskörpertrübungen (sogenannte Floaters) entstehen. Diese kommen in verschiedenen Formen und Größen vor, zeigen sich aber in den meisten Fällen im Sichtfeld des Betroffenen als Punkte, Fäden oder spinnwebartige Gebilde.

Aufbau des Auges

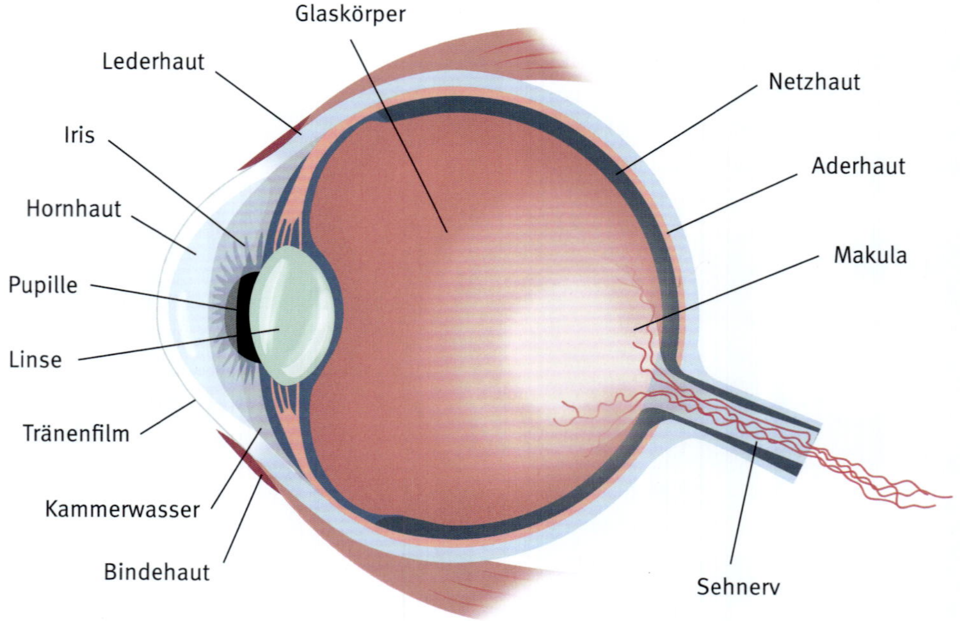

Netzhaut/Retina

Die Netzhaut ist eine sensorische Membran im Augenhintergrund. Ihre Hauptaufgabe ist die Umwandlung von Licht in elektrische Impulse, die vom Sehnerv an das Gehirn weitergeleitet werden. Die auch als Fotorezeptoren bekannten Stäbchen und Zapfen sind lichtempfindliche Zellen, die diese Bildsignale auslösen. Stäbchen sind bei schwachem Licht für Bewegung und Schwarzweißsehen zuständig. Zapfen sorgen bei hellem Licht für scharfes, zentriertes Sehen und für die Farbwahrnehmung. Bei diabetischer Retinopathie wird die Netzhaut geschädigt.

Makula und Fovea

Die Makula, im Zentrum der Netzhaut lokalisiert, ermöglicht das Schärfesehen und das zentrale Sehen. Durch sie können wir Details wahrnehmen, lesen und Gesichter erkennen. Die Fovea befindet sich in der Mitte der Makula, sie ist der Ort maximaler Sehschärfe. Als Fotorezeptoren sind dort ausschließlich Zapfen vorhanden. Die altersbedingte Makuladegeneration und das diabetische Makulaödem sind Erkrankungen, die die Makula betreffen.

Sehnerv

Der Sehnerv ist der zweite Hirnnerv (siehe Kasten). Er entspringt an der Hinterseite des Auges und wandert durch das Gehirn zum Okzipitallappen, wo er die visuellen Informationen überträgt.

Im Blick

Meibom-Drüsen

Die Meibom-Drüsen befinden sich entlang der Augenlidränder. Sie produzieren die Lipidkomponente des Tränenfilms. Entzündete oder verstopfte Meibom-Drüsen tragen häufig zum trockenen Auge bei. Die Gesunderhaltung der Meibom-Drüsen ist deshalb oft Teil der Therapie bei trockenem Auge. Im oberen Augenlid befinden sich etwa 50 Meibom-Drüsen, im unteren etwa 25.

»Schwarze Punkte«

»Schwarze Punkte« oder »Tanzende Mücken« sind meist ein ganz normales Vorkommnis im menschlichen Auge, doch eine plötzliche Zunahme dieser auch »Floaters« oder »Mouches volantes« genannten Sehirritation könnte auf einen Riss oder ein Loch in der Netzhaut oder eine Netzhautablösung hinweisen. Wenn Sie plötzlich tanzende Mücken oder Lichtblitze zu sehen beginnen, suchen Sie unbedingt Ihren Augenarzt für eine ausführliche Untersuchung auf.

Hirnnerven

Hirnnerven leiten Informationen vom Gehirn zu verschiedenen Stellen des Körpers. Es gibt insgesamt zwölf Hirnnerven, die von vorne nach hinten nach der Stelle, an der sie aus dem Hirn austreten und in den Körper führen, durchnummeriert werden. Der erste Hirnnerv ist der Riechnerv, der für unseren Geruchssinn zuständig ist. Der zweite ist schon der Sehnerv.

Der Sehvorgang

Meist verbinden wir das Sehvermögen mit unseren Augen, dabei spielt auch das Gehirn eine wichtige Rolle. Zum Sehen benötigen wir beide, Auge und Gehirn. Hier eine kurze Beschreibung des Sehvorgangs, Schritt für Schritt:

1. Das Licht wird von einem Objekt zurückgeworfen, das das Auge betrachtet.
2. Das Licht durchdringt die Hornhaut. Die Pupille passt ihre Größe an die Menge des eintretenden Lichts an. Im Dunkeln erweitert sich die Pupille, im Hellen zieht sie sich zusammen.
3. Das Licht tritt durch die Linse ein. Da Hornhaut und Linse gewölbt sind, wird es beim Durchtritt gebündelt. So kann es an einer speziellen Stelle auf der Netzhaut auftreffen. Die Linse dreht das Bild auf den Kopf, sodass es auf der Netzhaut verkehrt herum auftrifft.
4. Das Bildsignal tritt über den Sehnerv in den visuellen Kortex im Okzipitallappen des Gehirns ein.
5. Der visuelle Kortex erzeugt das Bild. Es wird auf dem Kopf stehend geliefert, der visuelle Kortex dreht das Bild wieder richtig herum.

Im Blick

Sehvermögen und Lernen
Fast 80 Prozent unserer Lernleistung sind mit dem Sehen verknüpft. Deshalb ist es besonders wichtig, Kinderaugen regelmäßig kontrollieren zu lassen.

Sehvorgang

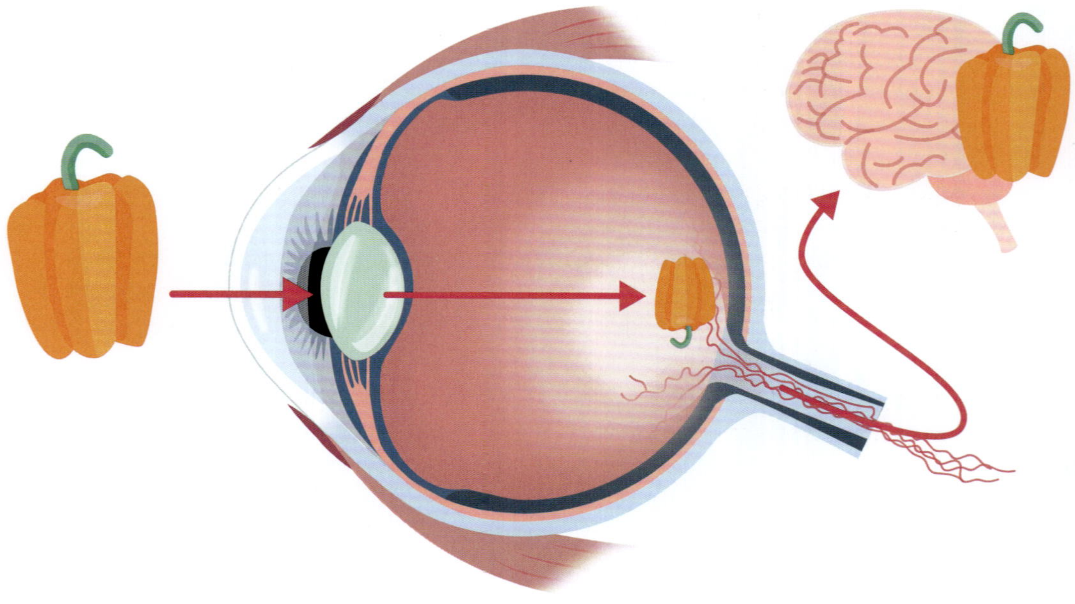

Die häufigsten Fragen

Frage: Wie oft zum Augen-Check?

Antwort: Die regelmäßige Untersuchung durch einen Optometristen oder einen Augenarzt ist wichtig für die Früherkennung und die Behandlung von Augenleiden. Selbst wenn Sie noch nie Sehprobleme hatten, hilft Ihnen die regelmäßige Augenuntersuchung dabei, dem Sehkraftverlust durch Augenleiden vorzubeugen. Ein Optometrist oder Augenarzt ist in der Lage, Augenerkrankungen auch dann zu entdecken, wenn noch keine wahrnehmbaren Symptome vorhanden sind. Nach Ihrer ersten ausführlichen Augenuntersuchung wird Ihr Arzt festlegen, ob engere Untersuchungszeiträume notwendig sind.

Die American Optometric Association und die Canadian Association of Optometrics empfehlen die folgenden Richtlinien für Menschen mit geringem Risiko von Augenproblemen:

Altersgruppe	empfohlene Mindesthäufigkeit für Augenuntersuchungen
Säuglinge und Kleinkinder (bis 24 Monate)	im Alter von 6 Monaten
Vorschulkinder (2 bis 5 Jahre)	im Alter von 3 Jahren
Schüler (6 bis 17 Jahre)	ab dem Alter von 6 Jahren jährlich
Erwachsene (18 bis 60 Jahre)	alle 1 bis 2 Jahre
ältere Erwachsene (ab 61 Jahren)	jährlich

In Deutschland gilt die allgemeine Empfehlung des Berufsverbandes der Augenärzte, regelmäßig zu einem Check-up beim Augenarzt zu gehen. So lassen sich Erkrankungen frühzeitig erkennen. Die Empfehlungen für Säuglinge und Kleinkinder sind: bei sichtbaren Auffälligkeiten sofort einen Augenarzt aufsuchen, mit 6–12 Monaten bei erhöhtem Risiko von Schielen, von Fehlsichtigkeit und/oder erblicher Augenerkrankungen, spätestens mit 30–42 Monaten auch bei unverdächtigen Kindern. Nähere Informationen zu den einzelnen Untersuchungen und ab welchem Alter diese in Deutschland empfohlen werden, finden sich unter www.cms.augeninfo.de/hauptmenu/gesunde-augen/wann-zum-augenarzt.html.

Refraktionsfehler

Ein Refraktionsfehler ist keine Frage der Augengesundheit, sondern hängt vielmehr mit der Lichtbündelung zusammen. Menschen mit »normaler Sehkraft« sind emmetrop, was bedeutet, dass die Bilder, die sie sehen, direkt auf die Makula projiziert werden, wenn ihre Augen entspannt sind. Wer emmetrop ist, hat keinen Refraktionsfehler, sieht gut und braucht keine Hilfen zur Korrektur des Sehvermögens.

Zu den Refraktionsfehlen gehören Kurzsichtigkeit, Weitsichtigkeit, Hornhautverkrümmung und Altersweitsichtigkeit oder eine Kombination davon. Die meisten Menschen mit Refraktionsfehlern benötigen eine Brille oder Kontaktlinsen, um scharf zu sehen.

Kurzsichtigkeit/Myopie

Das ins Auge eintretende Licht wird bereits vor der Makula gebündelt, was zu unscharfem Distanzsehen führt. Oft kommt es zu Kurzsichtigkeit, wenn die Entfernung von der Hornhaut zur Netzhaut zu groß ist oder wenn die Hornhaut und/oder die Linse zu steil sind, um das Licht auf der Netzhaut zu bündeln. (Eine steile Hornhaut oder Linse ist stärker gekrümmt und bündelt das Licht zu stark, sodass es vor der Netzhaut fokussiert wird.) Kurzsichtigkeit kann mit einer Brille, Kontaktlinsen oder einer Laser-OP korrigiert werden.

Weitsichtigkeit/Hyperopie

Das ins Auge eintretende Licht wird erst hinter der Makula gebündelt, was das Nahsehen unschärfer macht als die Sicht in die Ferne. Weitsichtigkeit kommt vor, wenn der Augapfel zu kurz ist oder Hornhaut oder Linse nicht steil genug sind, um das Licht auf der Netzhaut zu fokussieren. Weitsichtigkeit kann mit einer Brille, Kontaktlinsen oder einer Laser-OP korrigiert werden.

Hornhautverkrümmung/ Astigmatismus

Wie Kurz- und Weitsichtigkeit kann auch die Hornhautverkrümmung mit einer Brille, Kontaktlinsen oder einer Laser-OP korrigiert werden. Bei der Hornhautverkrümmung wird das einfallende Licht an manchen Stellen stärker gebündelt als an anderen und trifft verzerrt auf der Hornhaut ein: Die Sicht ist unscharf. Die Hornhautverkrümmung resultiert meist aus einer ungleichmäßigen Form der Hornhaut oder der Linse. Kleine Abweichungen sind ziemlich verbreitet und tatsächlich beinhalten die meisten Brillenverschreibungen Korrekturen für Hornhautverkrümmung.

» *Experten-Tipp: Hat sich durch eine Veränderung Ihrer Sehstärke oder Ihrer Hornhautverkrümmung auch Ihre Brillenverschreibung verändert, kann die Gewöhnung an die neuen Brillengläser bis zu 2 Wochen dauern.* «

Altersweitsichtigkeit

Der altersbedingte Verlust des Nahsehens beginnt meist im Alter von 40 bis 45 Jahren. Die ersten Symptome von Altersweitsichtigkeit machen sich bemerkbar, wenn Sie beginnen, Bücher oder Ihr Smartphone weiter von Ihrem Gesicht wegzuhalten. Wenn Altersweitsichtigkeit auftritt, brauchen Sie für den Blick in die Ferne eine andere Brillenverordnung als für die Nähe. Altersweitsichtigkeit wird durch Lesebrillen korrigiert, die Sie auf die Nähe wieder scharf sehen lassen,

Die häufigsten Fragen

Frage: Wozu regelmäßige Augenuntersuchungen?

Antwort: 75 Prozent aller Sehkraftverluste sind behandelbar oder vermeidbar. Regelmäßig durchgeführte umfassende Untersuchungen durch den Augenarzt sind deshalb für Diagnose, Behandlung und Vorbeugung gegen Augenerkrankungen und -leiden förderlich.

Der Augenarzt wird dabei verschiedene Tests durchführen, bei denen Ihre Sehkraft und das Zusammenspiel Ihrer Augen (binokulares Sehen) geprüft werden. Außerdem wird er wissen wollen, wie Ihr Lebensstil und Ihre Sehgewohnheiten aussehen, um für Sie die bestmögliche Lösung für die optimale Sehkraft zu finden. Idealerweise stellt er auch die neuesten Technologien zur Augenkorrektur vor, wie digitale Brillengläser, Beschichtungen, die blaues Licht filtern und Spiegelungen minimieren, Kontaktlinsen und Refraktions-OPs.

Bei der Untersuchung wird auch die Gesundheit Ihrer Augen bewertet. Viele Augenerkrankungen wie trockenes Auge, Glaukom, altersbedingte Makuladegeneration und diabetische Retinopathie können symptomfrei sein und nur durch eine Untersuchung festgestellt werden. Die frühzeitige Erkennung garantiert eine bessere Behandlungsmöglichkeit und ein geringeres Risiko des Sehkraftverlustes. Die Untersuchung kann auch fortschrittliche Testmethoden beinhalten, wie digitale Augenhintergrund-Fotografie und optische Kohärenztomographie (OCT). Diese bildgebenden Verfahren lassen Augenerkrankungen schon früh erkennen.

Bei einer Augenuntersuchung können auch einige generelle Gesundheitsprobleme aufgedeckt werden, denn der gesundheitliche Zustand der Augen ist mit dem des gesamten Körpers verbunden. Viele Augenärzte beziehen diesen Zusammenhang mit ein und erläutern Ihnen gerne, wie Sie durch Ernährung und Lebensstil Augenerkrankungen vorbeugen können.

aber auf Entfernung verschwommen, oder durch Gleitsichtbrillen, mit deren Hilfe Sie auf jede Distanz scharf sehen können, indem Sie durch verschiedene Stellen der Gläser blicken. Bei manchen Menschen können Multifokal-Kontaktlinsen und eine Laser-OP die Altersweitsichtigkeit korrigieren.

Die Basics der Augenernährung

Im Kapitel »Augennährstoffe« (Seite 72) erfahren Sie im Detail, wie spezielle Nährstoffe dabei helfen können, das Risiko von Augenerkrankungen wie Katarakten und Makuladegeneration zu reduzieren. Zahlreiche Studien belegen, dass Lebensmittel, die Antioxidantien und Omega-3-Fettsäuren enthalten, der Augengesundheit förderlich sind. Eine Diät, die sich auf die Vorbeugung gegen Augenerkrankungen fokussiert, enthält Lebensmittel, die reich an Beta-Carotin, Lutein, Zeaxanthin, Vitamin C, Vitamin E, Zink und an den Omega-3-Fettsäuren DHA und EPA sind.

Doch dieses »Augenfutter« leistet weit mehr, als Augenkrankheiten vorzubeugen. Es unterstützt auch die Augenfunktion und verbessert die Sehkraft. Die folgende Tabelle listet auf, welcher Teil des Auges welche der wichtigen Augennährstoffe benötigt und welche Lebensmittel diese Nährstoffe enthalten.

Welcher Nährstoff kommt wo im Auge vor?

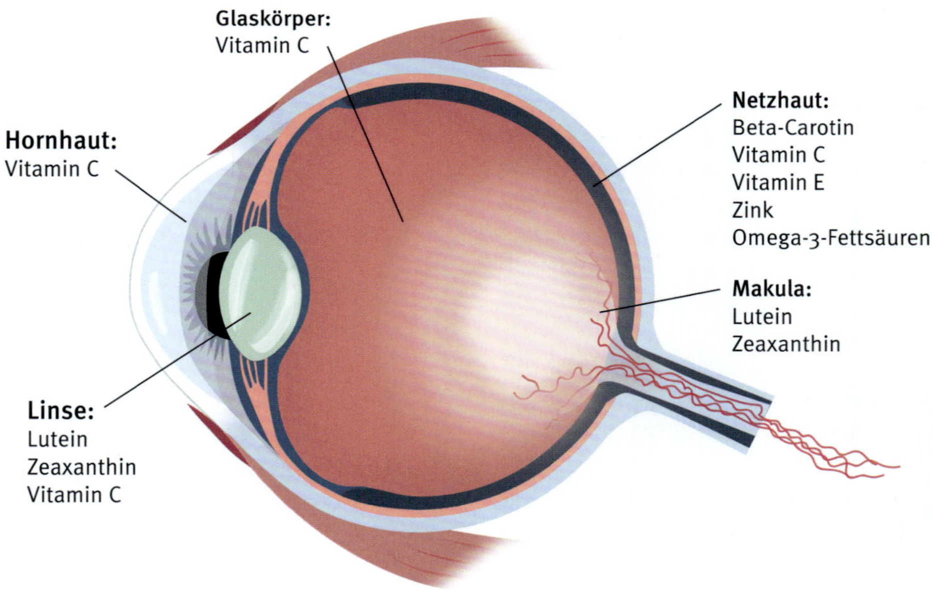

Wichtige Nährstoffe für die Funktion der Augen und der Sehkraft

Nährstoff	Vorkommen im Auge	Lebensmittel mit diesem Nährstoff
Beta-Carotin	Netzhaut (der Körper wandelt B. in Vitamin A um; beides findet sich in der Netzhaut)	Möhren, Süßkartoffeln, Kürbis
Lutein	Makula, Linse	Brokkoli, Eigelb, Blattgemüse
Omega-3-Fettsäuren (DHA und EPA)	Netzhaut, Meibom-Drüsen	Regenbogenforelle, Lachs, Sardinen, Thunfisch
Vitamin C	Hornhaut, Kammerwasser, Glaskörper, Netzhaut, Linse	Paprikaschoten, Brokkoli, Zitrusfrüchte, Kiwis
Vitamin E	Netzhaut	Eier, Kiwis, Olivenöl, orangefarbene Paprikaschoten, Nüsse, Samen
Zeaxanthin	Makula, Linse	orangefarbene Paprikaschoten, Gojibeeren
Zink	Netzhaut (Zink ist für die Zellfunktion der Augen wichtig; es transportiert außerdem Vitamin A und E von der Leber zum Auge)	Austern, Pute, rotes Fleisch, Nüsse, Vollkorngetreide
Beta-Carotin	Netzhaut (der Körper wandelt B. in Vitamin A um; beides findet sich in der Netzhaut)	Möhren, Süßkartoffeln, Kürbis

Im Blick

Augennährstoffe

Sie wissen nun, dass Lebensmittel mit einem hohen Gehalt an bestimmten Nährstoffen die Augengesundheit fördern. Doch auch die Augen selbst benötigen Nährstoffe, um zu funktionieren. Vitamin C, Vitamin E, Beta-Carotin, Zink, Omega-3-Fettsäuren, Lutein und Zeaxanthin finden sich alle in den Strukturen des Auges wieder.

Gute Fürsorge – Jahrzehnt für Jahrzehnt

Wie unser Körper verändern sich auch unsere Augen im Laufe des Lebens und benötigen entsprechend unterschiedliche Fürsorgemaßnahmen. In diesem Kapitel werden wir uns ansehen, wie Ihre Augen und Ihre Sehfähigkeit sich im Laufe der Jahrzehnte entwickeln und welche Nährstoffe die Augengesundheit unterstützen. Mit meinen Tipps bewahren Sie in jedem Lebensjahrzehnt einen kühlen Blick!

In den ersten 10 Jahren

Die ersten Lebensjahre sind eine sehr wichtige Zeit in der Entwicklung des Auges und seiner Sehkraft; ein großer Teil dieser Entwicklung geschieht dabei in den ersten 6 Lebensmonaten. Kennen Eltern die Meilensteine dieser Entwicklung, können sie die Sehkraft ihres Babys in dieser wichtigen Periode durch gezielte Stimulation fördern.

» *Experten-Tipp: Muttermilch hat einen hohen Gehalt an DHA (Docosahexaensäure), einer für das kindliche Gehirn und die Augenentwicklung wichtigen Omega-3-Fettsäure.* «

Während aus Babys Kleinkinder und Vorschulkinder werden und die Vorschulkinder dann zu Schulkindern heranwachsen, schreitet auch die Entwicklung ihrer optischen Wahrnehmung fort. In dieser Zeit spielt die Ernährung für die Entwicklung des gesamten kindlichen Körpers eine große Rolle, ganz besonders für das Augenlicht. Gewohnheiten wie das Tragen von Sonnenschutz gewinnen an Wichtigkeit. Wenn Sie Ihr Kind dabei unterstützen, gute Gewohnheiten in Bezug auf Essen und Lebensstil zu erlernen, legen Sie schon in den frühen Lebensjahren einen soliden Grundstein für seine gesunde Zukunft.

Im Blick

Die Augenfarbe

Babys werden mit blauen Augen unterschiedlicher Ausprägung geboren. Zwischen der Geburt und dem 6. Lebensmonat lagert sich ein Pigment, das Melanin, in der Iris des Babys ein und bestimmt damit die Augenfarbe, meistens von Blau in Richtung Haselnussfarben, Grün, Braun oder Grau. Die Melaninmenge bestimmt dabei die endgültige Farbe. Wird nur eine geringe Menge an Melanin eingelagert, bleiben die Augen blau.

Von der Geburt bis zum 12. Monat

Unser Körper wächst von der Kindheit bis zum Erwachsenenalter enorm, umso erstaunlicher ist es, dass Babyaugen bei der Geburt bereits 65 Prozent ihrer endgültigen Größe haben. Innerhalb der ersten 6 Lebensmonate entwickelt sich das Sehvermögen eines Babys vom Erkennen schwarzer und weißer Konturen und von unkoordinierten Augenbewegungen bis zum Vollfarbsehen mit Tiefenwahrnehmung.

Sehtest: Vor diesem Hintergrund ist es sinnvoll, den ersten Sehtest im Alter von 6 Monaten durchzuführen.

Das Sehvermögen Ihres Babys

Entwicklung des Sehvermögens von der Geburt bis zum 12. Monat	
Geburt	• Das Baby kann helles Licht wahrnehmen, schwarze und weiße Konturen und die Ränder von Dingen und Gesichtern erkennen. • Der Hauptfokus liegt bei 20–25 Zentimeter Entfernung.
3 Monate	• Eltern und Baby können Augenkontakt herstellen. • Die ersten Farben werden erkannt. • Die Augen können einem bewegten Objekt folgen.
6–12 Monate	• Die Sehschärfe hat sich deutlich verbessert, mit einem Jahr besitzt ein Kind etwa 50 Prozent der Sehschärfe eines Erwachsenen. • Das Farbsehen ist vermutlich voll ausgeprägt. • Die Wahrnehmung der Tiefenschärfe beginnt sich zu entwickeln. • Die Fähigkeit zur Fokussierung beginnt sich zu entwickeln. • Die Augen arbeiten koordiniert (binokulares Sehen). • Das Krabbeln fördert die Entwicklung der Auge-Hand-Koordination.
Wie Sie das Sehvermögen Ihres Babys fördern können	
0–3 Monate	• Lassen Sie im Schlafraum des Babys ein Nachtlämpchen brennen. • Halten Sie Spielzeug 20–25 Zentimeter vor die Augen des Babys.
3–6 Monate	• Sprechen Sie mit Ihrem Baby, während Sie durch den Raum gehen. • Ändern Sie den Standort des Bettchens und die Lage des Babys in seinem Bettchen, damit es verschiedenen Reizen ausgesetzt ist. • Hängen Sie ein Mobile über das Bettchen.
6–12 Monate	• Fördern Sie das Spielen auf dem Fußboden, besonders in der Bauchlage. • Spielen Sie mit Bausteinen und spielen Sie Verstecken mit Ihrem Baby, um sein visuelles Gedächtnis zu fördern. • Benennen Sie die Dinge, um die visuelle Wiedererkennung und den Wortschatz zu fördern. • Fördern Sie das Krabbeln, um die Entwicklung der Auge-Hand-Koordination zu unterstützen.

Vorschulkinder

In den Vorschuljahren sind Kinder sehr aktiv, in dieser Zeit entwickeln sich die Auge-Hand-Koordination und die feinmotorischen Fähigkeiten weiter fort. Während dieser entscheidenden Lernphase ist es besonders wichtig, sicherzustellen, dass die kindlichen Augen richtig funktionieren, die Kinder ohne Brille gut sehen können und beide Augen korrekt koordinieren.

Die Gewohnheiten, die ein Kind in dieser Zeit entwickelt, werden sich auf sein künftiges Leben auswirken. Deshalb ist es wichtig, dass Vorschulkinder gesundes Essen wie Obst und Gemüse, Eier und Fisch bekommen. Sie sollten auch dazu ermuntert werden, Sonnenbrillen zu tragen. Werden die Augen ultravioletter Strahlung über längere Zeit ausgesetzt, wird die Netzhaut geschädigt, was im späteren Leben zu Netzhauterkrankungen und Katarakten führen kann.

Was Obst und Gemüse betrifft, sind Brokkoli, Paprikaschoten, Blattgemüse, Zitrusfrüchte, Beeren und Kiwis eine gute Wahl. Auch Eier sind für Vorschulkinder gut geeignet, denn sie enthalten Lutein für eine gesunde Netzhaut. Das Kind schon jetzt an diese Lebensmittel zu gewöhnen, schafft eine gute Basis für gesunde Essgewohnheiten im späteren Leben.

Sehtest: Vorschulkinder sollten im Alter von 3 Jahren und vor dem Eintritt in die Grundschule einen Sehtest machen.

Im Blick

Sonnenbrillen

Schon für Babys und Kinder wird das Tragen einer Sonnenbrille empfohlen. Einer Schätzung der WHO zufolge erreicht der Mensch bis zu 80 Prozent der gesamten UV-Exposition seines Lebens bis zum Alter von 18 Jahren, weil sich Kinder sehr viel häufiger und länger im Freien aufhalten als Erwachsene.

Grundschulkinder

In diesem Alter entwickeln Kinder häufig Refraktionsfehler, sie könnten also irgendwann während der Grundschulzeit ihre erste Brille benötigen. Es sollte überprüft werden, ob Koordinationsstörungen der Augenmuskeln vorliegen und ob das Kind schielt. Schielt ein Kind, kann es Schwierigkeiten beim Lesen bekommen.

Sehtest: Grundschulkinder sollten jährlich einen Sehtest machen.

Augenfutter für Vorschulkinder

- Für eine ausreichende Zufuhr an Lutein eignen sich Smoothies mit Beeren, Bananen und Spinat.
- Bringen Sie Spaß auf den Teller! Backen Sie ein Omelett und gestalten Sie mit Streifen von orangefarbenen Paprikaschoten Augen, Nase und Mund. Als Haar verwenden Sie gedünsteten Spinat.

Einfache Augenfutter-Snacks für Kids

- eine Schüssel leicht angetauter gefrorener Erbsen
- orangefarbene Paprikastreifen mit Hummus
- Möhrensticks mit Cashewmus

Tweens und Teenager

Kinder und Jugendliche erwerben im Alter von 9 bis 18 Jahren die Grundlagen, auf denen sie ihr Wissen aufbauen und Fähigkeiten entwickeln, die sie auf die Zukunft vorbereiten. Deshalb ist es extrem wichtig, sich ihrer optimalen Sehfähigkeit zu vergewissern. Kinder bemerken nicht immer, dass ihre Sehfähigkeit eingeschränkt ist – sie gehen davon aus, dass das, was und wie sie sehen, normal ist. Es ist auch möglich, dass Leseschwierigkeiten oder Probleme in der Schule von Überanstrengung der Augen oder von Kopfschmerzen herrühren, die dadurch entstehen, dass Koordinationsstörungen der Augenmuskeln vorliegen oder die Augen nicht richtig fokussieren können. Achten Sie auf folgende Punkte, um sicherzugehen, dass Ihr Kind optimal sehen kann und sich so gut wie möglich fühlt:

Für das bestmögliche Sehvermögen

- Vereinbaren Sie regelmäßige Termine für einen Sehtest. Wenn sich bei Ihrem Kind im Laufe eines Jahres das Sehvermögen verändert, kontaktieren Sie Ihren Augenarzt. Es könnte ein weiterer Besuch notwendig sein.
- Achten Sie darauf, dass Ihr Kind seine Brille nach den Anweisungen des Arztes trägt.
- Ziehen Sie Kontaktlinsen in Betracht. Tageslinsen oder andere Austauschkontaktlinsen sind für Kinder in diesem Alter sowie für Jugendliche eine gute Option, doch sie sollten vom Augenarzt verschrieben sein. Ein guter Sitz, Übung und Folgetermine beim Arzt sind wichtig zur Verhinderung von Augeninfektionen und zur Gesundhaltung der Augen.
- Ihr Kind sollte auch beim Sport gut sehen können. Um Verletzungen vorzubeugen, eignen sich eine Brille mit Sicherheitsglas oder Kontaktlinsen.

Für bestmögliches Aussehen und Wohlgefühl

- Rote, juckende oder wässrige Augen können ein Allergiesymptome sein. Viele Kinder und Teenager leiden unter Allergien. Lassen Sie von einem Augenarzt geeignete Augentropfen verschreiben.
- Verwenden Sie künstliche Tränen bei trockenem Auge oder wenn Ihrem Kind ein Fremdkörper ins Auge geraten ist.

Augenfürsorge für Ihr Kind

- Geben Sie Ihrem Kind hell gefärbte Früchte und helles Gemüse, insbesondere grünes und orangefarbenes.
- Ermuntern Sie Ihr Kind wiederholt, neue Lebensmittel auszuprobieren. Es kann etliche Versuche benötigen, um den Geschmack für bestimmte Lebensmittel zu entwickeln.
- Bauen Sie Kaltwasserfisch wie Lachs und hellen Thunfisch in den Speiseplan Ihres Kindes ein. Die darin enthaltenen Omega-3-Fettsäuren schützen davor, im späteren Leben ein Augenleiden zu entwickeln, und tragen zur optimalen Augengesundheit bei.

Ein perfektes Augenfutter-Lunch: Ein Thunfisch- oder ein Lachs-Salat-Sandwich mit Vollkornbrot ist eine hervorragende Quelle für Omega-3-Fettsäuren.

Im Blick

Omega-3-Fettsäuren
Omega-3-Fettsäuren, insbesondere DHA, werden in der Kinderernährung häufig nicht berücksichtigt. Dabei spielt DHA eine wichtige Rolle bei der Entwicklung des Sehnervs und des Gehirns. Mit Kaltwasserfisch wie Lachs, Regenbogenforelle und hellem Thunfisch stellen Sie eine ausreichende Aufnahme von DHA sicher. Auch mit DHA angereicherte Eier sind gute Quellen, enthalten aber geringere Mengen als Kaltwasserfisch.

Ihre 20er- und 30er-Jahre

In diesem Lebensalter kann eine optimale Sehkraft dazu beitragen, Ihre Leistung in Beruf und Freizeit zu steigern. Die meisten Menschen haben jetzt ihre optimale Sehkraft erreicht, selbst bei schlechten Lichtverhältnissen. Während Refraktionsfehler in der Regel stabil bleiben, können die verschiedenen Ansprüche, die wir an unsere Augen stellen, wie stundenlanges Arbeiten am Computer, eine Herausforderung für die Sehkraft bedeuten.

Für Ihr bestmögliches Sehvermögen

- Gehen Sie alle 1–2 Jahre zu einem kompletten Augen-Check zu Ihrem Augenarzt – selbst wenn Sie keine Brille tragen.
- Tragen Sie Ihre Brille oder Ihre Kontaktlinsen, auch wenn sie nur schwach sind, damit Sie Ihre Augen nicht überanstrengen.
- Brillen mit Blendschutzbeschichtung verbessern die Sehschärfe für das Autofahren bei Dunkelheit. Dasselbe gilt für Brillen mit Blaufilter, die außerdem die Sehschärfe bei der Computerarbeit verbessern.
- Erwägen Sie die Option einer Laser-OP, um Ihre Sicht zu verbessern.
- Tragen Sie eine gute Sonnenbrille mit einer UV-400-Beschichtung und einem Blaufilter, um Ihre Augen vor den schädlichen UV-Strahlen der Sonne zu schützen.
- Probieren Sie eine polarisierte Sonnenbrille mit Blendschutz auf der Innenseite der Gläser, besonders, wenn Sie Wassersport betreiben oder sich auf dem Wasser aufhalten, um besser sehen zu können und weniger geblendet zu werden.

Für Ihr bestmögliches Aussehen und Wohlgefühl

Jeder wünscht sich den strahlenden Blick der Models in Modemagazinen. Deren Augen schimmern weiß, sind groß und leuchtend. Leider sehen unsere Augen oft ganz anders aus. Das Weiße unserer Augen – die Bindehaut – ist von kleinen Blutgefäßen durchzogen, die zur Ernährung des Auges nötig sind. Sind diese Gefäße entzündet, erscheinen unsere Augen rot. Wenn die Augen weiß und leuchtend aussehen und sich auch so anfühlen sollen, müssen wir also Entzündungen ausschließen.

Tipps für ein bestmögliches Aussehen und Wohlgefühl:

- Verwenden Sie hochwertige konservierungsstofffreie künstliche Tränen gegen trockenes Auge, besonders bei der Computerarbeit oder dem Aufenthalt im Freien.

- Lassen Sie sich von Ihrem Augenarzt Augentropfen verschreiben, um juckende, wässrige und rote Augen aufgrund von Allergien zu lindern.
- Tragen Sie eine Sonnenbrille mit UV-Schutz und Blaufilter, um das Risiko von trockenem Auge, Pinguecula (eine Degeneration der Bindehaut) und Pterygium (Bindehautwucherungen) zu reduzieren.
- Eine gute Sonnenbrille hilft dabei, Fältchen und Hautkrebs im Augenbereich vorzubeugen.
- Entscheiden Sie sich für Brille und Sonnenbrille, mit denen Sie sich wohlfühlen und gut aussehen. Eine Brille, die man mag, trägt man auch häufiger.

Fürsorge für Ihre Augen

Meistens denken wir im Alter von 20, 30 Jahren nicht über die Risiken von Krankheiten nach, die wir in späteren Jahren entwickeln könnten. Dennoch sollten Sie nun schon Vorsorge für ihre Augengesundheit in der Zukunft treffen. Nehmen Sie sich die Zeit, Ihre familiäre Vorbelastung zu erkunden, und machen Sie die Vorsorge zu einem wichtigen Teil Ihres Lebens.

- Erkunden Sie, ob in Ihrer Familie eine Anlage für altersbedingte Makuladegeneration oder Glaukom existiert. Für beide Erkrankungen gibt es einen genetischen Risikofaktor.
- Finden Sie heraus, ob Sie über eine familiäre Veranlagung hinaus weitere Risikofaktoren für Augenerkrankungen besitzen, fragen Sie Ihren Augenarzt danach.
- Leben Sie gesund. Behalten Sie ein gesundes Körpergewicht, rauchen Sie nicht und seien Sie körperlich aktiv. Dieser Lebensstil unterstützt Sie dabei, chronischen Krankheiten wie altersbedingter Makuladegeneration und Katarakten vorzubeugen wie auch hohem Blutdruck und Diabetes.

Augenfutter-Tipps: Ihre 20er- und 30er-Jahre

- Reichern Sie Ihren Speiseplan mit Kaltwasserfischen wie Lachs, Regenbogenforelle, Sardinen und hellem Thunfisch mit Omega-3-Fettsäuren an. Wenn Sie Fisch nicht regelmäßig essen, dann ziehen Sie Omega-3-Supplemente in Betracht (Fischöl).
- Essen Sie viel Obst und Gemüse.
- Trinken Sie täglich einen grünen Smoothie (Seite 142).
- Essen Sie häufig Salate zu Mittag, zum Beispiel einen Salat aus dem Einmachglas (Seite 160).

» *Experten-Tipp: Die Omega-3-Fettsäuren DHA und EPA unterstützen die Vorbeugung gegen ein trockenes Auge aufgrund von Bildschirmarbeit oder Umbeweltbelastungen* «

Ihre 40er- und 50er-Jahre

Wenn Sie Ihren 50. Geburtstag bereits hinter sich haben, erinnern Sie sich wahrscheinlich an den Tag, an dem Ihre Arme zu kurz wurden. Für die meisten von uns ist dieses Erlebnis unausweichlich. Presbyopia nennt man den Verlust der Fähigkeit, Dinge aus nächster Nähe zu fokussieren. Manche Kurzsichtige können auch mit weit über 40 noch ohne Brille lesen, allerdings haben sie Schwierigkeiten mit dem Lesen, wenn sie eine Brille zur Verbesserung des Distanzsehens tragen. Viele meiner Patienten kommen zu einem Sehtest in meine Praxis, weil sie eine Lesebrille benötigen.

Für Ihr bestmögliches Sehvermögen

- Gehen Sie alle ein bis zwei Jahre zu einem kompletten Augen-Check zu Ihrem Augenarzt, auch wenn Sie glauben, dass Sie gut sehen.
- Fragen Sie Ihren Augenarzt nach den für Sie am besten geeigneten Brillengläsern. Ziehen Sie einfache Einstärkengläser, Einstärkengläser mit spezieller Ausstattung oder Gleitsichtgläser (bei denen verschiedene Abschnitte des Glases für unterschiedliche Entfernungen geeignet sind) in Betracht. Erkundigen Sie sich auch nach den neuesten Entwicklungen bei Gleitsichtgläsern.
- Spezielle Computergläser sorgen für eine schärfere, bequemere Sicht und tragen dadurch zu einer besseren Haltung am Computer bei, was hilft, Nackenprobleme zu vermeiden.
- Entscheiden Sie sich zwischen multifokalen und Monovisionskontaktlinsen. Multifokallinsen haben mehrere Korrekturen in jeder Linse, während Monovisionskontaktlinsen das eine Auge auf Sicht in die Nähe und das andere auf Sicht in die Ferne korrigieren.
- Informieren Sie sich über die Möglichkeiten einer Refraktions-OP bei Altersweitsichtigkeit, zum Beispiel mit Laser Blended Vision.
- Wenn Sie Probleme mit der Nachtsicht beim Autofahren haben, dann könnten Sie Brillengläser mit Blendschutzbeschichtung benötigen.
- Tragen Sie als Schutz vor schädlicher UV-Strahlung eine Sonnenbrille mit UV-400-Beschichtung und Blaufilter.
- Probieren Sie eine polarisierte Sonnenbrille mit Blendschutz auf der Innenseite der Gläser aus, besonders, wenn Sie Wassersport betreiben oder sich auf dem Wasser aufhalten.
- Halten Sie auch eine stärker getönte Sonnenbrille für besonders helle Tage bereit und eine weitere, die Ihre Sicht an trüben Tagen verbessert. Die UV-Strahlung ist auch bei Bewölkung vorhanden.

> **Im Blick**
>
> **Polarisierte Brillengläser**
> Polarisierte Brillengläser funktionieren wie eine Horizontaljalousie, sie lassen das Licht nur aus einer Richtung einfallen. Damit wird verhindert, dass es blendet, und Sie sehen die Welt deutlicher.

Für Ihr bestmögliches Aussehen und Wohlgefühl

Die 40er und 50er sind für die meisten von uns sehr arbeitsreiche Jahre. Unsere Kariere befindet sich oft auf dem Höhepunkt, wir haben für eine Familie zu sorgen – manchmal sowohl für die Kinder als auch bereits für die eigenen Eltern – und wir wollen ein ausgefülltes Sozialleben genießen, Sport treiben und andere gesellschaftliche Aktivitäten genießen. All diesen Aktivitäten müssen wir mit unserem Körper und auch mit dem Zustand unserer Augen Tribut zollen. Was können wir für unsere Augen tun, damit sie weiterhin gut aussehen und sich gut anfühlen?

- Gönnen Sie sich ausreichend Schlaf. Keine noch so große Menge an Augentropfen kann einen erholsamen Acht-Stunden-Schlaf ersetzen, der die Augen erfrischt.
- Verwenden Sie hochwertige konservierungsstofffreie künstliche Tränen gegen trockenes Auge, um die Augen feucht zu halten. Verbreitete Ursachen für trockene Augen sind Computerarbeit, Medikamente und die Wechseljahre.
- Allergien können Sie in jedem Lebensalter bekommen. Wenn Sie unter juckenden, wässrigen Augen leiden, dann brauchen Sie vielleicht spezielle Allergiker-Augentropfen. Fragen Sie Ihren Augenarzt nach einem geeigneten Präparat.
- Meiden Sie Augentropfen, die versprechen, rote Augen zu beseitigen. Solche Tropfen enthalten Wirkstoffe, die die Blutgefäße in den Augen dazu veranlassen, sich zusammenzuziehen. Zunächst ist das ein Vorteil, führt auf lange Sicht aber zu chronischen roten Augen.
- Trinken Sie täglich acht Gläser Wasser und reduzieren Sie Ihren Salzkonsum. Das vermindert geschwollene Augenlider.
- Tragen Sie eine hochwertige Sonnenbrille. UV-Strahlen können vorzeitiges Altern, Falten und Hautkrebs um die Augen herum begünstigen.
- Lassen Sie sich von Ihrem Optometristen bei der Auswahl eines Brillengestells beraten, mit dem Sie gut aussehen und sich wohlfühlen.

Fürsorge für Ihre Augen

- Lassen Sie Ihre Augen auf Glaukom testen. Diese stille Augenerkrankung ist im Frühstadium symptomfrei, eine Früherkennung und -behandlung können Ihr Augenlicht retten.
- Sorgen Sie gut für Ihren Körper. Leiden wie ein hoher Blutdruck, Diabetes und Autoimmunkrankheiten können an Ihren Augen zusätzliche Schäden verursachen.
- Leben Sie gesund. Behalten Sie ein gesundes Körpergewicht, rauchen Sie nicht und seien Sie körperlich aktiv. Dieser Lebensstil unterstützt Sie dabei, chronischen Krankheiten wie altersbedingter Makuladegeneration und Katarakten vorzubeugen wie auch hohem Blutdruck und Diabetes.
- Bleiben Sie informiert, lernen Sie, lesen Sie und sammeln Sie Informationen. Unternehmen Sie die notwendigen Schritte, um alterstypischen Augenerkrankungen vorzubeugen. Die Forschung in diesem Bereich schreitet rasant voran. Halten Sie sich also mit seriösen Quellen auf dem Laufenden, das hilft Ihnen dabei, gesunde Entscheidungen zu treffen.

» *Experten-Tipp: Heute gibt es dank neuen Technologien und Fortschritten im Design von Brillengläsern weitaus mehr Möglichkeiten für eine bestmögliche Nahsicht als reine Lesebrillen.* «

Augenfutter-Tipps: Ihre 40er- und 50er-Jahre

- Wichtige Augenfutter-Lebensmittel in Ihren 40er- und 50er-Jahren sind Kaltwasserfisch (2–3-mal wöchentlich), um Symptome des trockenen Auges zu verhindern, sowie täglich grünes Blattgemüse wie Grünkohl, Spinat und Romanasalat. Auch orangefarbene Paprikaschoten und Eier sollten zu Ihren Grundnahrungsmitteln zählen.
- Eine einfache Zubereitung sind Regenbogenforelle oder Lachs in Backpapier gewickelt (Seite 211). Bereiten Sie genug für 2 Mahlzeiten zu und genießen Sie am nächsten Mittag die Reste zu einem grünen Salat.
- Genießen Sie täglich zum Frühstück einen Smoothie (Seite 142).

Im Blick

Erforschen Sie Ihre Familiengeschichte

Jeder sollte sich auf Katarakte und altersbedingte Makuladegeneration testen lassen. Gibt es bei Ihnen eine familiäre Veranlagung, könnten jedoch noch zusätzliche spezielle Tests angebracht sein.

Ihre 60er- und 70er-Jahre

Sie können es zwar nicht exakt benennen, aber Ihr Sehvermögen ist nicht mehr so gut wie gewohnt. In der Dunkelheit Auto zu fahren ist mehr Pflicht als Spaß. Längeres Lesen macht nicht mehr so viel Freude.

Solche Beschwerden sind unter Menschen in ihren 60ern und 70ern sehr verbreitet. In diesen Lebensjahrzehnten sind unsere Augen Veränderungen unterworfen, die aus oxidativem Stress durch Umweltbedingungen und unsere Ernährung resultieren. Katarakte, trockenes Auge und andere Augenveränderungen können zu einer Verschlechterung des gesamten Sehvermögens beitragen, besonders des Sehens unter kontrastarmen Bedingungen.

Der natürliche Alterungsprozess unserer Augen kann nicht aufgehalten werden. Doch eine augenfreundliche Ernährung und ein entsprechender Lebensstil können dazu beitragen, das bestmögliche Sehvermögen zu erhalten.

» *Experten-Tipp: Gehen Sie mindestens einmal jährlich zu Ihrem Augenarzt. Wenn Sie unter Katarakten, altersbedingter Makuladegeneration, Glaukom oder einem anderen Augenleiden leiden, sind eventuell auch häufigere Besuche notwendig.* «

Für Ihr bestmögliches Sehvermögen

- Lassen Sie Ihre Brillenstärke überprüfen. Eine korrekte Brillenverordnung erleichtert Ihnen nächtliche Autofahrten, das Lesen und das Arbeiten am Computer.
- Informieren Sie sich über verschiedene Gläsertypen wie bifokale oder Gleitsicht-

gläser. Die neue Linsentechnologie sorgt für schärferes, klareres Sehen.

- Verwenden Sie zum Lesen oder für die Computerarbeit eine Extrabrille. Sie bietet Ihnen eine klarere, komfortablere Sicht und hilft dabei, Nackenschmerzen zu vermeiden.
- Ziehen Sie eine Blendschutzbeschichtung in Betracht, um beim Autofahren besser sehen zu können, und einen Blaufilter, um Ihr Sehvermögen am Computer zu optimieren.
- Tragen Sie eine hochwertige Sonnenbrille mit UV-400-Schutz und einem Blaufilter für bessere Sicht und als Augenschutz. Die Wahl der Glasfarbe ist Ihnen überlassen. Probieren Sie verschiedene aus und entscheiden Sie, welche Ihnen die liebste ist. Manche ziehen eine Brauntönung vor, andere Grau oder Grün.
- Sollte bei Ihnen eine Katarakt-Operation notwendig sein, fragen Sie den Chirurgen nach intraokularen Linsenimplantaten. Es gibt unterschiedliche Implantate mit verschiedenen Vorzügen.
- Halten Sie Ihre Augen feucht. Vielen Menschen ist der Zusammenhang von trockenem Auge und einer verschwommenen Sicht nicht bewusst.

Für Ihr bestmögliches Aussehen und Wohlgefühl

Haben Sie häufig ein Gefühl, als hätten Sie etwas im Auge? Tränen Ihre Augen häufig? Oder brennen sie? All das sind Symptome eines trockenen Auges. Das trockene Auge ist ein sehr verbreitetes Leiden, das die meisten Menschen in ihren 60ern und 70ern betrifft. Doch keine Sorge: Hier finden Sie ein paar Tipps für frische, lebendige Augen.

- Verwenden Sie qualitativ gute, konservierungsmittelfreie künstliche Tränen. Viele Menschen mit trockenem Auge brauchen mindestens viermal täglich künstliche Tränen.
- Künstliche Tränen bekommt man in der Apotheke. Entscheiden Sie sich für eine Marke, die Ihr Arzt Ihnen empfohlen hat.
- Essen Sie häufig an Omega-3-Fettsäuren reiche Lebensmittel, besonders Fisch.
- Ziehen Sie die Einnahme von Omega-3-Fettsäure-Supplementen in Betracht.
- Wenden Sie eine warme Kompresse an. Am besten ist eine Augenmaske mit feuchter Wärme bei gleichbleibender Temperatur für mindestens 10 Minuten. Fragen Sie Ihren Augenarzt nach seiner Empfehlung. Die meisten dieser Masken lassen sich unkompliziert in der Mikrowelle erhitzen.

Fürsorge für Ihre Augen

Im Laufe unseres Lebens sind wir einer Vielzahl von Umweltstressfaktoren und -toxinen ausgesetzt. Licht erlaubt uns zwar, zu sehen, doch das Sonnenlicht mit seiner UV-Strahlung und den blauen Lichtanteilen kann unsere Augen auch schädigen. Tatsächlich gehört es zu den Stressoren, die zu bestimmten Augenerkrankungen wie Katarakten und altersbedingter Makuladegeneration (AMD) führen können. Sie haben jedoch Möglichkeiten, die Risiken zu reduzieren:

- Lassen Sie sich von Ihrem Augenarzt auf eine Katarakt untersuchen. Die meisten Menschen entwickeln in ihren 60ern und 70ern eine Katarakt.
- Nehmen Sie Augenfutter in Ihren Speiseplan auf, um Ihre Gesundheit zu fördern, ob Sie ein Augenleiden haben oder nicht.
- Wenn Sie eine familiäre Veranlagung für AMD haben, dann fragen Sie Ihren Augenarzt, ob Supplemente für Sie sinnvoll sind.

Im Blick

Sehhilfen

Wenn Ihr Sehvermögen durch eine Augenerkrankung reduziert ist, fragen Sie Ihren Augenarzt nach Sehhilfen wie zum Beispiel Vergrößerungsgläsern. Sie müssen nicht als blind eingestuft werden, um von solchen Sehhilfen zu profitieren. Schon ein leichtes Verschwommensehen kann auf diese Weise verbessert werden. Je früher Sie damit beginnen, solche Sehhilfen zu verwenden, desto leichter werden Sie sich daran gewöhnen.

Gesundes Herz, gesunde Augen

Kardiovaskuläre Erkrankungen, besonders Diabetes und hoher Blutdruck, können auch die Augen schädigen. In der Netzhaut befinden sich einige der kleinsten Blutgefäße des ganzen Körpers, was sie sehr anfällig für Schäden macht. Halten Sie Ihr Herz gesund, das kommt Ihren Augen zugute.

- Bewegen Sie sich. Die regelmäßige körperliche Bewegung sorgt dafür, dass Sie sich gut fühlen, reduziert das Risiko von Herzkrankheiten und – für Ihre Augen das Wichtigste – hilft dabei, Ihre Augen vor AMD zu schützen.
- Ihre Sonnenbrille sollte sowohl UV-Licht als auch blaues Licht filtern. Kaufen Sie die Sonnenbrille bei einem Optiker, um sicherzugehen, dass die Qualität stimmt. Sonnenbrillen helfen bei der Vorbeugung gegen Katarakt und AMD und sorgen dafür, dass Sie besser sehen können.

Augenfutter-Tipps: Ihre 60er- und 70er-Jahre

- Lebensmittel mit einem hohen Gehalt an Lutein, Zeaxanthin, Vitamin C und Omega-3-Fettsäuren können das Risiko einer Katarakt reduzieren oder das Fortschreiten bremsen.
- Pflanzen Sie In Ihrem Garten Grünkohl, Paprika, grüne Stangenbohnen und Spinat an.
- Kaufen Sie auf dem regionalen Bauernmarkt frisches Obst und Gemüse der Saison.
- Genießen Sie gegrillten oder gebackenen Lachs oder Regenbogenforelle mit gedämpftem Grüngemüse wie Brokkoli, grünen Bohnen oder Erbsen zum Mittag- oder Abendessen.

Ihre 80er- und 90er-Jahre und darüber hinaus

In diesem Lebensstadium unterscheidet sich das Sehvermögen stark. Manche behalten auf beiden Augen gute Sicht, andere erleiden auf einem Auge einen Sehverlust und viele erleben auf beiden Augen einen Sehverlust verschiedener Schweregrade. Sie werden nie wieder so scharf und klar sehen können wie in früheren Jahren. Aber es gibt Tipps, Linsen und Hilfsmittel dafür, aus Ihrem Sehvermögen das Optimum herauszuholen.

Für Ihr bestmögliches Sehvermögen

- Auch wenn Sie nur eine leichte Sehschwäche in der Ferne aufweisen, tragen Sie

Ihre Brille beim Autofahren, damit Sie die bestmögliche Sicht haben.

- Um keine Verzerrungen im seitlichen Sichtfeld beim Autofahren zu erleben, tragen Sie Einstärkengläser statt Bifokal- oder Gleitsichtgläsern. Mit Gleitsichtgläsern sind Sie gezwungen, für eine gute Fernsicht stets mittig durch die Gläser zu sehen.
- Es werde Licht! Verwenden Sie zum Lesen eine gute Tisch- oder Stehlampe und lassen Sie gleichzeitig das Deckenlicht brennen. Sie werden überrascht sein, wie viel besser es sich bei gutem Licht lesen lässt.
- Wundern Sie sich nicht, wenn Ihnen Ihr Augenarzt verschiedene Brillengläser empfiehlt. Wenn Sie in jeder Situation so gut wie möglich sehen wollen, brauchen Sie verschiedene Gläser.
- Lassen Sie Ihren Augenarzt wissen, wenn Sie trotz einer Lese- oder Gleitsichtbrille nur schlecht lesen können. Sie könnten eine Lupe oder eine andere Sehhilfe benötigen. Sie müssen nicht als blind eingestuft sein, um solche Sehhilfen zu verwenden. Vergrößerungsgläser können bei jeder Ausprägung des Sehkraftverlusts helfen.
- Wenn Sie ein schwaches Sehvermögen haben oder schon ein Vergrößerungsglas benutzen, dann machen Sie mindestens einmal alle 2 Jahre einen Sehschwächetest, um zu erfahren, ob es neue Hilfsmittel gibt, die bei Ihnen besser funktionieren.
- Vergewissern Sie sich, dass Ihre Sonnenbrille sowohl UV-Licht als auch blaues Licht filtert. Wählen Sie eine Tönung, die Ihnen die schärfste Sicht bietet. Es gibt viele verschiedene Tönungen, jeder hat seine eigenen Vorlieben.

Für Ihr bestmögliches Aussehen und Wohlgefühl

- Künstliche Tränen sind gut für Ihre Augen. Verwenden Sie qualitativ gute, konservierungsmittelfreie künstliche Tränen und wenden Sie sie bei trockenem Auge regelmäßig an. So halten Sie Ihre Augen feucht und erfrischt.
- Feuchte Wärme unterstützt die Meibom-Drüsen in Ihren Augenlidern. Wenden Sie einmal täglich 10–15 Minuten eine warme Augenmaske an, um Ihre Augenlider gesund zu halten.
- Zur Vorbeugung gegen ein trockenes Auge schaffen Sie sich Luftbefeuchter an, die Sie während der trockenen Zeiten im Jahr im Haus oder wenigstens im Schlafzimmer aufstellen.
- Essen Sie Lebensmittel mit einem hohen Gehalt an Omega-3-Fettsäuren. Omega-3-Fettsäuren aus Kaltwasserfisch helfen bei der Vorbeugung gegen ein trockenes Auge und sorgen für ein Wohlgefühl des Auges.
- Wenn Sie unter trockenem Auge leiden, ziehen Sie die Einnahme von Omega-3-Fettsäure-Supplementen in Betracht. Fragen Sie Ihren Augenarzt nach seiner Empfehlung.

Fürsorge für Ihre Augen

Wahrscheinlich hatten Sie selber schon eine Katarakt-Operation oder kennen zumindest Menschen, die bereits eine solche Operation hinter sich haben. Sie ist eine der am häufigsten durchgeführten OPs und sehr sicher und effektiv. Auch das Risiko altersbedingter Makuladegeneration (AMD) ist in diesen Lebensjahrzehnten am höchsten. Glaukom und Erkrankungen der Augenoberfläche wie trockenes Auge und Augenlidleiden sind ebenfalls verbreitet.

Bleiben Sie in jedem Fall informiert. Hier ein paar Tipps, wie Sie Ihre Augen so gesund wie möglich halten:

- Machen Sie mindesten einmal im Jahr einen Augen-Check. Wenn Sie unter einer Katarakt oder ADM leiden, könnten auch häufigere Checks notwendig sein.
- Tragen Sie zu jeder Jahreszeit eine Sonnenbrille mit UV- und Blaulichtfilter. Auch im Winter sind UV-Strahlen schädlich, besonders, wenn sie von Schnee reflektiert werden.
- Nehmen Sie Augenvitaminpräparate. Wenn Sie unter AMD leiden, wird Ihnen Ihr Augenarzt die geeigneten Vitamine empfehlen.
- Sorgen Sie für Ihre allgemeine Gesundheit und Ihr Herz. Leiden wie Diabetes und Bluthochdruck können die Blutgefäße der Netzhaut beeinträchtigen und Augenprobleme verursachen.

»Experten-Tipp: Wählen Sie eine Blendschutzbeschichtung für Ihre Brillengläser. In den meisten Fällen wird Ihre Sicht damit verbessert, besonders nachts, bei Dunst und bei fluoreszierendem Licht.«

Augenfutter-Tipps: Ihre 80er- und 90er-Jahre und danach

- Lutein ist auch mit der Hirngesundheit und der kognitiven Funktion verknüpft, auch daher ist eine gute tägliche Versorgung wichtig, zum Beispiel über Blattgemüse, grünes Gemüse und Eier.
- Sollte Ihnen die Verdauung von rohem Obst und Gemüse Schwierigkeiten bereiten, mixen Sie es einfach! Kreieren Sie Smoothies (Seite 142) aus Ihren Lieblingsfrüchten und Ihrem Lieblings-Blattgemüse.
- Geben Sie Grünkohl oder Spinat in Ihre Suppe. Pürieren Sie das Gemüse, damit es besser verdaulich wird.

Im Blick

Lutein und Zeaxanthin

Lutein und Zeaxanthin haben viel Gutes zu bieten. Beide Carotinoide können Ihre Sehkraft bei kontrastarmen Bedingungen verbessern, wie zum Beispiel beim Autofahren bei Nacht. Grünes Blattgemüse, besonders Grünkohl, sind ideale Lieferanten dieser Nährstoffe. Fragen Sie Ihren Augenarzt, ob er zusätzlich ein Supplement mit Lutein und Zeaxanthin für notwendig hält.

Verbreitete Augenleiden und -erkrankungen

Der erste Schritt zum Erhalt der Sehkraft und der Behandlung bereits existierender Augenerkrankungen besteht darin, sich Wissen über die Gesundheit der Augen anzueignen. Wichtig ist die Unterscheidung zwischen gesunden Augen, die für eine gute Sehfähigkeit lediglich eine Sehkorrektur (eine Brille oder Kontaktlinsen) benötigen, und wirklichen Leiden oder Erkrankungen. Viele Menschen, die eine Brille oder Kontaktlinsen tragen, haben sogar ausgesprochen gesunde Augen und können mithilfe ihrer Brille oder der Kontaktlinsen hervorragend sehen. Und nicht alle Augenerkrankungen sind mit Sehverlusten verbunden.

Die meisten Erkrankungen, die in diesem Kapitel angesprochen werden, haben einen Bezug zum Alter oder zu Entzündungen im Körper. Die hier aufgeführten stellen keine umfassende Auflistung von Augenkrankheiten dar, sondern umfassen vielmehr lediglich diejenigen, die am ehesten durch Ernährung und Lebensstil zu beeinflussen sind.

Bedenken Sie, dass jeder Mensch anders ist und sich Augenerkrankungen bei jedem anders äußern können. Wenn Sie ein Augenleiden oder eine Augenerkrankung bei sich vermuten, sprechen Sie mit Ihrem Augenarzt oder Optometristen darüber.

Routine-Augenuntersuchungen Die American Optometric Association empfiehlt Erwachsenen im Alter zwischen 18 und 61 Jahren alle 1–2 Jahre eine Augenuntersuchung, Erwachsenen über 61 Jahren jährlich. Die Canadian Association of Optometrics empfiehlt die jährliche oder zweijährliche Untersuchung für Menschen zwischen 18 und 65 Jahren und eine jährliche Untersuchung über 65. Beide Organisationen sprechen sich für die altersunabhängige jährliche Untersuchung für alle aus, die ein gewisses Risiko für Augenerkrankungen haben. Dazu gehören:

- Menschen mit Diabetes oder hohem Blutdruck,
- Menschen mit familiärer Veranlagung für Augenerkrankungen wie Glaukom oder altersbedingter Makuladegeneration,
- Menschen in Berufen mit hoher Beanspruchung oder Gefährdung der Augen,
- Menschen, die frei verkäufliche oder verschreibungspflichtige Medikamente mit Nebenwirkungen einnehmen, die die Augen beeinträchtigen,
- Kontaktlinsenträger,
- Menschen, die bereits eine Augenoperation hatten,
- Menschen mit anderweitigen Gesundheitsbeeinträchtigungen.

In Deutschland gilt die allgemeine Empfehlung des Berufsverbandes der Augenärzte, regelmäßig zu einem Check-up beim Augenarzt zu gehen. So lassen sich Erkrankungen frühzeitig erkennen. Nähere Informationen zu den einzelnen Untersuchungen und ab welchem Alter diese in Deutschland empfohlen werden, finden sich unter www.cms.augeninfo.de/hauptmenu/gesunde-augen/wann-zum-augenarzt.html.

Altersbedingte Makuladegeneration

Die altersbedingte Makuladegeneration (AMD) ist bei der Generation der über 50-Jährigen in den westlichen Industrieländern die häufigste Ursache für Sehverlust und ihre Auswirkung auf die Lebensqualität und die Gesellschaft ist groß. Hier ein paar Fakten zur besseren Einordnung der Erkrankung:

- Dem U.S. National Eye Institute zufolge wird die Anzahl der Erkrankungen an AMD in den USA schätzungsweise von 2,10 Millionen im Jahr 2007 auf 5,44 Millionen im Jahr 2050 steigen.
- In Deutschland sind etwa 4 Millionen Menschen von AMD betroffen (Stand 2020).
- AMD ist eine Erkrankung des Zentrums der Netzhaut – der Makula – und beeinträchtigt das zentrale Sehen.
- AMD führt nicht zu völliger Blindheit, da sie nur das zentrale Sehen betrifft. Das periphere Sehen bleibt fast immer erhalten.
- Der Sehverlust durch AMD reicht von unscharfem und verzerrtem Sehen bis zum kompletten Verlust des zentralen Sehens oder einem blinden Fleck im zentralen Sehen.
- Viele Aktivitäten, die Menschen der Hochrisikogruppe für AMD (über 60 Jahre) ausüben, sind ohne zentrales Sehen nicht möglich: Lesen, Autofahren, Fernsehen, Nutzen eines Computers oder Smartphones ...

Trockene und feuchte AMD

Es gibt zwei Formen der AMD, die trockene und die feuchte. Die trockene Form ist mit

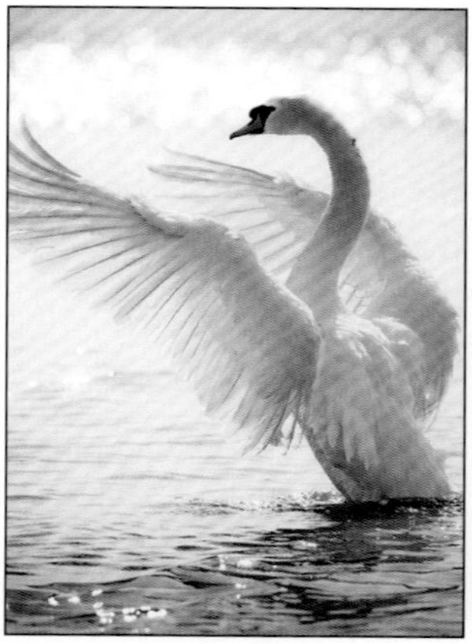

Normale Sehkraft

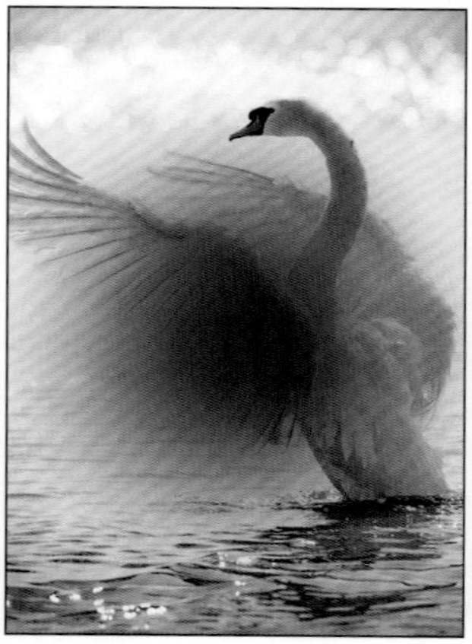

Beispiel für die Sicht bei beginnender AMD

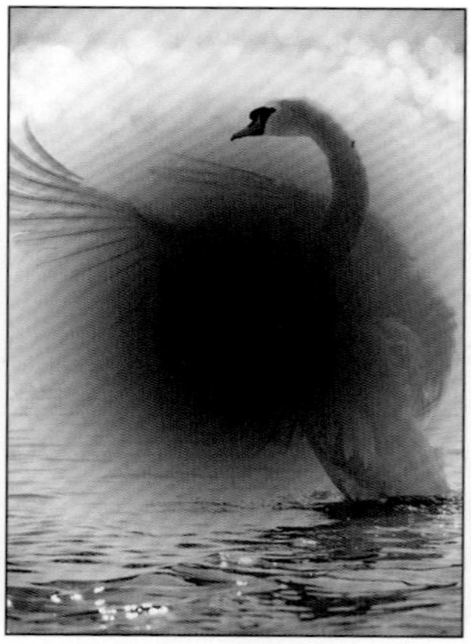

Beispiel für die Sicht bei fortgeschrittener AMD

Im Blick

AMD ist schmerzlos

AMD beeinträchtigt zwar die Sehkraft, verursacht aber keine Beschwerden oder Schmerzen in den Augen.

Eine Brille hilft nicht

In den meisten Fällen verursacht die AMD einen teilweisen und langsam voranschreitenden Sehverlust. Doch der Sehverlust kann manchmal auch schwer sein und plötzlich auftauchen. In beiden Fällen kann eine Brille die Sehschwäche, die blinden Flecken oder verzerrtes Sehen nicht ausgleichen.

85–90 Prozent die mit Abstand am meisten verbreitete Form. Die feuchte AMD ist eine schneller fortschreitende und schwerere Form, die oft mit einer dramatischen Seheinschränkung bis hin zum Verlust des zentralen Sehens einhergeht.

Doch weder trockene noch feuchte AMD verursachen völlige Blindheit. Menschen mit AMD stellen Veränderungen fest in der Fähigkeit, Bücher zu lesen und Verkehrsschilder oder Details in Gesichtern zu erkennen. Dennoch können sie weiterhin problemlos laufen und sich sicher bewegen.

Die trockene AMD

Bei der trockenen AMD bauen sich die Zellen in der Makula ab, wodurch sich diese verdünnt. Die Netzhaut ist nicht in der Lage, die Stoffwechsel-Abbauprodukte, das Lipofuscin, auszuscheiden. Dadurch staut sich das Lipofuscin in Form von Drusen, die die normale Funktion der Netzhaut blockieren. Die Drusen sind in der Netzhaut als gelbe Punkte zu erkennen und stellen damit das erste Anzeichen für eine trockene AMD dar.

Durch die trockene AMD kann sich ein leichter Verlust des zentralen Sehens einstellen, doch in den meisten Fällen ist dieser weit weniger schwer als bei einer feuchten AMD. Dennoch kann sich im Laufe der Zeit die durch eine trockene AMD hervorgerufene sogenannte geographische Atrophie entwickeln, die schwere Sehverluste im zentralen Sehen verursachen kann.

Die feuchte AMD

Ursache für die feuchte AMD ist eine abnormale Blutgefäßwucherung in der Aderhaut. Diese Blutgefäße können durch Risse in der Membran, die die Netzhaut von der Aderhaut trennt, in die Makula vordringen und durch Blutungen zu einem rasanten und dramatischen Sehverlust führen.

»*Experten-Tipp: Die trockene AMD ist eine weniger schwere Form der AMD, kann aber zur feuchten AMD führen.*«

Anzeichen und Symptome der AMD

AMD kann auch asymptomatisch verlaufen. Aufkommende Symptome haben immer mit dem zentralen Sehen zu tun:

- teilweiser Verlust des zentralen Sehens
- Verzerrung gerader Linien
- verschwommenes Sehen beim Lesen
- vermindertes Kontrastsehen

- schnell fortschreitender Verlust des zentralen Sehens
- ein blinder Fleck im oder nahe des zentralen Sehens

Risikofaktoren für AMD

Einige der Risikofaktoren für AMD, wie Ernährung, Lebensstil und Rauchen, haben wir selbst in der Hand. Andere, wie das Lebensalter und die genetischen Anlagen, sind unveränderbar.

Die Nummer eins unter den Risikofaktoren ist ein Lebensalter von über 50 Jahren. Laut dem National Eye Institute sind unter den im Jahr 2010 erfassten 2,07 Millionen Amerikanern mit AMD 1,32 Millionen über 80 Jahre alt.

Nicht veränderbare Faktoren

- Alter: 50 plus
- genetische Anlagen: Bei Blutsverwandten mit AMD ist Ihr Risiko, an AMD zu erkranken, erhöht.
- Geschlecht: Frauen haben ein höheres Risiko als Männer.
- Augenfarbe: Helle Augen haben ein höheres Risiko.
- Ethnie: Hellhäutige haben ein erhöhtes Risiko.

Veränderbare Faktoren

- Rauchen
- UV-Exposition
- Blaulichtexposition: kurzwelliges sichtbares blaues Licht
- geringe Makulapigmentierung: Lutein, Zeaxanthin und Meso-Zeaxanthin bilden diese Pigmentierung. Menschen mit geringer Pigmentierung der Makula haben ein nachweislich höheres AMD-Risiko.
- eine Ernährung mit viel Zucker und raffinierten Kohlenhydraten (hoher glykämischer Index)
- Übergewicht, Adipositas
- Diabetes und kardiovaskuläre Erkrankungen

Diagnosemöglichkeiten

Der Augenarzt oder Optometrist kann eine AMD durch eine Fundusuntersuchung mit erweiterten Pupillen mithilfe spezieller Linsen feststellen. Andere Diagnoseme-

Im Blick

Rauchen und AMD

Wissenschaftliche Untersuchungen zeigen, dass Rauchen der wichtigste Risikofaktor für eine AMD ist, den wir beeinflussen können. Im Vergleich zu Menschen, die nie in ihrem Leben geraucht haben, ist die Wahrscheinlichkeit für Raucher um 45 Prozent erhöht, dass sich eine frühe AMD entwickelt oder eine bereits bestehende AMD fortschreitet.

Frühdiagnose

AMD wird häufig bei einer Routine-Augenuntersuchung entdeckt, wenn der Patient selbst noch keine Symptome wie beispielsweise verschwommene oder verzerrte Sicht bemerkt. Die Frühdiagnose macht es möglich, zeitig durch Ernährung und Lebensstil gegenzusteuern, um das Risiko einer Verschlechterung zu minimieren.

thoden beinhalten eine ausgiebige Analyse der Patientengeschichte, einen Amsler-Gitter-Test (Seite 38) und die Bildgebung der Netzhaut inklusive digitaler Fotografie und optischer Kohärenztomografie.

Amsler-Gitter-Test

Eine fortgeschrittene AMD kann sich darin äußern, dass gerade Linien wellenförmig erscheinen, oder durch blinde Flecken im Sehfeld. Ein Amsler-Gitter ist ein Schaubild, mit dem diese Sehveränderungen ermittelt werden können.

Test auf Kontrastsehen

Das Überprüfen des Kontrastsehens ist eine weiterentwickelte Methode, Ihre Sehkraft bei schwachem Licht, bei nebligen und blendenden Sichtverhältnissen zu ermitteln. Unter AMD leidende Menschen erleben oftmals eine Verschlechterung ihres Kontrastsehens, bevor ihre Sehschärfe abnimmt. Im Alltag zeigt sich das als verminderte Sehfähigkeit bei dämmrigen Lichtverhältnissen oder der Schwierigkeit, Buchstaben zu lesen, die sich farblich wenig vom Hintergrund abheben.

Digitale Netzhautfotografie

Eine Netzhautfotografie in Echtzeit kann mit AMD assoziierte anatomische Veränderungen abbilden und ist für den Vergleich von Veränderungen der Netzhaut im Laufe der Zeit sinnvoll.

Messung der optischen Dichte der Makula

Eine geringe Makulapigmentierung (Lutein, Zeaxanthin und Meso-Zeaxanthin) erhöht das Risiko einer AMD. Die optische Dichte der Makula kann mit einem einfachen Test gemessen werden (MPOD-Test). Eine erhöhte Zufuhr von Lutein oder Zeaxanthin – ob über die Ernährung oder über Supplemente – kann für eine bessere Pigmentierung der Makula sorgen. Über die halb- oder ganzjährliche Wiederholung des Tests lässt sich feststellen, ob die angepasste Ernährung oder Supplementierung eine Auswirkung auf die Makulapigmentierung zeigt. Mehr Informationen darüber finden Sie im Kapitel »Augennährstoffe« (Seite 72).

Fluoreszenz-Angiografie

Die Fluoreszenz-Angiografie (FA) misst die Blutzirkulation in Netz- und Aderhaut. Dafür wird eine fluoreszierende Farbe in den Blutkreislauf des Patienten injiziert und die Adern der Netzhaut mit einer Spezialkamera abgebildet.

Optische Kohärenztomografie

Die optische Kohärenztomografie (OCT) ist eine nichtinvasive und schmerzfreie Untersuchungsmethode, die erste Anzeichen einer AMD sichtbar macht, besonders die einer feuchten AMD. Mit Laserscannern werden die Schichten der Netzhaut auf Zeichen von Netzhauterkrankungen untersucht. Mit dem Verfahren lässt sich auch prüfen, ob die Behandlung einer feuchten AMD wirksam ist.

Optische Kohärenztomografie-Angiografie

Diese neue nichtinvasive Technik ermöglicht die Bildgebung der Blutgefäße der Netzhaut. Anders als bei der Fluoreszenz-Angiografie ist hier keine Injektion einer fluoreszierenden Flüssigkeit nötig. Stattdessen nutzt die OCT-Angiografie die Bewegung der Blutzellen und ist damit ein sehr viel schnelleres Verfahren als die Fluoreszenz-Angiografie. Die OCT-Angiografie liefert weitaus mehr Informationen über die Netzhautgefäße als die OCT.

Amsler-Gitter-Test

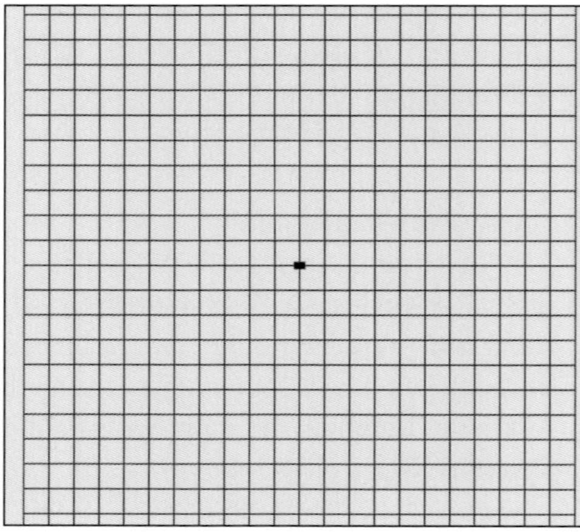

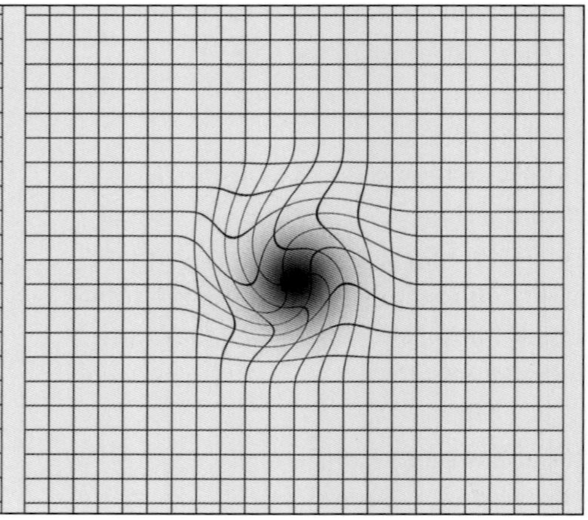

Normale Sicht: Das Gitter ist regelmäßig und hat deutliche, gerade Linien

Anomale Sicht: Das Gitter kann verzerrt wirken und/oder blinde Flecken enthalten (Hinweis: Die Anomalien können an jeder Stelle des Gitters auftreten).

Die häufigsten Fragen

Frage: Wie verwende ich das Amsler-Gitter?

Antwort: Es ist wichtig, das Amsler-Gitter nur mit einem Auge anzusehen. Fixieren Sie den Punkt in der Mitte des Gitters und beobachten Sie, ob eine der Linien wellig oder verzerrt erscheint. Achten Sie auch darauf, ob es Fehlstellen gibt und ob Sie alle vier Ecken sehen können. Sollte sich seit Ihrer letzten Augenuntersuchung irgendetwas in der Wahrnehmung des Gitters geändert haben, machen Sie einen Termin bei Ihrem Augenarzt aus.

Wenn Ihnen Ihr Augenarzt den regelmäßigen Check Ihrer Sehkraft mithilfe des Amsler-Gitters empfohlen hat, dann tun Sie dies regelmäßig – am besten täglich. Nur so lässt sich frühzeitig erkennen, wenn sich etwas an Ihrer Sehkraft verändert.

Gentests auf AMD

Aus genetischer Sicht ist die AMD eine komplexe Erkrankung. Bis heute wurden 34 unterschiedliche Genorte sowie 54 Genvarianten identifiziert, die mit AMD in Verbindung stehen. Mittlerweile gibt es zwar Gentests zur Ermittlung des AMD-Risikos, diese Methoden sind unter Augenärzten, Optometristen und Augenkundlern aber umstritten. Einige Studien werfen die Vermutung auf, dass AMD durch die Gabe der Standard-Supplementierung bei Menschen mit einem bestimmten genetischen Profil sogar das Risiko einer Verschlechterung der AMD bergen. Andere widerlegen diese Ergebnisse.

Unser Wissen über die erbliche Veranlagung für eine AMD und wie diese mit anderen Risikofaktoren zusammenhängt ist noch in der Entwicklung. Folgende Fragen muss man sich stellen: Haben Sie von einem Gentest Vorteile? Würden die Testergebnisse Ihnen helfen, Ihr AMD-Riskio zu reduzieren? Oder Ihr Risiko eines Sehverlusts durch AMD? Meine Empfehlung lautet: Besprechen Sie dies mit Ihrem Augenarzt und/oder Optometristen. Diese werden in Ihrem Interesse entscheiden und Ihnen den bestmöglichen Rat auf dem aktuellen Wissensstand geben. Ich bin der Ansicht, dass jede Art von Gentest sehr ernst genommen und durch eine entsprechende Beratung begleitet werden muss. Sie sollten sich darüber bewusst sein, auf welche Weise die Information, die Sie über Ihr genetisches Profil und Risiko erhalten, Ihrer Gesundheit zugutekommen könnte.

Zur Zeit der Entstehung dieses Buches rät die American Academy of Ophthalmology von AMD-Gentests im klinischen Einsatz ab.

Derzeitige Behandlungsmethoden

Die Untersuchungs- und Behandlungsmethoden auf dem Gebiet der AMD entwickeln sich in rasantem Tempo weiter. Gegenwärtig gibt es für die trockene AMD keine Heilung. Behandlungsziel kann es nur sein, das Risiko eines Fortschreitens der Erkrankung zu reduzieren und damit die bestmögliche Sehfähigkeit zu erhalten. Die Lebensstil-Checkliste (Seite 40) kann Sie dabei unterstützen, Ihr Risiko eines Erkrankungsfortschritts zu minimieren.

Für die feuchte AMD gibt es einige Behandlungsmethoden, abhängig vom Erkrankungsstadium und von der Position der veränderten Blutgefäße. In der Vergangenheit wurde die feuchte AMD mit Laserkoagulation oder fotodynamischer Therapie mit Verteporfin behandelt. Zu den heutigen Behandlungsmethoden gehören Injektionen mit VEGF-Hemmern (VEGF = vascular endothelial growth factor), die das Wachstum neuer Blutgefäße in der Netzhaut hemmen sollen. Dadurch kann der zunehmende Sehverlust verlangsamt und in manchen Fällen sogar die Sehkraft verbessert werden. Zu diesem Zweck injiziert der Augenarzt ein Medikament ins Auge. Es sind meist mehrere Injektionen in monatlichen Abständen notwendig, bis die Behandlung Wirkung zeigt. Vor der Injektion wird ein Betäubungsmittel in das Auge gegeben, damit die Behandlung so angenehm wie möglich wird.

» *Experten-Tipp: Zurzeit ist nur die Behandlung mit VEGF-Hemmern in der Lage, das Sehvermögen zu verbessern.* «

Lebensstil-Checkliste bei AMD

Liegen bei Ihnen Risikofaktoren für die Entwicklung einer AMD vor, können Sie durch Ernährung und Lebensstil das Risiko reduzieren. Und wenn Sie bereits an ADM leiden, dann könnten Sie damit das Risiko eines Erkrankungsfortschritts vermindern und Ihren Sehverlust minimieren.

- Essen Sie Lebensmittel, die reich an den Carotinoiden Lutein und Zeaxanthin sind, wie grünes Blattgemüse, orangefarbene Paprikaschoten und Eier.
- Essen Sie mindestens 2-mal die Woche Kaltwasserfisch wie Lachs, Regenbogenforelle, Sardinen, Makrelen oder hellen Thunfisch, um von seinem hohen Gehalt an Zeaxanthin zu profitieren.
- Nehmen Sie spezielle Augenvitamine ein, die Lutein und Zeaxanthin, Vitamin C, Vitamin E und Zink enthalten. Fragen Sie Ihren Augenarzt, welche Präparate er empfiehlt.
- Bewegen Sie sich ausreichend und achten Sie auf ein gesundes Körpergewicht.
- Rauchen Sie nicht.
- Lassen Sie Ihre Augen in regelmäßigen Abständen untersuchen. Viele Menschen mit trockener AMD sollten jedes halbe Jahr zum Augenarzt gehen. Sie profitieren von digitaler Netzhautfotografie, optischer Kohärenztomografie (OCT) oder der Messung der optischen Dichte der Makula (MPOD).
- Testen Sie Ihr Sehvermögen täglich mit dem Amsler-Gitter (Seite 37). So können Sie frühzeitig Veränderungen feststellen, die sich durch verzerrtes Sehen äußern, was ein Zeichen für die Entwicklung einer feuchten oder trockenen AMD sein kann.
- Schützen Sie Ihre Augen vor UV- und Blaulicht, indem Sie eine qualitativ hochwertige Sonnenbrille mit einem UV-400- und einem Blaulichtfilter tragen.

Die häufigsten Fragen

Frage: Bei mir wurde AMD festgestellt. Welche Fragen stelle ich dem Augenarzt oder dem Optometristen?

Antwort: Wenn Sie eine solche Diagnose erhalten, sind Sie vermutlich verängstigt, durcheinander und unsicher, was die Zukunft Ihres Sehvermögens betrifft. Bei den meisten AMD-Formen handelt es sich um die trockene Form, was nur zu minder schweren Sehverlusten führt. Dennoch ist eine vertiefte Kenntnis Ihrer Diagnose wichtig, damit Sie Ihre Ernährung und Ihren Lebensstil bestmöglich anpassen und damit das Risiko des Erkrankungsfortschritts minimieren können.

Diese Fragen können Sie Ihrem Arzt stellen:

- Habe ich eine trockene oder eine feuchte AMD?
- Wie häufig soll ich das Amsler-Gitter anwenden?
- Empfehlen Sie mir Supplemente, um den Fortschritt der Erkrankung zu vermeiden? Falls ja, welche sind das?
- Auf welche Veränderungen in meinem Sehvermögen, die auf eine Verschlechterung der Erkrankung hinweisen, sollte ich besonders achten? Bei welchen Anzeichen sollte ich direkt einen Termin bei Ihnen machen?

Die häufigsten Fragen

Frage: Welche Nahrungsmittel kann ich zur Verringerung meines AMD-Risikos essen?

Antwort: Studien weisen darauf hin, dass Nahrungsmittel mit einem hohen Gehalt an Lutein, Zeaxanthin, Omega-3-Fettsäuren, Vitamin C, Vitamin E und Zink dabei helfen, das Risiko einer AMD zu reduzieren. Halten Sie sich an die folgenden vier Tipps, um diese wichtigen Lebensmittel regelmäßig zu verzehren:

- **grünes Blattgemüse:** Eine Handvoll am Tag hilft schon. Grünkohl, Spinat, Mangold, Rübstiel, Löwenzahnblätter, Brunnenkresse und Blattkohl besitzen einen hohen Gehalt an Lutein und allen anderen Augenvitaminen. Essen Sie täglich davon, genießen Sie das Gemüse roh oder gegart.
- **orangefarbene Paprikaschoten:** Essen Sie wöchentlich zwei orangefarbene Paprikaschoten, roh oder gegart. Paprika aller Farben sind gesund, aber die orangefarbenen besonders. Sie enthalten große Mengen an Lutein und Zeaxanthin und mehr Vitamin C als gelbe, rote oder grüne Paprika.
- **Kaltwasserfisch:** Essen Sie wöchentlich mindestens 2, besser 3–4 Portionen. Wildlachs, Regenbogenforellen, Sardinen, Makrelen und heller Thunfisch haben einen hohen Gehalt der Omega-3-Fettsäuren DHA und EPA und eine niedrige Schadstoffbelastung.
- **Eier:** Essen Sie 4 Eier in der Woche. Eigelb enthält Lutein in einer Form, die vom menschlichen Körper sehr gut aufgenommen werden kann. Eigelb ist auch eine gute Quelle für Vitamin E und Zink. Wählen Sie mit Omega-3-Fettsäuren angereicherte Eier für maximalen Nutzen.

Beeinflussung von AMD durch die Ernährung

In zahlreichen Studien konnte ein Zusammenhang von Ernährung und AMD nachgewiesen werden. Am signifikantesten sind die Age-Related Eye Disease Study und ihre Folgestudien. (AREDS 1 und AREDS 2). Bei der ersten Studie (AREDS 1) handelte es sich um eine große randomisierte Kontrollstudie, die mehr als 3000 Teilnehmer über 7 Jahre begleitete. Im Ergebnis zeigte sich, dass die Einnahme eines Supplements mit spezifischen Antioxidantien und Zink das Risiko der Verschlechterung von AMD bei bestimmten Patienten um 25 Prozent reduziert.

Die Folgestudie (AREDS 2) untersuchte die Wirkung einer Supplementierung mit hohen Dosen zweier Carotinoide (Lutein und Zeaxanthin) sowie von Omega-3-Fettsäuren. Es zeigte sich, dass 10 Milligramm Lutein und 2 Milligramm Zeaxanthin den Fortschritt von trockener und feuchter AMD um 11 Prozent hemmten, verglichen mit der ursprünglichen AREDS-Supplementierung. In dieser Studie konnte auch die Entwicklung gesetzlicher Blindheit durch die Zufuhr von Lutein und Zeaxanthin um 18 Prozent reduziert werden. Dagegen zeigte sich in dieser Studie kein Effekt durch die Zufuhr von Omega-3-Fettsäuren (350 Milligramm DHA und 650 Milligramm EPA) auf die fortschreitende Entwicklung einer AMD.

Augenheilkundler empfehlen den meisten AMD-Patienten die Einnahme eines Vitaminsupplements auf Basis der AREDS-Studien. Doch ein Supplement ist kein Ersatz für eine gesunde Ernährung. Die Synergieeffekte der Nährstoffe in vollwertigen Lebensmitteln üben einen positiven Einfluss auf unseren Körper aus, der durch ein Nahrungsergänzungsmittel nicht imitiert werden kann. Weitere Studien konnten nachweisen, dass eine Ernährung, die reich an bestimmten Nährstoffen ist, das Risiko einer AMD reduzieren kann, während eine nährstoffarme Ernährung das Risiko einer Entwicklung der Erkrankung erhöht.

Sehhilfen

Viele Menschen bemerken die Auswirkung der Erkrankung dann, wenn sich ihr Sehvermögen durch eine neue Brille nicht verbessert und dadurch tägliche Aktivitäten beeinträchtigt werden. Die meisten profitieren in diesem Fall von einer Sehhilfe.

Sehhilfen sind Hilfsmittel, die Menschen mit einer Sehschwäche unterstützen, indem sie die verbliebene Sehfähigkeit maximieren. Dazu gehören Vergrößerungsgläser (zum Halten in der Hand, festmontiert oder freistehend), Teleskope und andere Werkzeuge, die Bilder vergrößern und sie damit besser sichtbar machen. Manche Sehhilfen reduzieren das verschwommene Sehen und erhöhen den Kontrast, was das Sehen erleichtert. Andere wirken über nichtvisuelle Signale wie Ton oder Sensorik als Orientierungshilfe.

Das Angebot an Sehhilfen wird durch den technischen Fortschritt immer größer. Um die passende Sehhilfe zu finden, sollten Sie einen Fachmann konsultieren, bei dem Sie einen Überblick über die lebenserleichternden Technologien bekommen und ausprobieren können, welche Hilfsmittel für Ihre alltäglichen Bedürfnisse die richtigen sind.

Tipps zur Maximierung des Sehvermögens

- Sorgen Sie für angemessene Lichtverhältnisse in Ihrem Zuhause. Am besten experimentieren Sie ein bisschen mit verschiedenen Lampen und Lichtstärken, um die beste Beleuchtung zu finden.
- Verwenden Sie ein Vergrößerungsglas. Es gibt eine große Auswahl – von Gläsern, die man mit der Hand hält, bis zu Standgeräten. Fernglas und Brillenlupe sind weitere Möglichkeiten.
- Fragen Sie Ihren Augenoptiker oder Ihren Low-Vision-Spezialisten nach bestimmten Brillenglaseinfärbungen, die Ihre Sicht verbessern oder die Lichtempfindlichkeit bei bestimmten Augenleiden wie Retina pigmentosa oder Katarakten reduzieren.
- Lesen Sie Bücher in großer Schrift oder hören Sie Hörbücher.
- Nutzen Sie beim Schreiben starke Kontraste. Schreiben Sie mit einem dicken Stift in großen Buchstaben auf weißes Papier oder ein Whiteboard.

Im Blick

Sicherheit beim Treppensteigen

Das Anbringen von kontrastfarbenen Streifen auf Treppenstufen (hell auf dunklen Stufen und dunkel auf hellen Stufen) kann dabei helfen, Stürze zu verhindern und Menschen mit schlechtem Sehvermögen dazu befähigen, sich unabhängig innerhalb ihrer eigenen vier Wände zu bewegen.

Zusammengefasst

- Die altersbedingte Makuladegeneration ist die Hauptursache für Blindheit in der westlichen Welt.
- AMD schränkt nur das zentrale Sehen ein, sie führt nicht zu vollständiger Blindheit.
- Es gibt zwei Arten von AMD: trockene und feuchte AMD. Die trockene AMD ist weiter verbreitet und weniger schwer als die feuchte. In manchen Fällen kann aus der trockenen eine feuchte AMD hervorgehen.
- Eine Ernährung mit einem hohen Gehalt an Antioxidantien, Carotinoiden (Lutein und Zeaxanthin) und Omega-3-Fettsäuren kann dabei helfen, einer AMD vorzubeugen oder das Risiko eines Erkrankungsfortschritts zu reduzieren.
- Rauchen erhöht das Risiko einer AMD.
- Menschen mit Anzeichen einer frühen oder noch nicht weit fortgeschrittenen AMD wird generell zur Einnahme eines Vitaminsupplements auf AREDS-Basis (Seite 41), einer Ernährung mit viel Augenfutter und dem regelmäßigen Besuch des Augenarztes geraten.

Katarakte (grauer Star)

Bei einer Katarakt, auch grauer Star genannt, verliert die Augenlinse ihre Transparenz. Mit dem Alter wird die Linse trüb, was eine allmähliche Verschleierung der Sicht und eine schlechte Nachtsicht zur Folge hat. Vielen Menschen ist nicht bewusst, dass sie unter einer Katarakt leiden, weil die Sehveränderung schleichend vorangeht. In der Altersgruppe der über 60-Jährigen sind Katarakte weit verbreitet, bestimmte Katarakttypen können jedoch auch bei jüngeren Menschen auftreten.

Anzeichen und Symptome: Katarakte

- eingeschränktes Nah- und/oder Fernsehen trotz passender Brillengläser
- trübe oder verschleierte Sicht
- Schwierigkeiten beim nächtlichen Autofahren
- Geblendetsein beim Blick in entgegenkommendes Scheinwerferlicht oder Straßenlampen bei Nacht
- Zum Lesen wird mehr Licht benötigt.
- verstärkte Kurzsichtigkeit (veränderte Brillenverschreibung)

Kataraktarten

Es gibt drei Hauptarten von Katarakten: die Kernkatarakt, die vordere Rindenkatarakt und die hintere subkapsuläre Katarakt. In den meisten Fällen liegt eine Kombination der drei Typen vor.

Kernkatarakt

Bei diesem Typ ist das Zentrum der Linse betroffen, der Kern, der trüb wird und sich gelblich färbt. Als Betroffener erleben Sie eine schleichende Sehunschärfe und die Farben können weniger kräftig als normal erscheinen. Die Kernkatarakt ist vor allem altersbedingt.

Vordere Rindenkatarakt

Diese Katarakt erscheint im wörtlichen Sinne als Wolkigkeit in der vorderen Linsenrinde. Dadurch kommt es häufig zu Schwierigkeiten beim Dunkelsehen, besonders beim nächtlichen Autofahren.

Hintere subkapsuläre Katarakt

Diese Kataraktart entwickelt sich meist schneller als die anderen beiden und kommt eher bei jüngeren Menschen vor. Die längerfristige Behandlung mit Kortikosteroiden kann das Risiko dieser Erkrankung erhöhen.

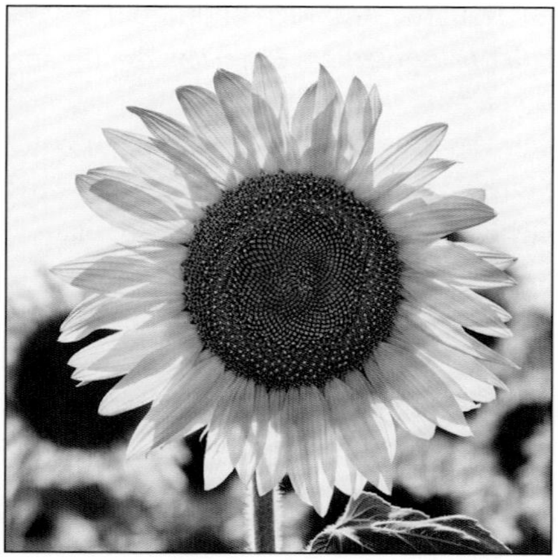

Normales Sehen

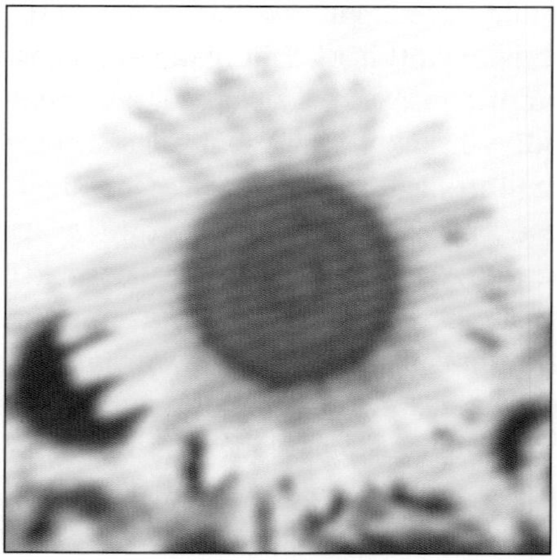

Beispiel für den Seheindruck einer an einer Katarakt erkrankten Person

Patienten, die Kortikosteroide einnehmen, sollten deshalb regelmäßig ihre Augen überprüfen lassen.

» *Experten-Tipp: Eine Ernährung mit vielen Lebensmitteln, die einen hohen glykämischen Index besitzen, wie Backwerk und Weißbrot, kann das Risiko einer Katarakt erhöhen.* «

Risikofaktoren: Katarakte
- Alter
- Medikamente (langandauernde Steroidbehandlung erhöhen das Risiko einer hinteren subkapsulären Katarakt)
- UV-Exposition
- eine Ernährung mit hoher Zufuhr an Zucker und raffinierten Kohlenhydraten

Diagnose einer Katarakt

Der Augenarzt oder Optometrist kann mit einem leistungsstarken Mikroskop während der Fundusuntersuchung bei erweiterten Pupillen eine Katarakt feststellen. Eine Katarakt kann diagnostiziert werden, auch wenn Sie noch keine Veränderungen in Ihrem Sehvermögen festgestellt haben.

Die Entwicklung einer Katarakt ist bei jedem Patienten sehr unterschiedlich, daher ist es wichtig, dass Sie mit Ihrem Augenarzt über das Stadium Ihrer Katarakt sprechen. Bei ersten Anzeichen könnten Sie den Fortschritt der Erkrankung durch eine Ernährung bremsen, die reich an Omega-3-Fettsäuren, Antioxidantien und den Carotinoiden Lutein und Zeaxanthin ist, sowie durch das Tragen einer Sonnenbrille, die Ihre Augen vor UV- und Blaulicht schützt.

Derzeitige Behandlungsmethoden

Die einzige Behandlungsmöglichkeit für eine moderate und fortgeschrittene Katarakt ist die Katarakt-Operation. Es gibt zwei verschiedenen Operationsmethoden: die traditionelle und die laserunterstützte.

Bei der laserunterstützten Operation wird mithilfe eines Lasers ein Hornhautschnitt und ein Schnitt in die Linsenkapsel durchgeführt. Der Laser kann auch dafür eingesetzt werden, die Katarakt abzuschwächen.

Bei beiden Operationsarten wird Ultraschalltechnik verwendet, um die Katarakt aufzubrechen. Bekannt ist diese Technik als Phakoemulsifikation. Danach entfernt der Chirurg die Linse aus dem Auge und ersetzt sie durch eine Intraokularlinsen-Implantation (IOL). Es gibt viele verschiedene Typen von IOLs (siehe unten). Fragen Sie Ihren Chirurgen, welche Linse am besten für Sie geeignet ist.

Die Katarakt-OP ist eine sichere Methode, bei der nur sehr selten Komplikationen auftreten. Meistens wird sie ambulant durchgeführt. Die meisten Patienten empfinden während oder nach der Operation keine Schmerzen. Die Operation wird entweder in einem Krankenhaus oder einer Augenklinik durchgeführt.

Die Rekonvaleszenzzeit nach einer solchen Operation variiert, doch oft ist schon nach wenigen Tagen eine Verbesserung der Sehfähigkeit festzustellen. Die meisten Patienten brauchen dann keine Brille mehr für die Fernsicht, eventuell aber zum Lesen. Ihr Augenarzt oder Optometrist wird Ihre Augen in regelmäßigen Abständen überprüfen.

Arten von Intraokularlinsen-Implantaten

- **Monofokal-IOLs:** Diese Linsenart bietet eine Sehkorrektur für eine bestimmte Distanz. So kann beispielsweise bei einem kurzsichtigen Patienten mithilfe einer monofokalen Linse die Fernsicht korrigiert werden, sodass er nur noch für diejenigen Aktivitäten eine Brille benötigt, für die Nahsicht notwendig ist, wie bei der Computerarbeit, dem Lesen, Handarbeiten oder Handwerken. Bei einer signifikanten Hornhautverkrümmung könnte nach einer Katarakt-Operation mit monofokalen Linsen auch eine Brille für die Fernsicht notwendig sein.
- **Torische IOLs:** Diese Premiumlinsen können sowohl Kurz- und Weitsichtigkeit als auch eine Hornhautverkrümmung korrigieren. Bei einer ausgeprägten Hornhautverkrümmung können torische Linsen nach der Operation eine Brille für die Fernsicht überflüssig machen.
- **Altersweitsichtigkeit korrigierende IOLs:** Zu diesen Linsen gehören Multifokallinsen und akkommodative IOLs. Beide Linsenarten korrigieren sowohl die Nah- als auch die Fernsicht. In den meisten Fällen reduziert sich dadurch bei vielen Aktivitäten die Notwendigkeit, eine Brille zu tragen. Dennoch benötigen manche Patienten weiterhin eine Brille für nächtliches Autofahren, Lesen oder die Computerarbeit. Diese Linsen eignen sich nicht für jeden Patienten, deshalb ist es wichtig, die Option mit Ihrem Augenarzt oder Optometristen zu besprechen.

Zusammengefasst

- Bei einer Katarakt verliert die Linse an Transparenz.
- Katarakte treten hauptsächlich ab einem Alter von 60 Jahren auf.
- Katarakte entwickeln sich meist schleichend und verursachen eine sukzessive Sehverschlechterung.
- Antioxidantien, Carotinoide (Lutein und Zeaxanthin) und Omega-3-Fettsäuren können der Entwicklung oder dem Fortschreiten einer Katarakt vorbeugen.

- Die einzige Methode zur Behandlung einer Katarakt ist die Operation, ein komplikationsarmer Eingriff mit hohem Erfolgsfaktor.
- Bei der Operation implantiert der Chirurg eine Intraokularlinse ins Auge, die eine Brille meist überflüssig macht.

Trockenes Auge

Das trockene Auge, auch Augentrockenheit oder Augenoberflächenerkrankung genannt, bedeutet nicht zwangsläufig ein Defizit an Tränenflüssigkeit, sondern vielmehr eine unausgewogene Zusammensetzung der Tränenflüssigkeit. Diese Erkrankung ist in allen Altersstufen weit verbreitet. Sie verursacht zwar keine signifikanten Sehverluste wie eine AMD oder eine Katarakt, hat aber einen entscheidenden Einfluss auf die allgemeine Gesundheit des Auges. Die Symptome des trockenen Auges können die Lebensqualität negativ beeinflussen.

Der Tränenfilm besteht aus drei Schichten: der Lipidschicht, der wässrigen Schicht und der Muzinschicht. Die Lipidschicht hat Luftkontakt und ist dafür zuständig, unser Auge vor dem Austrocknen zu schützen. Die in der Lipidschicht vorhandenen Fette werden in speziellen Drüsen gebildet, den Meibom-Drüsen, die sich an den Rändern der Ober- und Unterlider befinden. Die wässrige Schicht bildet die mittlere Schicht und wird in den Tränendrüsen in den Oberlidern gebildet, die Muzinschicht liegt direkt auf der Hornhaut und wird in den sogenannten Becherzellen gebildet. Eine ihrer Funktionen besteht darin, den Tränenfilm auf dem Auge haften zu lassen und gleichmäßig auf der Oberfläche zu verteilen.

Jede der drei Schichten spielt eine wichtige Rolle für die Gesundheit der Augen und wenn eine dieser Schichten aus dem Gleichgewicht gerät oder gestört ist, kann sich ein trockenes Auge entwickeln (siehe »Risikofaktoren für trockenes Auge«, Seite 47).

Der Tränenfilm hat fünf Hauptaufgaben:

1. **Befeuchtung:** Tränen befeuchten die Hornhaut und helfen, die darunterliegenden Strukturen zu schützen. Immer wenn wir blinzeln, entsteht Reibung. Ein gesunder Tränenfilm schützt uns davor, dass dadurch die Hornhaut- und die Bindehautoberfläche beschädigt werden.
2. **Sehvermögen:** Ein intakter Tränenfilm sorgt für optische Stabilität und macht klares Sehen möglich. Eines der ersten Symptome des trockenen Auges ist ein schwankendes Sehvermögen, das sich in etwa so äußert, als blickte man durch eine nasse Windschutzscheibe: Wie durch einen Scheibenwischer wird die Sicht durch Blinzeln zeitweilig wieder besser.
3. **Abwehrkräfte:** Tränen haben antimikrobielle Eigenschaften, die vor Augeninfektionen schützen.
4. **Ernährung der Hornhaut:** Die Hornhaut ist ein durchsichtiges Gewebe ohne Blutgefäße. Daher sind die Tränen ihre Hauptnährstoffquelle.
5. **Fremdkörper ausspülen:** Haben Sie sich schon einmal darüber gewundert, wie stark Ihre Augen tränen, wenn ein Fremdkörper eingedrungen ist? Tränen sind eine automatische Reaktion auf eindringende Fremdkörper, die das Auge schädigen könnten.

Die Symptome eines trockenen Auges sind sehr unterschiedlich. Die wenigsten Menschen, die darunter leiden, beschreiben es als ein Gefühl der Trockenheit. In seiner milden Form entsteht oft der Eindruck, als wäre etwas im Auge oder die Augen brennten. Bei der mittelschweren bis schweren Form klagen die Betroffenen über schmerzende und stark wässrige Augen.

Das trockene Auge kann in den unterschiedlichen Ausprägungen Menschen in allen Altersstufen betreffen und seine Symptome sind einer der häufigsten Gründe dafür, dass Menschen einen Augenarzt aufsuchen.

Anzeichen und Symptome: trockenes Auge

Ein schwankendes Sehvermögen ist häufig das erste Symptom des trockenen Auges. Viele Menschen bringen diese Veränderung jedoch nicht mit dem trockenen Auge in Verbindung und geben sich daher nicht frühzeitig in Behandlung. Andere bekanntere Symptome wie brennende und rote Augen zeigen sich erst in einem fortgeschrittenen Stadium. Wenn Sie unter trockenem Auge leiden, dann könnten Sie folgende Symptome haben:

- veränderliches Sehvermögen
- brennende Augen
- wässrige Augen
- Fremdkörpergefühl (als ob etwas im Auge wäre)
- Rötung
- tränende Augen
- Lichtempfindlichkeit

Risikofaktoren für trockenes Auge

Das trockene Auge ist ein chronisches Leiden, für das es viele Einflussfaktoren gibt. Dazu gehören das Alter (bei über 40-Jährigen ist es weit verbreitet) und das Geschlecht (Frauen sind häufiger betroffen). Umwelt, Ernährung und systemische

Im Blick

Lidschlagfrequenz

Die normale Frequenz beträgt 17 Lidschläge in der Minute – das sind fast 6 Millionen Lidschläge im Jahr!

Krankheiten spielen bei der Entwicklung des trockenen Auges eine Rolle, deshalb benötigt es eine ganzheitliche Behandlungsweise.

Umwelt

Unsere Umwelt hat einen großen Einfluss auf das trockene Auge. So kann Sie beispielsweise der längere Aufenthalt in klimatisierten oder geheizten Räumen für trockenes Auge prädisponieren. Andere negative Einflüsse auf das trockene Auge sind Staub und der Aufenthalt im Freien bei windigen Verhältnissen sowie Zigarettenrauch – egal, ob Sie selber rauchen oder dem Rauch als Passivraucher ausgesetzt sind.

Allergien

Allergien und trockenes Auge sind zwei Zustände, die Hand in Hand gehen. Oft ist es tatsächlich nicht leicht zu sagen, ob die Allergie oder das trockene Auge zuerst da war. Allergene wie Pollen und Staub können leicht in das Auge eindringen und dort eine allergische Reaktion verursachen – auch als allergische Konjunktivitis bzw. Bindehautentzündung bekannt. Normalerweise ist der Tränenfilm in der Lage, solche Allergene abzuweisen, doch bei einem trockenen Auge ist diese Funktion gestört und eine allergische Reaktion wie juckende und wässrige Augen wird wahrscheinlicher. Ebenso kann, wenn Sie unter allergischer Konjunktivitis leiden, die durch die allergische Reaktion hervorgerufene entzündliche Reaktion im

Auge Stoffe freisetzen, die den Tränenfilm beeinträchtigen und damit ein trockenes Auge verursachen.

» *Experten-Tipp: Die üblicherweise zur Behandlung von Allergien eingesetzten Antihistaminika können als Nebenwirkung ein trockenes Auge verursachen.* «

Medikamente
Viele Medikamente führen das trockene Auge als mögliche Nebenwirkung auf. Zu den am weitest verbreiteten Medikamenten mit der möglichen Nebenwirkung, ein trockenes Auge zu verursachen oder zu verschlechtern, gehören Antihistaminika, trizyklische Antidepressiva, Diuretika, Betablocker, Hormonersatztherapien und Chemotherapien.

Hormonelle Veränderungen
Das Risiko eines trockenen Auges erhöht sich mit der Menopause. Tatsächlich ist bei Frauen über 50 das Risiko eines trockenen Auges um 50 Prozent höher als bei Männern gleichen Alters. Eine Schwangerschaft und die Einnahme oraler Kontrazeptive erhöhen das Risiko ebenfalls.

Systemische Erkrankungen
Viele systemische Erkrankungen sind mit einem erhöhten Risiko für trockenes Auge verbunden. Die häufigste ist das Sjögren-Syndrom, eine chronische Autoimmunerkrankung, die die Tränendrüsen, die Speicheldrüsen und andere Organe betrifft. Weitere Verursacher sind Schilddrüsenüber- und Schilddrüsenunterfunktion, Diabetes Typ 1 und 2, rheumatoide Arthritis, Hormonstörungen, Lupus, Rosazea, umweltbedingte Allergien und Schuppenflechte.

Augenoperationen
Eine Augenoperation, wie eine LASIK- oder eine Katarakt-Operation, kann das Risiko eines trockenen Auges erhöhen oder die Symptome eines bereits bestehenden trockenen Auges verschlechtern. Wenn Sie eine Augenoperation planen, dann sprechen Sie schon vor dem Eingriff mit dem Chirurgen über Behandlungsmöglichkeiten. Er wird Sie darauf hinweisen, was Sie in dieser Hinsicht nach der Operation erwarten könnte.

Kontaktlinsen
Das Tragen von Kontaktlinsen kann das Risiko eines trockenen Auges erhöhen. Werden die Linsen länger als vom Arzt empfohlen getragen oder nicht häufig genug ausgetauscht, kann das zu einer Verschlechterung des trockenen Auges führen.

Lesen und Fernsehen
Beim Lesen oder Fernsehen reduziert sich unsere Lidschlagfrequenz von 15-mal pro Minute auf 10-mal. Eine geringe Lidschlagfrequenz fördert die Verdunstung der Tränenflüssigkeit und kann das trockene Auge verschlechtern.

Bildschirmzeit
Je länger unsere tägliche Bildschirmzeit ist, desto größer wird die Wahrscheinlichkeit, ein trockenes Auge zu entwickeln. Durch die Allgegenwart von Smartphones, Tablets und Computern in unserem Leben verbringen wir heutzutage so viel Zeit wie nie vor Bildschirmen und weniger Zeit mit körperlicher Aktivität oder damit, unseren Augen Erholung zu bieten. In der Folge blinzeln wir weniger und die Tränen verdunsten, bevor unser Auge sie für ihre Befeuchtung nutzen kann.

Im Blick

Augenliderkrankungen

Blepharitis und eine Dysfunktion der Meibom-Drüsen sind zwei verbreitete Störungen, die mit einem trockenen Auge zusammenhängen. Diese Störungen werden bei den Augenliderkrankungen (Seite 53) ausführlich besprochen.

Bildschirmzeit für Kinder

Mit zunehmender Nutzung von digitalen Geräten schon in jungen Jahren wächst die Zahl der jüngeren Menschen, die unter einem trockenen Auge leiden, darunter auch Kinder. Wenn wir auf einen Bildschirm starren, egal ob Smartphone, Tablet oder Fernseher, nimmt unsere Lidschlagfrequenz stark ab, wodurch die Tränenflüssigkeit verdunstet.

Kosmetika und trockenes Auge

Mit Augen-Make-up zu Bett zu gehen ist eine Gewohnheit, die Entzündungen fördern kann und eine vorzeitige Faltenbildung und Alterung bewirkt. Auch das Risiko der Entstehung eines Gerstenkorns und einer Infektionen des Augenlids erhöht sich, denn Bakterien finden hier einen optimalen Nährboden. Weitere Leiden des Augenlids sind der Befall mit Demodex, kleinen Milben, die sich auf die Wimpern setzen und Symptome wie gereizte und brennende Augen verursachen.

Regelmäßiges gründliches Entfernen des Augen-Make-ups kann Symptome des trockenen Auges lindern. Ihre Augen fühlen sich frischer an und erscheinen weißer. Halten Sie sich bei der Entfernung des Make-ups an folgende Tipps:

- Wählen Sie einen Augen-Make-up-Entferner mit natürlichen Inhaltsstoffen, der für die Anwendung am Auge geeignet ist.
- Entscheiden Sie sich für ein Produkt auf Ölbasis und benutzen Sie ein Baumwollpad. Damit können Sie Eyeliner entfernen, ohne die Haut rund um die Augenlider reiben und ziehen zu müssen, was Falten verursachen könnte.
- Verwenden Sie kein Babyshampoo zur Entfernung von Augen-Make-up, denn es enthält Konservierungsstoffe, die Allergien auslösen könnten. Eine dauerhafte Anwendung könnte Entzündungen verursachen.

Diagnose des trockenen Auges

In den meisten Fällen kann der Augenarzt oder der Optometrist das trockene Auge mithilfe eines hochauflösenden Mikroskops diagnostizieren. Zudem ist die ausführliche Patientengeschichte mit einer Beschreibung der Symptome und ihrer Dauer für die Diagnose wichtig. Eine weitere Diagnosemöglichkeit bietet der Schirmer-Tränentest, bei dem Sie einen Papierstreifen in das Unterlid schieben und damit die Menge der in einem bestimmten Zeitraum produzierten Tränenflüssigkeit bestimmen.

Das trockene Auge kann auch durch die Prüfung der Gesundheit und Funktionsfähigkeit der Hornhautzellen identifiziert werden. Ihr Optometrist tropft dafür spezielle

Im Blick

Kurkuma

Kurkumin, ein Wirkstoff aus dem Gewürz Kurkuma, hat in Studien schon einen möglichen therapeutischen Effekt auf die Behandlung von trockenem Auge gezeigt. Die Aufnahme von Kurkuma wird durch die Kombination mit schwarzem Pfeffer verbessert.

Augentropfen in Ihr Auge, die geschädigten Epithelzellen der Hornhaut sichtbar machen, die oft durch ein trockenes Auge verursacht werden.

Fragebögen zum trockenen Auge

Das trockene Auge ist eine Erkrankung, die hauptsächlich durch Symptome charakterisiert wird. Fragebögen erleichtern es Ihrem Arzt, die Symptome objektiv auszuwerten. Es gibt verschiedene validierte Fragebögen, darunter den OSDI-Fragebogen (Ocular Surface Disease Index), den McMonnies-Fragebogen, den Dry Eye Questionnaire 5 (DEQ-5) oder den SPEED-Fragebogen (Standard Patient Evaluation of Eye Dryness). All diese Fragebögen sind geeignet, die Schwere einer Reihe von Symptomen zu bewerten.

Tränenosmolarität

Osmolarität ist die Anzahl der osmotisch wirksamen Teilchen pro Liter einer Lösung. Die meisten Patienten weisen eine Hyperosmolarität ihres Tränenfilms auf oder eine höhere Konzentration von Salz und weniger Wasser als bei normalen Tränen. Für die Messung der Osmolarität wird nur eine kleine Tränenmenge benötigt. Diese Messung ist für die Diagnose des trockenen Auges und die Prüfung des Behandlungserfolgs hilfreich, für eine reine Diagnose des trockenen Auges sollte sie dennoch nicht allein genutzt werden.

Beurteilung der Meibom-Drüsen

Die in den Augenlidern befindlichen Meibom-Drüsen produzieren die Lipidschicht des Tränenfilms. Ihr Augenarzt oder Optometrist kann die Konsistenz des von diesen Drüsen produzierten Fettes testen. Idealerweise hat es eine Konsistenz wie Olivenöl. Bei trockenem Auge ist das Sekret oft dickflüssiger und hat eine pastenartige Konsistenz.

Derzeitige Behandlungsmethoden

Ja nach Ursache und Schwere des trockenen Auges gibt es verschiedene Behandlungsmöglichkeiten. Der wichtigste Faktor bei der Behandlung ist ihre stringente Befolgung. Vielen Menschen ist dies zu aufwendig, weshalb sie den Empfehlungen ihres Arztes nicht folgen. Das kann auf beiden Seiten – beim Patienten und beim Arzt – zu Frustration und Entmutigung führen.

Wenn Sie den Verdacht haben, an trockenem Auge zu leiden, besprechen Sie die Behandlungsmöglichkeiten mit Ihrem Augenarzt. Seien Sie sich darüber im Klaren, dass die Behandlung ein komplizierter Prozess ist, der einige Folgebesuche beim Arzt nötig machen wird. Doch mit Geduld und Ausdauer können Sie mit folgenden Behandlungsmöglichkeiten die Symptome des trockenen Auges lindern:

- künstliche Tränen
- Augenlidpflege wie warme Augenmasken und Lidreinigungstücher (ein Spezialprodukt zur Lidreinigung)

- antientzündliche Medikamente (wie Ciclosporin-Augentropfen, Lifitegrast oder leichte Steroid-Augentropfen)
- eine erhöhte Zufuhr von Omega-3-Fettsäuren (bevorzugt aus Kaltwasserfisch)
- Punktum-Verschluss (Blockade des Tränenkanals, um den Tränenfluss zu mindern)

Manche Kliniken bieten umfassende Behandlungsprogramme bei trockenem Auge an, die weitere Methoden umfassen:

Ausdrücken der Meibom-Drüsen Dies ist eine sowohl für die Diagnose als auch für die Behandlung angewendete Methode, bei der die Meibom-Drüsen durch Druckausübung auf das Augenlid entleert werden. Es gibt auch weiterentwickelte Systeme, die eine thermische Pulsation auf die Drüsen ausüben, wodurch diese ihre Sekrete austreten lassen. In Studien mit einer diese Behandlungsmethoden, Lipiflow genannt, zeigte sich eine Besserung der Symptome für 9–12 Monate nach nur einer Anwendung. Andere derzeit verfügbare Behandlungen arbeiten mir Intense Pulse Light (IPL) und iLux.

Sklerallinsen Sklerallinsen liegen nicht auf der Hornhaut, sondern komplett auf der Lederhaut (Sclera) auf. Anders als herkömmliche Kontaktlinsen, die das trockene Auge verschlechtern können, wurde dieser Kontaktlinsentyp für den Schutz der Augenoberfläche entwickelt. Eine optimal passende Sklerallinse sorgt für einen scharfen Blick und bietet denselben Komfort wie eine weiche Kontaktlinse.

Ein ganzheitlicher Behandlungsplan

In meiner Praxis sehe ich täglich Patienten, die unter einem trockenen Auge leiden. Manche wünschen sich eine schnelle Besserung der Symptome, ihnen ist aber nicht bewusst, dass das trockene Auge eine chronische Erkrankung ist, die auf eine Entzündung im Auge zurückgeht. Eine Therapie benötigt Zeit, um Effekte zeigen zu können.

Wichtig für die optimale Behandlung des trockenen Auges ist es, sich Gewohnheiten anzueignen, die für eine gesunde Augenoberfläche sorgen. Meinen Patienten sage ich gerne: »Die Motivation gibt Ihnen Starthilfe, aber die Gewohnheit hält Sie in Bewegung.«

Im Blick

Hilfreiche Omega-3-Fettsäuren

In einer vom *American Journal of Clinical Nutrition* 2005 veröffentlichten Studie konnte nachgewiesen werden, dass Frauen mit einer hohen Zufuhr von Omega-3-Fettsäuren (hauptsächlich durch Kaltwasserfisch wie Thunfisch) eine geringere Anfälligkeit für das trockene Auge aufweisen. Bei einer Ernährung mit einem ungünstigen Verhältnis von Omega-6- zu Omega-3-Fettsäuren (15:1) kommt das trockene Auge dagegen doppelt so häufig vor wie bei der Ernährung mit einem besseren Verhältnis. Omega-3-Supplemente werden bei trockenem Auge häufig empfohlen. Die optimale Dosierung ist in der wissenschaftlichen Literatur allerdings noch umstritten.

Jeder Patient braucht seinen individuellen Behandlungsplan, doch ich bin davon überzeugt, dass ein ganzheitlicher Ansatz, der die vier Säulen der Augengesundheit im Blick hat, der Schlüssel zu einer optimalen Behandlung ist:

1. Halten Sie die Augenoberfläche gesund.
2. Behalten Sie Ihre Umgebung im Blick.
3. Verbessern Sie Ihre Ernährung.
4. Machen Sie es zur Gewohnheit.

Halten Sie die Augenoberfläche gesund

- Verwenden Sie künstliche Tränen oder verschreibungspflichtige Augentropfen wie Kortikosteroide (für den kurzzeitigen Einsatz), Ciclosporin-Augentropfen oder Lifitegrast.
- Wenden Sie warme Kompressen an, zum Beispiel erhitzbare Augenmasken, um die Konsistenz der durch die Meibom-Drüsen produzierten Fette zu verbessern. Für ihre Wirksamkeit muss diese Behandlung regelmäßig und bei gleichbleibender Hitze durchgeführt werden. Ihr Augenarzt empfiehlt Ihnen eventuell auch eine ambulante Behandlung mit Lipiflow, IPL oder iLux.
- Reinigen Sie Ihre Augenlider. Die Augenhygiene wird vor allem dann empfohlen, wenn die Patienten unter Blepharitis (einer Entzündung der Augenlider) leiden. Es gibt eine Vielzahl von Produkten für die Lidreinigung. Gehen Sie vorsichtig vor, um die Augenoberfläche nicht zu irritieren.
- Steigern Sie die Feuchtigkeit der Augenoberfläche durch einen Uhrglasverband. Tragen Sie im Freien eine Sonnenbrille mit einer entsprechenden Feuchtigkeitsmaske, die um die Augen herum gut abdichtet, sodass sie vor Staub und Wind geschützt werden. Klare Uhrglasverbände sind nur für den Gebrauch in Innenräumen geeignet.

Behalten Sie Ihre Umgebung im Blick

- Halten Sie die Luft in Ihrer Umgebung feucht. Bei trockenem Auge ist das sehr wichtig, besonders in klimatisierten und beheizten Räumen. Verwenden Sie einen kleinen Luftbefeuchter in Ihrem Büro und zu Hause in den Räumen, in denen Sie sich am meisten aufhalten.
- Meiden Sie Ventilatoren, auch Deckenventilatoren, da sie das trockene Auge verschlimmern können.
- Sorgen Sie dafür, dass sich Ihr Bildschirm unterhalb Ihrer Blickachse befindet, um das Verdunsten der Tränenflüssigkeit zu minimieren.
- Machen Sie Bildschirmpausen und denken sie immer daran, beim Nutzen eines Bildschirms zu blinzeln.
- Vermeiden Sie das Rauchen und Passivrauchen.

Verbessern Sie Ihre Ernährung

- Essen Sie 3- bis 4-mal wöchentlich Kaltwasserfisch wie Lachs, Regenbogenforelle, Sardinen oder Makrelen. Aufgrund ihrer antientzündlichen Eigenschaften sind die darin enthaltenen Omega-3-Fettsäuren (DHA und EPA) hilfreich bei der Behandlung eines trockenen Auges.
- Essen Sie weniger Lebensmittel, die einen hohen Gehalt an Omega-6-Fettsäuren und damit entzündliche Eigenschaften haben, wie stark verarbeitete Lebensmittel und Süßigkeiten.
- Erhöhen Sie die Zufuhr von GLA (Gamma-Linolensäure), einer nützlichen Omega-3-Fettsäure mit antientzündlichen Eigenschaften. GLA kommt in Hanfsamen, Hafer, Gerste und Spirulina vor. In Kombination mit DHA und EPA aufgenommen ist sie effektiv in der Behandlung des trockenen Auges.

Machen Sie es zur Gewohnheit

Die Motivation gibt Ihnen Starthilfe, aber die Gewohnheit hält Sie in Bewegung. Psychologen zufolge muss man etwas regelmäßig 21 Tage lang machen, damit sich eine Gewohnheit daraus entwickelt. Versuchen Sie, Ihren Behandlungsplan für das trockene Auge zu dokumentieren. Erfassen Sie Augentropfen, Kompressen, Veränderungen in der Ernährung und Arztbesuche. Ihr Behandlungs-Tagebuch könnte Folgendes beinhalten:

- eine tägliche Checkliste für Augentropfen und Salben, warme Kompressen und Lidbehandlungen,
- eine Notiz dazu, wann Sie Ihre Omega-3-Fettsäuren nehmen, oder eine Möglichkeit zum Abhaken nach Einnahme,
- Rezepte für Augenfutter-Smoothies,
- Artikel und informative Broschüren über Ursachen und Behandlung des trockenen Auges.

Zusammengefasst

- Das trockene Auge ist ein verbreitetes chronisches Augenleiden, das Menschen aller Altersstufen in verschiedenen Schweregraden betreffen kann.
- Das trockene Auge verursacht keinen Sehverlust, kann aber ein schwankendes Sehvermögen bewirken, was das Lesen erschwert. Die unbehandelte moderate oder schwere Form des trockenen Auges kann die Lebensqualität beeinträchtigen.
- Die Symptome des trockenen Auges variieren abhängig von Ursache und Schweregrad.
- Menschen mit trockenem Auge leiden oft unter wässrigen Augen.
- Umweltbedingungen können die Schwere der Symptome beeinflussen.
- Aus Kaltwasserfisch stammende Omega-3-Fettsäuren können die Symptome eines trockenen Auges lindern.
- Bei der Behandlung des trockenen Auges ist Geduld gefordert, doch bei sorgfältiger Pflege und angepasster Ernährung können die Symptome stark gemildert werden.

Augenliderkrankungen

Blepharitis und Meibomitis sind verbreitete Erkrankungen des Augenlids, die häufig mit dem trockenen Auge in Verbindung stehen. Die Blepharitis ist eine Entzündung des Lidrands, die Meibomitis dagegen eine Entzündung der Lipiddrüsen im Augenlid. Beide Erkrankungen treten in der Regel zusammen auf. Es sind chronische Zustände, für die es keine Heilung gibt. Eine fortwährende Behandlung kann die Anzeichen und Symptome beider Erkrankungen jedoch lindern.

Bei Patienten mit diesen Erkrankungen funktionieren die Lipidzellen in den Augenlidern nicht richtig. Dadurch entzünden sich die Augenlider und die auf den Lidern sitzende Bakterienpopulation beginnt zu wuchern. Unbehandelt kann die Augenlidentzündung zu einem Gerstenkorn, einem

Im Blick

Ursachen für Augenliderkrankungen

- Rosazea
- falsche, einseitige Ernährung
- Umweltbedingungen
- Entzündungen
- idiopathische (unbekannte) Ursachen

Hagelkorn (dem chronischen Gerstenkorn) oder Hornhautgeschwüren, ausgelöst durch Staphylokokken, führen.

Anzeichen und Symptome: Augenliderkrankungen

- rote Augenlider
- Brennen
- Unbehagen
- Fremdkörpergefühl (als ob etwas im Auge wäre)
- wässrige Augen
- Absonderungen (Schleim oder »Schlaf« im Auge, besonders morgens)

Derzeitige Behandlungsmöglichkeiten

Für die Behandlung von Blepharitis und Meibomitis sind verschiedene Behandlungsverläufe möglich, abhängig von der Art und Schwere der Erkrankung. Die meisten beinhalten warme Kompressen für die oberen und unteren Augenlider, die einmal täglich für 5–10 Minuten angewendet werden, und eine angepasste Augenlidhygiene mit speziellen Produkten zur Reinigung der Lidränder. Diese Anwendungen steuern die Produktion von Lipiden und Bakterien an den Lidrändern. Weitere Anwendungen beinhalten:

- künstliche Tränen
- Omega-3-Fettsäuren in der Ernährung
- entzündungshemmende Augentropfen oder eine Kombination aus entzündungshemmenden und antibiotischen Augentropfen (Kurzzeittherapie)
- orale Antibiotika (aufgrund ihrer entzündungshemmenden Eigenschaften)
- ambulante Behandlungen, die die Meibom-Drüsen ausdrücken und pflegen, z. B. mit Lipiflow, IPL und iLux

Weil sich die Symptome der Augenliderkrankungen nur dann zeigen, wenn eine Entzündung auftritt, ist die Behandlung zeitaufwendig. Sie sollte auch dann fortgeführt werden, wenn die Symptome nachgelassen haben und sich der Zustand der Augen gebessert hat. Gesunde Augen zu erlangen benötigt Mitarbeit. Wenn Sie derzeitig eine Augenliderkrankung haben, ist der erste Schritt, ein paar kleine Änderungen in der täglichen Routine und Ernährung einzuführen.

Entzündungen im Körper

Blepharitis und Meibomitis sind die Folge von Entzündungen im Auge. Unbehandelt verursachen diese Erkrankungen Entzündungen auf der Augenoberfläche. In vielen Fällen sind Entzündungen hilfreich für den Körper. Sie sind seine natürliche Reaktion auf eine Verletzung oder auf fremde Eindringlinge wie Bakterien und Viren. Die Entzündung stellt dann den Grundstein der Heilung dar. Bei Autoimmunerkrankungen wie rheumatoider Arthritis, Lupus und Morbus Bechterew entstehen jedoch Entzündungen ohne heilende Wirkung.

Im Blick

Demodex-Blepharitis

Demodex-Blepharitis ist eine verbreitete Form der Blepharitis mit Symptomen wie Augenbrennen und -irritationen, Rötung und dem Verlust von Wimpern. Demodex ist eine kleine Milbe, ein Parasit, der häufig auf der Haut oder den Wimpernfollikeln anzutreffen ist. Behandelt wird mit Teebaumölprodukten.

Der in den westlichen Industrieländern übliche Lebensstil begünstigt chronische Entzündungen. Rauchen, Übergewicht und ein ungünstiges Verhältnis von Omega-6- zu Omega-3-Fettsäuren gelten als entzündungsfördernd. Chronische Entzündungen gelten als Risikofaktoren für Erkrankungen wie Arteriosklerose, Diabetes Typ 2 und sogar Krebs.

Zusammengefasst

- Blepharitis und Meibomitis sind verbreitete Augenliderkrankungen chronischer Natur.
- Für Blepharitis und Meibomitis gibt es keine Heilung, doch eine tägliche Behandlungsroutine kann die Symptome minimieren oder beseitigen.
- Auch wenn es viele Einflussfaktoren gibt, ist die grundlegende Ursache aller Augenliderkrankungen eine Entzündung.
- Bei der Behandlung von Blepharitis und Meibomitis können Omega-3-Fettsäuren wegen ihrer antientzündlichen Eigenschaften helfen.
- Routinemäßige Folgetermine beim Augenarzt sind bei der Behandlung von Augenliderkrankungen wichtig. In bestimmten Fällen kann eine orale Medikation notwendig sein.
- Haben Sie Geduld! Bei sorgfältiger Behandlung können die Symptome stark gemildert werden.

Glaukom (grüner Star)

Das Glaukom, auch grüner Star genannt, ist eine Erkrankung, die mit der Zeit den Sehnerv schädigt. Unbehandelt kann es zum Verlust des peripheren Sehens kommen und letztlich zum Tunnelblick. Ein Glaukom kann durch regelmäßige Augenuntersuchungen im Frühstadium festgestellt werden. Es gibt zwar keine Heilung, aber der Sehverlust ist durch die fortlaufende Behandlung vermeidbar. Ein schon bestehender Sehverlust ist irreversibel, sodass eine frühe Diagnostizierung und Behandlung ausschlaggebend sind.

Laut dem 2012 erschienenen Gutachten »Vision Problems in the U.S.« (Sehprobleme in den USA) stieg die Zahl der von Glaukom betroffenen Personen im Alter von über 40 Jahren innerhalb von 10 Jahren um 22 Prozent. Das Gutachten stellt auch fest, dass etwa die Hälfte der Betroffenen nichts von ihrer Erkrankung weiß. Umso wichtiger für die frühzeitige Entdeckung eines Glaukoms sind deshalb regelmäßige Augenuntersuchungen mit einem umfassenden Augengesundheitstest beim Augenarzt oder Optometristen.

Es gibt drei Glaukom-Arten: das primäre Offenwinkelglaukom, das Normaldruckglaukom und das Engwinkelglaukom, das in Form eines akuten oder eines chronischen Engwinkelglaukoms auftreten kann.

Der Teil des Auges, an dem Hornhaut und Iris zusammentreffen, formt einen Winkel, der als Drainagetunnel für das Kammerwasser (die Flüssigkeit in der vorderen Augenkammer) dient. Normalerweise ist an dieser Stelle genug Platz zwischen Hornhaut und Iris und damit auch ausreichend Raum für das Kammerwasser, um aus der vorderen Augenkammer austreten zu können. Ist der Winkel jedoch zu eng, reicht der Platz für das Kammerwasser nicht aus. Wenn mehr Kammerwasser produziert wird, als abfließen kann, steigt der Augeninnendruck und ein Glaukom entsteht.

Primäres Offenwinkelglaukom

Das primäre Offenwinkelglaukom ist das am häufigsten vorkommende Glaukom. Im Frühstadium ist es symptomfrei. Bei diesem Glaukom ist trotz eines normalen Winkels entweder die Kammerwasserproduktion erhöht oder der Abfluss des Kammerwassers verringert. Beides kann eine Erhöhung des Augeninnendrucks (IOP) zur Folge haben, was den Sehnerv schädigen und zum Verlust des peripheren Sehens führen kann.

Das primäre Offenwinkelglaukom zeigt anfangs keine Symptome. Erst bei Fortschreiten der Erkrankung können blinde Flecken beim peripheren Sehen erscheinen. Dennoch ist dieser periphere Sehverlust nicht wahrnehmbar, so lange, bis die Erkrankung fortgeschritten und der Sehnerv schon schwer geschädigt ist. Wenn das Risiko, dass Sie ein Glaukom entwickeln, hoch ist, dann wird Ihr Augenarzt oder Optometrist Ihren Augeninnendruck, die Gesundheit des Sehnervs und Ihr peripheres Sehen engmaschig überwachen, sodass es zu einem Zeitpunkt entdeckt werden kann, zu dem es noch keinen Sehverlust verursacht hat.

Im Blick

Krankengeschichte

Das Auswerten Ihrer bisherigen Augengesundheit, des allgemeinen Gesundheitszustands und der familiären Vorbelastung ist ein wichtiger Teil der Anamnese. Zu den Aspekten der Krankengeschichte gehören Fälle von Glaukomerkrankungen bei Blutsverwandten, die Einnahmen von Steroiden und vergangene Augen-Traumata.

» *Experten-Tipp: Ein bereits entstandener Sehverlust durch ein Glaukom kann nicht rückgängig gemacht werden. Dem Sehverlust kann aber durch frühzeitige Entdeckung und Behandlung vorgebeugt werden.* «

Risikofaktoren: primäres Offenwinkelglaukom

- familiäre Veranlagung
- Diabetes
- Migräne
- hoher Augeninnendruck
- Alter (über 40)
- zurückliegende Augenverletzungen
- dünne Hornhaut

Diagnose

Der Augenarzt oder Optometrist kann das Glaukom durch eine Augenuntersuchung diagnostizieren. Zunächst wird er mögliche Risikofaktoren abfragen, darunter auch die familiäre Veranlagung. Im Rahmen eines gründlichen Augen-Checks wird er den Augeninnendruck messen und Ihren Sehnerv auf mögliche Schäden prüfen. Für den Fall, dass Risikofaktoren auf Sie zutreffen, beispielsweise ein erhöhter Augeninnendruck oder Anzeichen eines geschädigten Sehnervs, wird er weitere Untersuchungen durchführen. Dazu gehören die Untersuchung des peripheren Sehens (eine Gesichtsfeldprüfung) und eine erweiterte Bildgebung des Sehnervs.

Unten finden Sie Beschreibungen verschiedener Tests zur Diagnose eines Glaukoms. Eine Diagnose kann erst dann gestellt werden, wenn alle Testergebnisse ausgewertet sind. Die Diagnose eines Glaukoms ist nicht einfach, der Arzt muss die Ergebnisse verschiedener Tests interpretieren und klinisch beurteilen.

Messung des Augeninnendrucks Die ionometrische Messung, auch Tonometrie oder Tensiomessung genannt, ist Teil jeder umfassenden Augenuntersuchung. Ein Innendruck von über 21 mmHg – okulare Hypertension genannt – gehört zu den Glaukom-Risikofaktoren. Wenn bei Ihnen ein erhöhter Druck gemessen wird, wird Ihr Arzt die Messung vermutlich in einer Folgeuntersuchung wiederholen wollen.

Der Augeninnendruck wird von jedem Patienten unterschiedlich toleriert. Während der eine bei einem Augeninnendruck von 25 noch keine Nervenschädigungen aufweist, entwickeln sich bei dem anderen bereits Schäden. Dagegen können Menschen mit einem Augeninnendruck von 15 bereits einen Nervenschaden und ein Glaukom erleiden (siehe Normaldruckglaukom Seite 59).

» *Experten-Tipp: Der normale Augeninnendruck liegt üblicherweise zwischen 12 und 21 mmHg (Millimeter Quecksilbersäule).* «

Gonioskopie Bei dieser Analysemethode wird eine Linse auf dem Auge platziert, um den Winkel einzusehen und zu bestimmen, ob es sich um einen offenen oder einen engen Winkel handelt. Ein enger Winkel erhöht das Risiko des Engwinkelglaukoms (Seite 59).

Pachymetrie/Hornhautdickenmessung Mit der Pachymetrie misst man die Dicke der Hornhaut. Diese beeinflusst die Augeninnendruckmessung, sodass dieser Messwert für die Auswertung der IOP wichtig ist. Bei einer dünnen Hornhaut ist der Wert des Augeninnendrucks niedriger, bei dickerer Hornhaut höher als normal.

Netzhaut-Untersuchung Mit der Untersuchung des Sehnervs über eine Netzhaut-Untersuchung wird ein wichtiger Teil der Glaukom-Diagnose abgedeckt. Ihr Augenarzt wird mithilfe eines hochauflösenden Mikroskops und spezieller Linsen Ihre Netzhaut prüfen. Durch das Glaukom wird der Sehnerv geschädigt und der CDR-Wert (cup-to-disk ratio) des Nervs ist erhöht. Ein Sehnerv ist wie ein Donut mit einem Loch in der Mitte. Dieses Loch nennt sich »cup«, auf Deutsch »Tasse«, und der Nerv selbst »disc«, also »Scheibe«. Wenn sich die »Tasse« im Laufe der Zeit vergrößert, kann das ein Anzeichen für ein Glaukom sein.

Gesichtsfeldmessung (Perimetrie) Über die Gesichtsfeldmessung lassen sich Verluste oder Einschränkungen Ihres peripheren Sehens feststellen. Dabei wird ein Auge abgeklebt und mit dem anderen fixieren Sie ein Ziel vor Ihnen. Ohne das Auge von dem Ziel abzuwenden, müssen Sie nun immer dann einen Knopf drücken, wenn Sie ein Licht in Ihrem peripheren Sehen wahrnehmen. Weil damit die Empfindlichkeit Ihres peripheren Sehens geprüft werden soll, ist das Licht mal

Im Blick

Schwellentest

Die Gesichtsfeldmessung ist ein Schwellentest, was bedeutet, dass die im Test aufleuchtenden Lichter stufenweise immer dunkler werden, bis Sie sie nicht mehr wahrnehmen können. Damit werden die Schwellen Ihres Sehvermögens an verschiedenen Stellen Ihres peripheren Sehens gemessen. Es werden also Lichter dabei sein, die Sie nicht sehen können.

dunkler, mal heller. Das Licht erscheint nach dem Zufallsprinzip an verschiedenen Stellen und mit verschiedenen Intensitäten; so lässt sich feststellen, welche Lichtintensität Sie an den einzelnen Stellen wahrnehmen können. Es ist wichtig, dass Sie Ihren Blick während des Tests nicht abwenden. Wenn Sie das Auge bewegen, ist das Testergebnis nicht aussagekräftig.

Viele Menschen finden die Gesichtsfeldmessung anstrengend, weil es ein Zieltest ist und man versucht ist, das Auge vom fixierten Zentrum wegzubewegen, oder weil man glaubt, das Licht zu verpassen. Dann hilft es zu wissen, dass Gesichtsfeldmessungen für eine akkurate Diagnose wiederholbar sind. Bei einem Verlust des Gesichtsfelds (einem Gesichtsfelddefekt), wird dieser in zwei zu verschiedenen Zeiten durchgeführten Messungen sichtbar sein. Wundern Sie sich also nicht, wenn Ihr Augenarzt Sie zu einem weiteren Test an einem anderen Tag auffordert. Wenn ein Glaukom festgestellt wurde, wird der Gesichtsfeldtest zu Ermittlung eventueller Veränderungen im peripheren Sehen alle 4–6 Monate zur Überwachung wiederholt.

Bildgebende Verfahren Der Zweck von bildgebenden Techniken bei der Glaukomdiagnose besteht darin, den Verlust von Nervenfasern sichtbar zu machen. Beim Glaukom werden die Nervenfasern mit der Zeit dünner. Fortschrittliche bildgebende Verfahren messen die Dicke der Nervenfaserschicht. Das allmähliche Dünnerwerden kann ein Hinweis auf ein sich entwickelndes oder fortschreitendes Glaukom sein. Es gibt verschiedene Methoden, dies sichtbar zu machen, dazu gehören die optische Kohärenztomografie (OCT), die Heidelberg Retina Tomografie (HRT) und der GDX Nerve Fibre Analyzer.

Derzeitige Methoden zur Behandlung des primären Offenwinkelglaukoms

In den meisten Fällen ist ein Glaukom eine Erkrankung, die nur langsam fortschreitet, sodass Ihre Augen möglicherweise eine Zeitlang in engen Abständen überprüft werden, bevor der Augenarzt mit einer Behandlung beginnt. Zu den derzeit üblichen Behandlungsmethoden gehören verschreibungspflichtige Augentropfen, die Laser-Operation und die traditionelle Operation. Informieren Sie Ihren Augenarzt über alle Medikamente, die Sie einnehmen: Manche Medikamente können Wechselwirkungen mit Glaukom-Medikamenten eingehen.

Augentropfen Üblich ist, ein frühes Glaukom mit verschreibungspflichtigen Augentropfen zu behandeln. Die Augentropfen reduzieren den Augeninnendruck, indem sie einerseits den Fluss des Kammerwassers aus der vorderen Augenkammer steigern und andererseits die Produktion des Kammerwassers drosseln. Die Tropfen werden je nach Art unterschiedlich dosiert, von 1-mal bis 3–4-mal täglich. Im Frühstadium wird meistens 1 Tropfen täglich angewendet. Wenn das nicht zur Reduzierung des Augeninnendrucks ausreicht, kann man die Menge auf mehrere Tropfen pro Anwendung erhöhen.

Es kann sein, dass Sie die Augentropfen nicht vertragen, etwa weil Sie allergisch auf einen Wirkstoff reagieren. Lassen Sie es Ihren Augenarzt wissen, wenn dies der Fall ist. Es gibt viele Medikamente zur Glaukombehandlung, sodass Ihnen der Arzt im Fall von Nebenwirkungen (wie roten, juckenden oder brennenden Augen) ein anderes Präparat verschreiben kann.

So wenden Sie Augentropfen korrekt an:

1. Legen Sie Ihren Kopf in den Nacken.
2. Ziehen Sie Ihr Unterlid herunter.
3. Drehen Sie das Fläschchen auf den Kopf und tropfen Sie den Tropfen auf eine Stelle in Ihrem Unterlid.
4. Wiederholen Sie Schritt 2 und 3 mit dem anderen Auge.
5. Schließen Sie die Augen und üben Sie mit den Fingerspitzen 2 Minuten lang einen leichten Druck auf die Tränendrüsen aus (in den inneren Augenlidern nahe der Nase). Diese Maßnahme wird Punktum-Verschluss genannt. Sie sorgt dafür, dass die Augentropfen in den Augen verbleiben, und verhindert ihre Aufnahme durch den Körper.

Laser-Operation Mithilfe der selektiven Lasertrabekuloplastik (SLT) kann der durch ein primäres oder sekundäres Offenwinkelglaukom erhöhte Augeninnendruck vermindert werden (siehe FAQ Seite 61). Die OP kommt als anfängliche Behandlung statt der Augentropfen oder als zusätzliche Behandlung zu den Augentropfen infrage, falls diese den Augeninnendruck nicht ausreichend reduzieren.

Operation Die Trabekulektomie-Operation reduziert den Augeninnendruck durch Einbringen eines Filters oder Bläschens in die Lederhaut, wodurch die Kammerflüssigkeit ablaufen kann. Diese Operationsmethode wird nur dann angewandt, wenn Augentropfen oder eine Laser-Operation den Augeninnendruck nicht länger kontrollieren können. Sie reduziert den Augeninnendruck, kann aber einen bereits erfolgten Sehverlust nicht wiederherstellen.

Normaldruckglaukom

In manchen Fällen kommt es zu einer Schädigung des Sehnervs und dem Verlust des peripheren Sehens, obwohl der Augeninnendruck normal ist. Man spricht dann von einem Normaldruck- oder Niederdruckglaukom. Laut der »Beaver Dam Eye Study«, einer vom National Eye Institute finanzierte Studie, die Informationen über Häufigkeit und Vorkommen von verbreiteten Augenkrankheiten sammeln soll, handelt es sich in fast einem Drittel aller Glaukomfälle um Normaldruckglaukome. Über den genauen Grund der Schädigung des Sehnervs trotz normalen Augeninnendrucks sind sich die Forscher nicht einig. Eine aktuelle Theorie besagt, dass die Blutzufuhr des Sehnervs gestört ist, was eine Schädigung des Sehnervs und des peripheren Sehens hervorruft.

Das Normaldruckglaukom ist vor allem in Japan und Korea verbreitet. Frauen sind häufiger betroffen als Männer.

Das Normaldruckglaukom wird auch mit Migräne, dem Raynaud-Syndrom (einem Zustand, bei dem die Blutzufuhr in den kleineren Arterien wie denen in Händen und Füßen gestört ist) und Autoimmunkrankheiten in Verbindung gebracht.

Wie auch für das Offenwinkelglaukom sind für das Normaldruckglaukom Augentropfen die erste Behandlungsstufe.

Engwinkelglaukom

Es gibt zwei Arten des Engwinkelglaukoms: das akute und das chronische. Die akute Winkelschließung ist ein das Auge betreffender Notfall, der sich in Symptomen wie verschwommenem Sehen, Augen- oder Kopfschmerzen äußern kann. Die chronische Form des Engwinkelglaukoms entsteht, wenn der Winkel zwar eng, aber nicht komplett verschlossen ist. Im Gegensatz zum akuten Engwinkelglaukom ist das chronische Engwinkelglaukom symptomfrei.

Akutes Engwinkelglaukom

Das akute Engwinkelglaukom entsteht, wenn der Ablaufkanal des Auges blockiert ist und ein jähes Ansteigen des Augeninnendruckes verursacht. Dies kann den Sehnerv schädigen und zu einem peripheren Sehverlust führen, und nur eine rechtzeitige Behandlung kann sowohl die Nervschädigung als auch den Sehverlust verhindern.

Im Gegensatz zum symptomlos verlaufenden Offenwinkelglaukom zeigt sich das akute Engwinkelglaukom mit Symptomen wie Augenschmerzen und Sehverlust. Wenn Sie solche Anzeichen bemerken, informieren Sie sofort Ihren Augenarzt.

Anzeichen und Symptome: akutes Engwinkelglaukom

- plötzliches Verschwommensehen
- starke Augenschmerzen
- Kopfschmerzen
- Übelkeit
- Erbrechen
- Halos um Lichtquellen

Chronisches Engwinkelglaukom

Anders als die akute Form des Engwinkelglaukoms kann das chronische Engwinkelglaukom über die Zeit eine langsame Verschlechterung des Sehvermögens verursachen, ohne dass sich Symptome zeigen. Ihr Augenarzt oder Optometrist kann ein Engwinkelglaukom diagnostizieren, wenn er Ihre vordere Augenkammer (den Vorderteil des Auges) untersucht und Ihren Augendruck misst. Auch die Gonioskopie (Seite 57) erlaubt dem Arzt, den Winkel Ihres Auges detailliert zu betrachten.

Risikofaktoren: Engwinkelglaukom

- **Alter:** Während des Alterns vergrößert sich die Linse und der Abflusskanal kann sich verkleinern, was das Risiko eines akuten wie auch eines chronischen Engwinkelglaukoms erhöht. Das Entfernen der Linse bei einer Katarakt-Operation kann das Risiko vermindern.
- **Ethnie:** Asiaten und Inuit haben ein geringeres Risiko.
- **Geschlecht:** Frauen haben ein höheres Risiko als Männer.

Im Blick

Hoher BMI und Augeninnendruck

Erste Studien zeigen einen Zusammenhang zwischen einem hohen BMI (Body-Mass-Index), der ein Indikator für Übergewicht sein kann, und erhöhtem Augeninnendruck.

Auslöser für einen Verschluss

Bei Menschen mit Engwinkelglaukom kann der Winkelverschluss durch erweiterte Pupillen ausgelöst werden, hervorgerufen z. B. durch Augentropfen, die bei einer Augenuntersuchung eingesetzt werden, durch schwaches Licht oder durch Medikamente wie Antihistaminika, abschwellende Mittel oder Erkältungsmittel.

Die häufigsten Fragen

Frage: Was ist ein sekundäres Glaukom?

Antwort: Sekundäre Glaukome können sowohl Offenwinkel- als auch Engwinkelglaukome sein. Der Begriff bezieht sich auf jeden Glaukomtyp, bei dem die Ursache bekannt ist, seien es Traumata, Entzündungen, Steroidanwendungen, fortgeschrittene Katarakte oder Diabetes. Weitere Glaukomtypen umfassen das Pseudoexfoliationsglaukom (dabei wird der Augeninnendruck durch eine proteinähnliche Substanz erhöht, die im Auge in großen Mengen produziert wird), das Pigmentdispersionsglaukom (wenn sich Pigmente von der Rückseite der Iris lösen und den Abflusskanal verstopfen), das neovaskuläre Glaukom (verursacht durch neue Blutgefäße, die über die Iris und in den Winkel wachsen; kann bei unkontrollierter diabetischer Retinopathie und anderen Leiden der Netzhaut vorkommen), das uveitische Glaukom (das durch Entzündungen des Auges hervorgerufen wird) und das angeborene oder kongenitale Glaukom (eine selten vorkommende Art, die durch eine unnormale Entwicklung des Abflusskanals des Auges entsteht).

- **Weitsichtigkeit:** Weitsichtige Menschen haben ein erhöhtes Risiko, an akutem oder chronischem Engwinkelglaukom zu erkranken. Weitsichtige Augen tendieren dazu, etwas kleiner als normal zu sein, und der Winkelverschluss ist bei kleineren Augen weiterverbreitet.
- **Familiäre Veranlagung:** Wer Blutsverwandte hat, die unter dieser Erkrankung leiden, hat ein erhöhtes Risiko, die Erkrankung zu entwickeln.

Derzeitige Behandlungsmethoden

Die Behandlung des Engwinkelglaukoms beinhaltet:

- **Augentropfen oder orale Gabe:** Die anfängliche Behandlung bezieht normalerweise die Verminderung des Augeninnendrucks durch Augentropfen oder Tabletten ein. Diese Behandlungen finden meistens ambulant statt und Ihr Augeninnendruck wird so lange beobachtet, bis er normal ist.
- **Laser-Operation:** Mit der Methode der peripheren Iridotemie wird ein kleines Loch in die Iris gemacht, um dem Kammerwasser eine weitere Abflussmöglichkeit aus der vorderen Augenkammer zu bieten. Dies wird oft vorbeugend bei Menschen angewendet, die anatomisch bedingte enge Winkel haben, um ein Engwinkelglaukom zu verhindern.
- **Operation:** In einigen Fällen kann zur Behandlung des Engwinkelglaukoms eine filtrierende Operation durchgeführt oder die Linse entfernt (Kataraktoperation) werden.

Ernährung und Glaukom

Augentropfen, Laser-Operation oder traditionelle Operation sind die Standardtherapien bei der Behandlung von Glaukomen. Dennoch interessiert es sowohl Ärzte als auch Patienten, ob Ernährung und Lebensstil bei der Behandlung der Krankheit hilfreich sein können. Erste wissenschaftliche Studien zeigen einen vorbeugenden Effekt bestimmter Lebensmittel und Getränke:

- **Obst und Gemüse:** Einige Studien konnten bei Frauen, die viel Obst und Gemüse zu sich nahmen, das Vitamin A, Vitamin C und Carotine enthält, eine geringere Wahrscheinlichkeit einer Glaukomentwicklung feststellen. Auch grünes Blattgemüse hat sich als Glaukom-vorbeugend erwiesen.
- **Tee:** Erste Studien konnten zeigen, dass bei Teetrinkern (schwarzer und grüner Tee) das Risiko, ein Glaukom zu entwickeln, geringer ist. Tee hat einen hohen Gehalt an Polyphenolen und Flavonoiden, die oxidativen Stress reduzieren und den Blutfluss verbessern können.
- **Ginkgo biloba:** In Studien konnte demonstriert werden, dass die Blätter des Gingko biloba, eines aus China stammenden Baums, die Durchblutung im Auge und die Lebensdauer der retinalen Ganglionzellen erhöhen sowie den oxidativen Stress vermindern können. Man vermutet, dass das Normaldruckglaukom durch eine verminderte Durchblutung im Auge verursacht ist, daher kann Ginkgo biloba vorbeugend wirken. Dazu müssen allerdings noch weitere Studien durchgeführt werden.

Ernährungsempfehlungen für Menschen mit Glaukom oder Glaukomrisiko

Diese Ernährungsanpassungen könnten den Behandlungsplan Ihres Arztes ergänzen, sie können jedoch eine medizinische Behandlung nicht ersetzen. Fragen Sie Ihren Arzt nach dem Zusammenhang von Ernährung und Glaukom.

- Behalten Sie ein gesundes Körpergewicht.
- Essen Sie viel Obst und Gemüse.
- Essen Sie täglich grünes Blattgemüse wie Spinat, Grünkohl, Blattkohl und Löwenzahnblätter.
- Genießen Sie täglich 1 Tasse grünen oder schwarzen Tee.

Eine neue Glaukom-Theorie

Die lange gültige Theorie zur Entstehung eines Glaukoms ist die, dass der erhöhte Augeninnendruck auf Dauer zu einer mechanischen Schädigung des Sehnervs führt. Doch neuere wissenschaftliche Studien lassen vermuten, dass der okuläre Perfusionsdruck (OPD) – der Blutdruck minus dem Augeninnendruck – dabei eine Rolle spielt. Nach dieser vaskulären Theorie ist der Blutfluss im Sehnerv vermindert, wenn der OPD zu niedrig ist. Die Forscher gehen davon aus, dass der OPD im Laufe des Tages sehr stark schwanken und diese Schwankungsbreite, wenn sie groß ist, bei manchen Menschen Schäden verursachen kann. Bestimmte Menschen könnten für einen niedrigen OPD besonders anfällig sein.

Medizinischer Cannabis

Laut der American Academy of Opthalmology reduziert über Tabletten oder durch Inhalieren (Rauchen) aufgenommenes Marihuana den Augeninnendruck. Dieser Effekt hält allerdings nur 3–4 Stunden an. Entdeckt wurde er bereits im Jahr 1971. Die typische Glaukom-Medikation hält 12–24 Stunden an. Marihuana müsste also alle 3–4 Stunden konsumiert werden, um dieselbe Wirkung zu haben, was allerdings kognitive Beeinträchtigungen und Fahruntüchtigkeit zur Folge hätte.

Achtung! Obwohl Marihuana den Augeninndruck reduzieren kann, ist es für die Glau-

Die häufigsten Fragen

Frage: Haben ein hoher Blutdruck und kardiovaskuläre Erkrankungen eine Auswirkung auf meine Augen?

Antwort: Ein hoher Blutdruck, ein hoher Cholesterinspiegel und Diabetes können die Augengesundheit über eine Schädigung der Netzhaut beeinträchtigen. Die Blutgefäße in der Netzhaut gehören zu den kleinsten des ganzen Körpers. In der Folge ist das Auge eines der ersten Organe, das durch einen chronisch erhöhten Blutdruck oder Diabetes geschädigt wird. Wenn Sie unter kardiovaskulären Erkrankungen oder Diabetes leiden, ist die jährliche Augenkontrolle wichtig. Ihr Optometrist wird eine Fundusuntersuchung bei erweiterten Pupillen und eine digitale Bildgebung durchführen, um erste Veränderungen feststellen zu können. Die Frühentdeckung der Retinopathie kann einen späteren Sehverlust verhindern.

Jüngsten Untersuchungen zufolge haben kardiovaskuläre Erkrankungen und AMD viele gemeinsame Risikofaktoren, darunter Alter, Rauchen, Antioxidantienstatus, körperliche Aktivität, Body-Mass-Index und Taillenumfang. Ein herzfreundlicher und augenfreundlicher Lebensstil sind sich daher ähnlich: Gute Ernährung, körperliche Aktivität, die Aufrechterhaltung eines gesunden Körpergewichts und Nichtrauchen fördern sowohl die Herz- als auch die Augengesundheit.

Die meisten Menschen wissen, wie ein herzfreundlicher Lebensstil aussehen sollte. Das nächste Puzzlestück ist jetzt, die Verbindung von gesundem Herzen, gesunden Augen und einem gesunden Körper zu unterstreichen.

kombehandlung wegen seiner Nebenwirkungen, seiner kurzen Wirkungszeit und der fehlenden Nachweise seiner Heilwirkung für die Langzeitanwendung nicht geeignet.

Wissenschaftler gehen davon aus, dass die beim Glaukom bestehende Sehnervschädigung durch eine verringerte Durchblutung des Nervs verursacht ist. Marihuana ist dafür bekannt, den Blutdruck herabzusetzen. Daher würde der mögliche Vorteil durch eine Absenkung des Augeninnendrucks durch den reduzierten Blutfluss zum Sehnerv aufgehoben.

Rauchen allgemein ist für den Sehnerv schädlich, erhöht das Risiko einer AMD und verursacht ein trockenes Auge. Die aktuellen Marihuana-Präparate sind nicht effektiv und verursachen Irritationen.

Zusammenfassend

- Ein Glaukom ist eine Erkrankung, die auf Dauer einen Verlust der peripheren Sehkraft verursacht.
- Das primäre Offenwinkelglaukom, das Normaldruckglaukom und das chronische Engwinkelglaukom sind symptomfrei.
- Das akute Engwinkelglaukom ist ein medizinischer Notfall: Der Augeninnendruck muss sofort gesenkt werden. Zu den Symptomen gehören verschwommene Sicht, Augen- und Kopfschmerzen.

- Zur Behandlung des Glaukoms werden Augentropfen, Laser-Operation und traditionelle Operation herangezogen.

Diabetes und Augengesundheit

Diabetes ist die häufigste Ursache für Neuerblindungen unter Erwachsenen von 20–74 Jahren. Laut dem National Eye Institute leidet fast die Hälfte aller an Diabetes erkrankten Amerikaner unter diabetischer Retinopathie, davon nahezu 5 Prozent unter einer sehgefährdenden Retinopathie.

Dem Kanadischen National Institute for the Blind zufolge ist Diabetes die Hauptursache für Erblindungen unter den unter 50-jährigen Kanadiern. 500 000 Kanadier sind von diabetischer Retinopathie betroffen und das Erblindungsrisiko ist für Diabetiker 25-mal höher als für Menschen ohne Diabetes.

Das »National Diabetes Fact Sheet« von 2011 gibt die Zahl der Amerikaner, die unter Diabetes leiden, mit 26 Millionnen an. Weitere 79 Millionen gelten als Prädiabetiker und haben damit ebenso ein erhöhtes Erkrankungsrisiko. Dazu kommen 7 Millionen unentdeckter Diabetiker in Amerika, bei denen die Krankheit nicht diagnostiziert ist. »Diabetes Canada« zufolge sind in Kanada 11 Millionen Menschen von Diabetes oder Prädiabetes betroffen.

Prädiabetes wird diagnostiziert, wenn der Blutzucker höher als normal ist, aber noch nicht so hoch, dass man die Diagnose Diabetes stellen kann. Ein Prädiabetes kann sich zu einem Diabetes Typ 2 entwickeln. Durch Änderungen in Lebensstil und Ernährung kann er ebenso wieder rückgängig werden. Prädiabetes kann in jedem Lebensalter auftreten.

Diabetes Typ 1 macht 5 Prozent aller Diabetesfälle aus. Bei dieser Erkrankung wird von der Bauchspeicheldrüse kein Insulin produziert. Diabetes Typ 1 kann ebenfalls in jedem Alter vorkommen.

Diabetes Typ 2 ist mit 90–95 Prozent aller Fälle die verbreitetste Form. Er tritt auf, wenn der Körper eine Insulinresistenz entwickelt und das Insulin nicht richtig wirken kann. Im Gegenzug versucht der Körper, diese Dysfunktion durch eine höhere Insulinproduktion auszugleichen. Irgendwann ist dies nicht mehr möglich und es entwickelt sich Diabetes Typ 2.

Eine der alarmierendsten Aussagen dieser Statistiken ist die steigende Zahl bei beiden Typen, Diabetes Typ 1 und Typ 2, unter nordamerikanischen Jugendlichen. Das Vorkommen beider Typen hat sich von 2009 bis 2011 um mehr als 20 Prozent erhöht.

Man kann in diesem Fall schon von einer echten Gesundheitskrise sprechen. Das Gute ist, dass wir etwas dagegen unternehmen können. Einem Diabetes Typ 2 kann vorgebeugt werden und dieser macht 95 Prozent aller Diabetesfälle aus. Wenn wir auf unser Gewicht achten, uns gesund ernähren und uns ausreichend bewegen, können wir die Diabetesgefahr reduzieren und den damit verbundenen Sehverlust verhindern.

Risikofaktoren für Diabetes Typ 2

Eine starke Gewichtszunahme ist eine der Hauptursachen für Diabetes Typ 2. Tatsächlich ist das Risiko, Diabetes zu entwickeln, bei Übergewichtigen um das 7-Fache und bei adipösen Menschen um das 20- bis 40-Fache erhöht. Eine anerkannte Methode zur Feststellung des Gewichtstatus eines Patienten ist die Berechnung des Body-Mass-Index (BMI), der das Verhältnis von Gewicht und Körpergröße beziffert.

Der Taillenumfang kann ein weiteres Anzeichen für Diabetes sein. Der Nurses' Health Study zufolge steigt das Diabetesrisiko bei Patienten mit dem größten Taillenumfang progressiv an – 88 Zentimeter oder mehr bei Frauen und 102 Zentimeter oder mehr bei Männern.

Laut der Harvard T.H. Chan School of Public Health kann ein Gewichtsverlust von 7–10 Prozent das Risiko, einen Diabetes zu entwickeln um 50 Prozent reduzieren. Beispielsweise müsste jemand mit 68 Kilo Körpergewicht gerade einmal 4,5–7 Kilo abnehmen. Für Patienten, die sich körperlich nicht viel bewegen und sich schlecht ernähren, ist dieses Abnehmziel relativ einfach durch konsequente Lebensstilumstellungen zu erreichen.

Anzeichen und Symptome: Diabetes Typ 2

- exzessiver Hunger, exzessiver Harndrang
- Gewichtsverlust
- Infektionen
- schlechte Wundheilung
- Müdigkeit
- verschwommenes Sehen

Derzeitige Behandlungsmethoden bei Diabetes

Die drei Hauptsäulen in der Diabetesbehandlung sind Medikamente, körperliche Bewegung und Ernährung.

Im Blick

Verschwommene Sicht

Ein verbreitetes Symptom eines chronisch erhöhten Blutzuckerspiegels ist das verschwommene Sehen. Typisch ist die schwankende Sehschärfe, sodass die Sicht auch mit der üblichen und eigentlich passenden Sehkorrektur zeitweise schlechter ist. Diese Veränderung ist reversibel und verschwindet wieder, wenn sich der Blutzucker normalisiert hat.

Medikamente

Diabetes Typ 1 wird mit Insulininjektionen über Spritzen, Pens oder Insulinpumpen behandelt. Der Blutzuckerspiegel muss sorgfältig überwacht werden, um zu prüfen, ob das Insulin gut eingestellt ist. Die enge Zusammenarbeit mit Ihrem Arzt ist dabei unumgänglich, um den für Sie geeigneten Insulintyp und die richtige Dosierung zu ermitteln.

Diabetes Typ 2 wird durch orale Medikamentengabe und teilweise durch Insulin behandelt, um den Blutglukosespiegel zu regulieren.

Körperliche Bewegung

Regelmäßige Bewegung unterstützt die Aufrechterhaltung eines stabilen Blutzuckerspiegels und Gewichts. Sprechen Sie mit Ihrem Arzt, bevor Sie ein neues Sportprogramm in Angriff nehmen. Ihr Blutzuckerspiegel könnte während der sportlichen Tätigkeit sinken; daher ist es relevant abzuklären, welche Zeiten für Sie am günstigsten sind.

Ernährung
Essen ist ein wichtiger Aspekt der Diabetesbehandlung, denn die täglich aufgenommene Nahrung beeinflusst den Blutzuckerspiegel direkt. Es gibt keine spezielle Diät, die Diabetikern empfohlen wird. Daher ist es wichtig, mit einem Ernährungsberater zusammenzuarbeiten, der Ihnen bei der Zusammenstellung Ihrer Ernährungspläne hilft und Ihnen vermittelt, wie bestimmte Lebensmittel sich auf den Blutzuckerspiegel auswirken.

Auswirkungen von Diabetes auf das Sehvermögen

Bei Diabetes sollte man die Augen einmal jährlich vom Optometristen oder Augenarzt untersuchen lassen. Diabetes kann Ihre Augen auf unterschiedliche Weise schädigen. Der schwankende Blutzuckerspiegel kann bewirken, dass Ihr Refraktionsfehler (die Brillenverordnung) ebenfalls schwankt. Die diabetische Retinopathie ist die vermutlich bekannteste und gleichzeitig ernsteste Augenkomplikation bei Diabetes. Auch Katarakte und trockenes Auge sind bei Diabetikern weit verbreitet.

Schwankungen des Refraktionsfehlers
Die Schwankungen des Blutzuckerspiegels können eine chemische Veränderung in der Zusammensetzung der Linse zur Folge haben, was zu einer Veränderung des Refraktionsfehlers führen kann. In der Tat ist das verschwommene Sehen eines der ersten Anzeichen für einen Diabetes, lange bevor der Patient sich einer Erkrankung bewusst ist. Ist der Blutzuckerspiegel wieder unter Kontrolle und stabilisiert, stabilisiert sich der Refraktionsfehler ebenfalls.

» *Experten-Tipp: Wenn Sie unter Diabetes leiden und Ihr Blutzuckerspiegel Schwankungen unterworfen ist, warten Sie besser mit der Anpassung einer neuen Brille, bis er sich wieder stabilisiert hat.* «

Diabetische Retinopathie
Die Blutgefäße, die sich in der Netzhaut befinden, gehören zu den kleinsten im ganzen Körper. Deshalb sind sie für durch Diabetes verursachte Schäden besonders anfällig, insbesondere bei langfristig bestehenden Schwankungen des Blutzuckerspiegels. Bei der diabetischen Retinopathie können die Blutgefäße in der Netzhaut undicht werden oder aber verstopfen. Bei der proliferativen Retinopathie können neue Blutgefäße in der Netzhaut wuchern.

Die diabetische Retinopathie kann zum Sehverlust führen. Die Früherkennung ist ausschlaggebend, denn eine frühzeitige Behandlung kann das Risiko des Sehverlustes reduzieren.

Die nichtproliferative diabetische Retinopathie ist eine frühe Form der diabetischen Retinopathie. Sie kann jederzeit entstehen und ist durch Einblutungen oder Ablagerungen in der Retina gekennzeichnet. Patienten mit dieser Form der Retinopathie sollten ihren Blutzuckerspiegel unter Kontrolle halten und den Arzt alle 3–6 Monate aufsuchen, um eine Fundusuntersuchung bei erweiterten Pupillen und eine retinale Bildgebung durchführen zu lassen.

Die proliferative diabetische Retinopathie birgt das größte Risiko eines Sehverlustes. Es kann zum Wachstum neuer Blutgefäße in der Netzhaut sowie zu größeren Einblutungen in der Netzhaut und im Glaskörper kommen. In schweren Fällen kann sich die

Netzhaut ablösen. Die Behandlungsmöglichkeiten umfassen die Laserkoagulation der Netzhaut zur Verhinderung weiteren Blutgefäßwachstums sowie die Vitrektomie-Operation bei Nachweis einer Einblutung in den Glaskörper oder einer Traktion von Glaskörper oder Netzhaut.

Klinisch signifikantes Makulaödem

Das klinisch signifikante Makulaödem entsteht, wenn Flüssigkeit in die Makula (den zentralen Teil der Netzhaut) gelangt. Es ist die häufigste Ursache für einen Sehverlust bei Diabetes. Zu den Symptomen gehört verschwommenes oder wellenartiges zentrales Sehen. Das klinisch signifikante Makulaödem kann von allein entstehen oder aber in Zusammenhang mit einer proliferativen oder nicht proliferativen diabetischen Retinopathie. Die Behandlung umfasst die Laser- oder Photokoagulation, die Injektion von Kortikosteroiden ins Auge oder Gabe von Medikamenten, die das Protein VEGF blockieren, das für das Wachstum von neuen Blutgefäßen verantwortlich ist.

Ernährungstipps für Diabetiker

Die typische westliche Ernährungsweise beinhaltet große Mengen stark verarbeiteter kalorienreicher Lebensmittel mit wenig Nährwert, die eine Gewichtszunahme fördern. Die Portionsgrößen, ob in Restaurants oder zu Hause, wachsen im direkten Verhältnis zu den Taillen von Millionen von Europäern. Dazu kommt, dass viele Menschen, insbesondere Kinder, zu viele Softdrinks und andere zuckerreiche Getränke konsumieren, die Diabetes Typ 2 fördern können. Wenn dieser Trend weiter anhält, werden immer mehr Menschen auch im jüngeren Alter Anzeichen und Symptome eines Diabetes Typ 2 entwickeln.

Folgen Sie einem Speiseplan

Um Gewicht zu verlieren, müssen wir mehr Kalorien verbrauchen, als wir zu uns nehmen. Wenn Sie Diabetes haben, sollten Sie unbedingt mit einem Ernährungsberater einen Speiseplan ausarbeiten, der Ihnen beim Umgang mit Ihrem Blutzuckerspiegel hilft und dabei, ein gesundes Körpergewicht zu erreichen.

Zu einer gesunden Ernährung, die den Blutzuckerspiegel stabil hält, gehören viel Obst und Gemüse, wenig gesättigte Fette, Trans-Fettsäuren und Natrium und kein zugesetzter Zucker. Drei regelmäßige Mahlzeiten am Tag und gesunde Snacks in regelmäßigen Abständen sind ebenfalls wichtig.

Essen Sie vollwertig

Stark verarbeitete Lebensmittel und stark ausgemahlenes Getreide machen einen großen Anteil der durchschnittlichen westlichen Ernährungsweise aus. Diese Lebensmittel treiben den Blutzuckerspiegel wesentlich stärker in die Höhe als gesündere, unverarbeitete Alternativen.

Vollkorn enthält mehr Ballaststoffe und hat allgemein einen günstigeren glykämischen Index als hochgradig ausgemahlenes

Im Blick

Keine Symptome

Die frühe diabetische Retinopathie ist meistens symptomfrei. Deshalb ist es für Diabetiker besonders wichtig, mindestens einmal jährlich eine Fundusuntersuchung bei erweiterten Pupillen durch einen Augenarzt oder Optometristen durchführen zu lassen.

Getreide. Eine vollkornreiche Ernährung steht im direkten Zusammenhang mit einem geringeren Risiko für Diabetes Typ 2, während ein hoher Anteil stark verarbeiteter Lebensmittel an der Ernährung direkt mit einem erhöhten Risiko von Diabetes Typ 2 in Verbindung steht. Deshalb sollte jeder bestrebt sein, ausgemahlenes Getreide durch Vollkorngetreide zu ersetzen.

» *Experten-Tipp: Vollkorn hat eine Menge gesundheitlicher Vorteile, doch sein Kaloriengehalt ist meistens ebenso hoch wie der von raffiniertem Getreide. Achten Sie daher auf die Portionsgrößen.* «

Meiden Sie zuckerhaltige Getränke

Diesen Punkt kann man leider nicht freundlich formulieren: Wir müssen damit aufhören, kalorienreiche Softdrinks zu trinken! Limonade, süßer Tee, Fruchtsaftgetränke und Kaffeespezialitäten enthalten allesamt große Mengen leerer Kalorien in Form von einfachem Zucker. Sie haben eine hohe glykämische Last und sättigen nicht, sodass wir bei der nächsten Mahlzeit nicht weniger essen.

In verschiedenen Studien zeigte sich, dass Frauen, die täglich mindestens einen zuckergesüßten Softdrink oder ein Fruchtsaftgetränk tranken, ein erhöhtes Risiko für die Entstehung von Diabetes Typ 2 hatten.

Augenfutter-Tipps für Diabetiker

- Füllen Sie Ihren Teller mit augengesunden Früchten und Gemüse wie
  - einer Handvoll rohem grünem Blattgemüse täglich;
  - ½ Tasse gekochtem grünem Blattgemüse zweimal wöchentlich;
  - ½ Tasse orangefarbenem Gemüse (Kürbis, Möhren, Süßkartoffeln) an den meisten Tagen;
  - 2 orangefarbene Paprikaschoten pro Woche (roh oder gegart);
  - ½ Tasse grünem Gemüse wie rohem oder gekochtem Brokkoli, Rosenkohl, grünen Erbsen, grünen Bohnen, grünem Spargel und Zucchini täglich;
  - bis zu 3 Portionen Kiwi, Avocado, Cantaloupe-Melone, Zitrusfrüchte oder Beeren täglich. Eine Portion ist eine mittelgroße Frucht oder ½ Tasse.
- Meiden Sie Fruchtsäfte und getrocknete Früchte wegen ihres hohen Zuckergehalts.
- Essen Sie täglich Vollkornprodukte. Quinoa, Gerste, Vollkornbrot und Vollkornnudeln sind eine gute Wahl. Achten Sie auf die Portionsgrößen. Eine Portion entspricht ½ Tasse gegartem Getreide oder Nudeln oder 1 Scheibe Brot.
- Wählen Sie mageres Fleisch und Geflügel wie Putenbrust, Hähnchenbrust und magere Stücke vom Rind.
- Verwenden Sie gesunde Öle wie Olivenöl.

Zusammengefasst

- Diabetes Typ 1 betrifft etwa 5 Prozent aller Diabetiker.
- Diabetes Typ 2 macht 95 Prozent aller Diabetesfälle aus. Einem Diabetes Typ 2 kann vorgebeugt werden.
- Die diabetische Retinopathie ist der Hauptgrund für den Sehverlust bei über 50-Jährigen Erwachsenen in den USA und Kanada.
- Diabetiker sollten ihre Augen mindestens einmal im Jahr durch einen Augenarzt oder Optometristen untersuchen lassen.
- Das klinisch signifikante Makulaödem ist der Hauptgrund für den Sehverlust bei Diabetikern. Es entsteht durch in die Makula eindringende Flüssigkeit. Die Behandlungsmöglichkeiten umfassen die Laser- oder Fotokoagulation sowie Injektionen mit Anti-VEGF-Medikamenten oder Kortikosteroiden.
- Die richtige Ernährung, ein gesundes Körpergewicht und ausreichend Bewegung sind wichtige Lebensstilfaktoren im Umgang mit Diabetes.

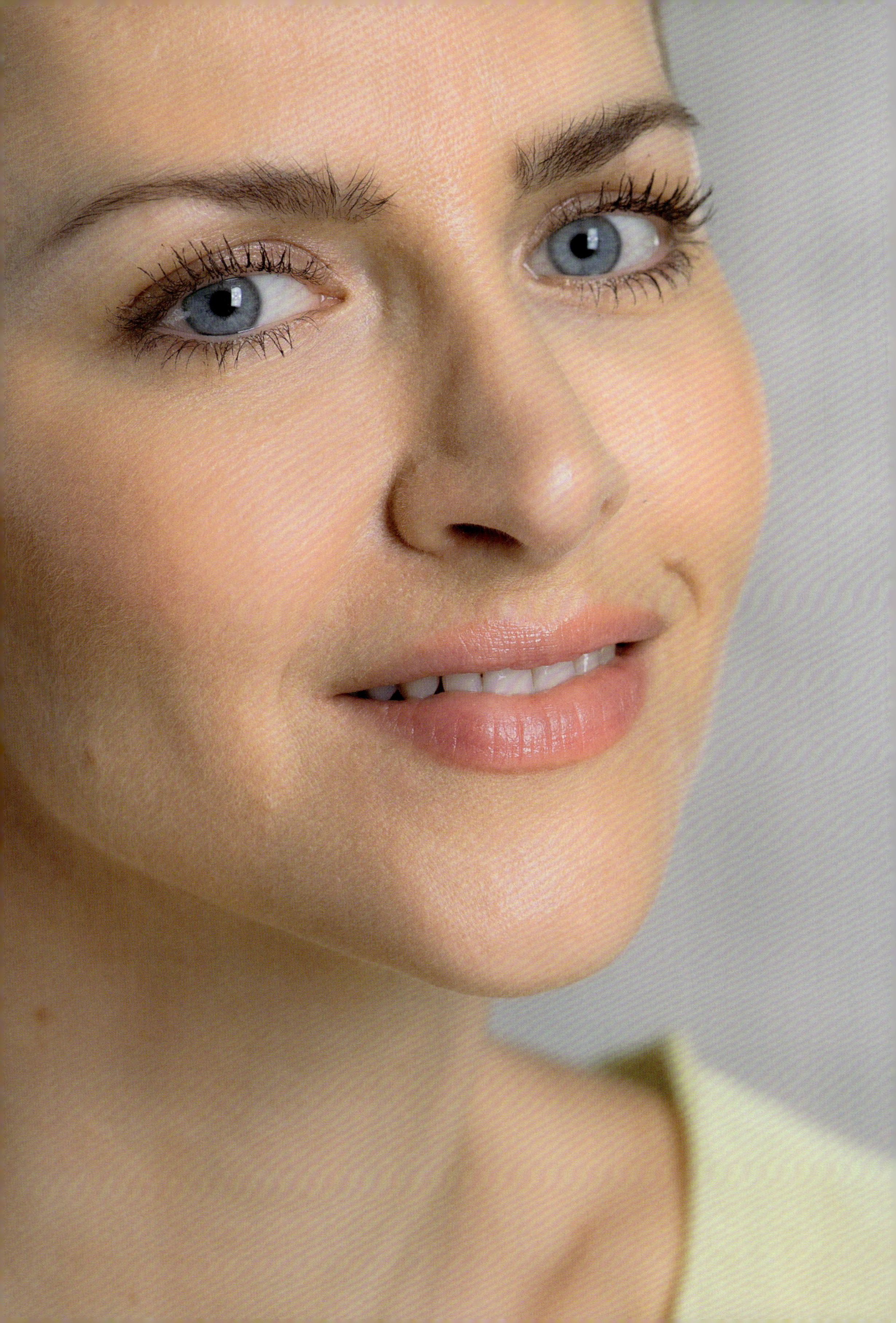

Ihr Ernährungsplan für die Augen

Gesunde Ernährung und ein gesunder Lebensstil können die Risiken vieler Augenerkrankungen reduzieren – Sie halten den Schlüssel zur Gesundheit Ihrer Augen in der Hand!

Augennährstoffe

Was ich »Augenfutter« nenne, ist eine Nährstoffgruppe, die gut für die Augengesundheit ist. Die Ernährung ist für die Augengesundheit ein wichtiger Baustein, denn bestimmte Nährstoffe finden sich im Gewebe des Auges wieder und ohne sie kann das Auge nicht richtig funktionieren. Vitamin C beispielsweise ist in jedem Gewebe des Auges vorhanden und die Carotinoide Lutein und Zeaxanthin finden sich in hoher Konzentration in Linse und Netzhaut. Das Luteinvorkommen ist in der Makula 1000-mal höher als in jeder anderen Region des Körpers.

In diesem Kapitel lernen Sie die wichtigsten Augennährstoffe sowie ernährungsrelevante Faktoren wie den glykämischen Index und die Ballaststoffaufnahme kennen. Wir entdecken den Unterschied zwischen Makronährstoffen (Protein, Kohlenhydraten und Fetten) und Mikronährstoffen und erfahren, warum beide Nährstoffarten für die Gesundheit der Augen so wichtig sind.

Obwohl einzelne Nährstoffe zur Vorbeugung gegen Augenkrankheiten beitragen, ist es das Zusammenspiel der Nährstoffe, das die Augengesundheit am besten erhält. Die folgenden Kapitel zeigen Ihnen, wie Sie von diesem Zusammenspiel durch eine Ernährung mit einem hohen Anteil von Augenfutter profitieren können.

Makronährstoffe und allgemeine Gesundheit

Makronährstoffe – Kohlenhydrate, Proteine und Fette – sind die Nährstoffe, die der Körper täglich in großen Mengen benötigt. Manche Lebensmittel enthalten alle drei dieser Nährstoffe, andere nur einen oder zwei. Manche eintönige Diät reduziert bestimmte Nährstoffe wie Kohlenhydrate oder Fette, während andere eher auf große Mengen eines Nährstoffs setzen. Für die bestmögliche Gesundheit ist es jedoch wichtig, alle drei Makronährstoffe in einem ausgewogenen Verhältnis täglich aufzunehmen.

Kohlenhydrate

Kohlenhydrate befinden sich hauptsächlich in pflanzlichen Lebensmitteln. Sie lassen sich in drei Gruppen einteilen: Zucker und Zuckeralkohole, Stärke und Ballaststoffe. Die »Dietary Guidelines for Americans« (Diätrichtlinien für Amerikaner) und die staatliche kanadischen Gesundheitsorganisation Health Canada empfehlen, dass 45–65 Prozent der täglichen Kalorienaufnahme aus Kohlenhydraten stammen sollten. Das entspricht bei einer täglichen Aufnahme von 2000 Kilokalorien 225–235 Gramm. Die Deutsche Gesellschaft für Ernährung hält eine Kalorienzufuhr aus Kohlenhydraten von mindestens 50 Prozent für angemessen.

Die häufigsten Fragen

Frage: Wie viel brauche ich von jedem Nährstoff?

Antwort: Die empfohlene Menge der einzelnen Nährstoffe variiert für Menschen mit medizinischen Leiden und für Gesunde. Zur Krankheitsvorsorge oder -behandlung wird Ihr Arzt oder Ernährungsberater sich nach den aktuellen Richtlinien der wissenschaftlichen Forschung richten, um die passende Menge der einzelnen Nährstoffe für Sie festzulegen. Das Institute of Medicine (ein Bereich der National Institutes of Health in den USA) und die staatliche kanadische Gesundheitsorganisation Health Canada haben Referenzwerte für die Nährstoffaufnahme erarbeitet, genannt DRIs (dietary reference intakes). In den deutschsprachigen Ländern werden die Referenzwerte für die Nährstoffzufuhr von den Fachgesellschaften der Länder Deutschland, Österreich und Schweiz herausgegeben (D-A-CH-Referenzwerte). Die DRIs sind aber auch bei uns akzeptiert. In wissenschaftlichen Studien werden teilweise höhere Mengen für die Nährstoffaufnahme angegeben als in den DRIs. Diese widersprüchlichen Angaben können Verwirrung stiften, auch deshalb ist es wichtig, die Menge an Nährstoffen mit Ihrem Arzt oder Ernährungsberater zu besprechen.

Die DRIs bestehen aus drei Werten:

RDA (recommended dietary allowance, empfohlene Tagesdosis): die durchschnittliche täglich aufgenommene Menge eines Nährstoffs, die ausreicht, um den Bedarf eines gesunden Erwachsenen zu decken. Die RDA variiert in Abhängigkeit von Alter und Geschlecht. Die RDA entspricht den D-A-CH-Referenzwerten.

AI (adequate intake, ausreichende Zufuhr): die geschätzte durchschnittlich aufgenommene Menge, bei der eine Bevölkerung gesund bleibt. Dieser Wert gilt dann, wenn die RDA nicht ermittelt werden kann. Der Wert entspricht den Schätzwerten der deutschsprachigen Fachgesellschaften.

UL (tolerable upper limit, obere Toleranzgrenze): die höchste täglich von einem Nährstoff aufgenommene Menge, die wahrscheinlich noch keine nachteiligen gesundheitlichen Auswirkungen hat. Der UL ist von Alter und Geschlecht anhängig. In diesem Kapitel beziehe ich mich auf die RDA-, AI- und UL-Werte für Augennährstoffe. Das USDA und das US-Ministerium für Gesundheitspflege und Soziale Dienste (HHS) geben die »Dietary Guidelines for Americans« (Ernährungsrichtinien für Amerikaner) heraus. Health Canada veröffentlicht »Eating Well with Canada's Food Guide« (Gut essen nach Kanadas Essensrichtlinien) als Richtlinien für die tägliche gesunde Ernährung. Die »Referenzwerte für die Nährstoffzufuhr« sind in den deutschsprachigen Ländern gültig. Alle Richtlinien kann man online abrufen.

Zucker und Zuckeralkohole

Zucker befindet sich natürlicherweise in Milch, Milchprodukten, Früchten und Gemüse, wird aber auch vielen verarbeiteten Lebensmitteln zugesetzt.

Die Weltgesundheitsorganisation ebenso wie die D-A-CH-Referenzwerte empfehlen, nicht mehr als 10 Prozent der täglichen Kalorienmenge aus zugesetztem Zucker aufzunehmen. Die meisten Menschen mit typisch westlicher Ernährungsweise überschreiten diese empfohlene maximale Zuckeraufnahme. Bei einer Zufuhr von 2000 kcal am Tag entspräche dies maximal 50 g (ca. 10 Teelöffel) Zucker am Tag. Noch besser wäre laut der WHO eine Reduzierung des Zuckerkonsums auf 5 Prozent, das heißt 25 g am Tag.

Stärke

Stärke besteht aus vielen miteinander verbundenen Glukosemolekülen. Stärkereiche Lebensmittel sind beispielsweise Bohnen, Erbsen, Getreide und Gemüse. Der Körper spaltet die Stärke in Glukosemoleküle auf und verwendet diese als Energielieferanten.

Ballaststoffe

Wie Stärke bestehen auch Ballaststoffe aus miteinander verbundenen Molekülen. Der Unterschied liegt darin, dass Ballaststoffe nicht einfach verdaut werden können, während Stärke in Glukosemoleküle gespalten wird. Es gibt zwei Arten von Ballaststoffen: lösliche und unlösliche. Beide üben einen sättigenden Effekt über längere Zeit aus. Sowohl die amerikanischen als auch die kanadischen Richtlinien empfehlen 25 Gramm Ballaststoffe täglich bei einer Kalorienaufnahme von 2000 Kilokalorien. Die D-A-CH-Referenzwerte gehen sogar von 30 Gramm/Tag aus.

Lösliche Ballaststoffe lösen sich in Wasser zu einer gelartigen Substanz auf. Sie befinden sich in Bohnen, Erbsen, Früchten, Hafer, Nüssen, Samen und Gemüse. Ein Vorteil des Verzehrs löslicher Ballaststoffe ist, dass sie die Verdauung bremsen und damit einen raschen Anstieg des Blutzuckerspiegels verhindern. Sie reduzieren ebenfalls die Aufnahme von Fett und Cholesterin aus der Nahrung und reduzieren das LDL-Cholesterin, das schlechte Cholesterin.

Unlösliche Ballaststoffe lösen sich nicht in Wasser auf und durchlaufen den Darmtrakt unverdaut. Sie sorgen für Stuhlmasse und beschleunigen die Darmpassage von Nahrung und Verdauungsabfällen. Viele Ballaststoffe zu essen sorgt für regelmäßigen Stuhlgang. Zu den Lebensmitteln, die reich an unlöslichen Ballaststoffen sind, gehören

Im Blick

Zugesetzten Zucker ausfindig machen

Zucker wird verarbeiteten Lebensmitteln häufig zugesetzt, um Geschmack, Textur und Haltbarkeit zu verbessern. Prüfen Sie daher das Etikett sorgfältig auf zugesetzten Zucker wie braunen Zucker, Saccharose, Dextrose, Raffinose, Fructose, Maltose, Laktose, Fructosesirup, Glukosesirup, Fructose-Glukose-Sirup, Stärkesirup, Karamellsirup, Ahornsirup, Maltodextrin oder Weizendextrin.

Früchte, Nüsse, Samen, Gemüse, Weizenkleie und Vollkorngetreide wie Gerste, Buchweizen, Bulgur, Hirse und Vollkornreis.

Protein

Protein ist ein Baustein jeder Zelle Ihres Körpers. Neben der Lieferung von Energie ist es für optimales Wachstum und optimale Entwicklung zuständig sowie für physiologische Prozesse wie die Immunreaktion und das Sehvermögen. Es unterstützt die Zellreparatur und spielt bei der Wundheilung nach Operationen und beim Gewichtstraining eine Rolle.

Proteine bestehen aus Aminosäuren. Es gibt 20 verschiedene Aminosäuren, von denen 9 als unentbehrlich gelten, da sie nicht vom Körper gebildet werden können. Sie müssen mit der Nahrung aufgenommen werden. Die restlichen 11 sind entbehrlich, sie werden vom Körper gebildet.

In tierischen Lebensmitteln vorkommende Proteine enthalten alle 9 unentbehrlichen Aminosäuren, während pflanzliche meist nicht das ganze Spektrum enthalten. Je mehr die Proteine aus der Nahrung den körpereigenen Proteinen in ihrer Zusammensetzung entsprechen, desto höher ist ihre sogenannte biologische Wertigkeit. Die biologische Wertigkeit von Lebensmitteln lässt sich durch geschickte Kombination mehrerer Lebensmittel in einer Mahlzeit oder über den Tag verbessern, sodass sie zusammen das Aminosäuremuster vervollständigen. Besonders für Menschen, die sich vegetarisch ernähren, ist die Beachtung der biologischen Wertigkeit von Bedeutung.
So können sie zum Beispiel Bohnen mit Vollkornreis kombinieren oder den Salat mit Kichererbsen und Nüssen verfeinern.

Das USDA empfiehlt eine täglichen Eiweißaufnahme von 50 Gramm bei einer Ernährung mit täglich 2000 Kilokalorien. In den kanadischen Richtlinien gibt es keine entsprechende Empfehlung. In Deutschland werden von der DGE 0,8 g/kg Körpergewicht empfohlen, was bei einem Körpergewicht von 62–63 Kilo der US-amerikanischen Empfehlung entspricht. Die meisten Amerikaner erreichen diesen Wert problemlos, doch meist mit Fleisch als Haupt-Proteinquelle, das in der Regel auch einen hohen Gehalt an gesättigten Fetten hat.

Augenfutter-Fokus Linsen sind eine hervorragende pflanzliche Proteinquelle. 1 Tasse gekochter Linsen enthält 18 Gramm Protein und keine gesättigten Fette. Um eine hohe biologische Wertigkeit zu erreichen, kombinieren Sie Linsen mit Kürbiskernen.

Fett

Wenn es um die Gesundheit geht, schneidet Fett meist schlecht ab. Dabei spielt es eine wesentliche Rolle in physiologischen Prozessen. Es ist Bestandteil der Zellmembran und wird für Wachstum und Entwicklung benötigt. Neben seiner Funktion, die Aufnahme der fettlöslichen Vitamine A, D, E und K zu fördern, spielt es bei der Blutgerinnung, der Funktion des Nervensystems, der Reproduktion und der Immunreaktion eine Rolle. Aus küchentechnischer Sicht sorgt es für Geschmack und Textur des Essens, macht uns satt und zufrieden. Doch das alles hat seinen Kalorien-Preis, denn Fett hat mehr als doppelt so viele Kalorien wie Kohlenhydrate oder Protein.

Die FDA und Health Canada empfehlen für Erwachsene 65 Gramm Fett pro Tag bei einer Ernährung mit täglich 2000 Kilokalorien bzw. 20–35 Prozent der Kalorien aus Fett. Die D-A-CH-Referenzwerte legen fest, dass 30 Prozent der Energiezufuhr aus Fett stammen sollten.

Es gibt unterschiedliche Fettarten: ungesättigte Fettsäuren, gesättigte Fettsäuren und Trans-Fettsäuren. Die meisten Lebensmittel enthalten sowohl ungesättigte als auch gesättigte Fettsäuren. Lebensmittelhersteller in Deutschland müssen Fette allgemein und gesättigte Fettsäuren deklarieren.

Ungesättigte Fettsäuren

Ungesättigte Fettsäuren finden sich hauptsächlich in pflanzlichen Lebensmitteln. Sie sind bei Zimmertemperatur in der Regel flüssig. Es gibt zwei Arten von ungesättigten Fettsäuren: mehrfach ungesättigte Fettsäuren, die zum Beispiel in Walnüssen, Leinsamen und Fisch vorkommen, sowie einfach ungesättigte Fettsäuren wie beispielsweise in Avocados, Mandeln, Kürbiskernen, Sonnenblumenkernen, Oliven und Olivenöl.

Sowohl mehrfach als auch einfach ungesättigte Fettsäuren tragen zu einem großen Teil der Vitamin-E-Versorgung durch die Nahrung bei. Es hat sich gezeigt, dass sie das Risiko kardiovaskulärer Erkrankungen reduzieren, wenn sie gesättigte Fettsäuren ersetzen. Dennoch sind alle Fette Kalorienquellen, deshalb ersetzen Sie die gesättigten Fettsäuren besser durch ungesättigte, statt diese zusätzlich zu verwenden.

Gesättigte Fettsäuren

Gesättigte Fettsäuren kommen in tierischen Lebensmitteln in größeren Mengen vor, mit Ausnahme von Fisch und Meeresfrüchten, die einen hohen Gehalt an ungesättigten Fettsäuren aufweisen. Gesättigte Fettsäuren sind bei Zimmertemperatur üblicherweise fest. Zu den Quellen für gesättigte Fettsäuren gehören Rindfleisch, Geflügel, Schweinefleisch, Sahne, Vollmilch, Butter und Eiscreme. Gesättigte Fettsäuren können das LDL-Cholesterin steigen lassen, was das Risiko kardiovaskulärer Erkrankungen erhöht.

Im Blick

Gesamtfettgehalt im Blick behalten

- Wählen Sie mageres Fleisch und Geflügel, schneiden Sie so viel Fett wie möglich weg oder gießen Sie es ab und entfernen Sie die Haut von Geflügel vor dem Verzehr.
- Kochen, grillen oder dämpfen Sie Lebensmittel, statt sie zu frittieren.
- Servieren Sie weniger Desserts.

Protein klug auswählen

Ein 250 Gramm schweres Stück hohe Rippe vom Rind besitzt etwa 25 Gramm gesättigte Fettsäuren. Im Restaurant bekommen Sie gut und gerne eine 500-Gramm-Portion auf den Teller: Damit liegen Sie schon mehr als das Doppelte über der empfohlenen Tageshöchstmenge an gesättigten Fettsäuren. Im Gegensatz dazu enthalten ein 250 Gramm schweres Stück Hähnchenbrust oder Lachs weniger als 2 Gramm gesättigter Fette.

Der menschliche Körper synthetisiert mehr gesättigte Fettsäuren, als er benötigt, daher ist die Zufuhr über die Nahrung nicht notwendig. Dennoch nehmen viele Menschen mehr als die empfohlene Menge zu sich. Die »Dietary Guidelines for Americans« und Health Canada empfehlen, weniger als 10 Prozent der täglichen Kalorienaufnahme über gesättigte Fettsäuren bzw. 20 Gramm bei einer Ernährung mit täglich 2000 Kilokalorien. Die DGE empfiehlt entsprechend maximal 7–10 Prozent.

Trans-Fettsäuren

Trans-Fettsäuren gehören zu den ungesättigten Fettsäuren und finden sich hauptsächlich in gehärteten Fetten. In der Struktur unterscheiden sie sich von den natürlich vorkommenden ungesättigten Fettsäuren. Auf die Gesundheit haben Trans-Fettsäuren eine schädliche Wirkung, selbst in kleinen Mengen. Sie erhöhen die Menge an LDL-Cholesterin im Blut und senken die Menge an HDL-Cholesterin (dem »guten« Cholesterin). Sie sind entzündungsfördernd und können zu Insulinresistenz beitragen.

Mikronährstoffe und allgemeine Gesundheit

Der Körper benötigt Mikronährstoffe – Vitamine und Mineralstoffe – in geringeren Mengen als die Makronährstoffe. Mikronährstoffe befähigen den Körper zur Produktion von Enzymen, Hormonen und anderen Substanzen, die für ein gutes Wachstum und eine gute Entwicklung nötig sind. Ein Mangel kann schwere gesundheitliche Folgen haben.

Vitamine sind für die allgemeine Gesundheit wesentlich. Dazu gehören B-Vitamine (die die Zellfunktion unterstützen), Vitamin D (das dem Körper bei der Kalziumaufnahme hilft), und Vitamin E (das als Antioxidans fungiert). Zu den Mineralstoffen, die für die Gesundheit wichtig sind, gehören Kalzium (Knochengesundheit), Magnesium (normale Funktion von Nerven und Muskeln, Immunabwehr) und Zink (Zellteilung, Wundheilung und Immunabwehr).

Im Blick

Cholesterin

Cholesterin ist eine wachsartige fettähnliche Substanz, die hauptsächlich von der Leber gebildet wird. Es befindet sich in allen Körperzellen. In der Nahrung kommt es ausschließlich in tierischen Lebensmitteln vor, darunter Rind, Geflügel- und Schweinespeck, Sahne und Milch, Butter, Eigelb und Schalentiere. Sowohl in den USA als auch in Kanada und in den deutschsprachigen Ländern liegt die Empfehlung bei höchstens 300 Milligramm täglich.

Vitamin-C-Mangel

Die Erkrankung Skorbut entsteht durch einen Vitamin-C-Mangel. Bis Ende des 18. Jahrhunderts verloren Seeleute häufig durch Skorbut ihr Leben. Sie erkrankten daran, weil sie in der langen Zeit auf See keinen Zugang zu frischen Lebensmitteln hatten.

Die häufigsten Fragen

Frage: Was sind Phytonährstoffe?
Phytonährstoffe sind in Pflanzen vorkommende chemische Verbindungen. Obwohl sie für den Menschen nicht essenziell sind, können Sie bei der Prävention von Krankheiten hilfreich sein und die Körperfunktionen unterstützen. In der Natur gibt es etwa 25000 Phytonährstoffe. Beispiele für solche Nährstoffe, die sich auf die allgemeine Gesundheit positiv auswirken, sind Carotinoide (dazu gehören Lutein, Zeaxanthin, Beta-Carotin und Lycopen), Flavonoide (zum Beispiel in dunkler Schokolade) und Resveratrol (in Rotwein und der Schale roter Trauben).

Glykämischer Index und glykämische Last

Der glykämische Index (GI) ist ein Maß dafür, wie stark ein Lebensmittel im Vergleich zu einem Referenzlebensmittel (Glukose oder Weißbrot) den Blutzuckerspiegel steigen lässt. Forscher entwickelten das Konzept des glykämischen Index für die Behandlung von Diabetes, bei dem die Glukosetoleranz gestört ist. Doch jüngere Studien zeigen, dass der glykämische Index von Lebensmitteln auch bei anderen Erkrankungen einen Einfluss ausübt, wie bei kardiovaskulären Erkrankungen, Krebs und der altersbedingten Makuladegeneration (AMD).

Zu den Lebensmitteln mit einem hohen glykämischen Index gehören Weißbrot, zuckerreiche Lebensmittel wie Gebäck und bestimmte Frühstückscerealien. Lebensmittel mit niedrigem glykämischem Index sind Vollkornprodukte (wie Gerste), Hülsenfrüchte (wie Linsen) und Süßkartoffeln.

GI und Augengesundheit Eine Ernährung mit einem hohen Anteil von Lebensmitteln mit hohem glykämischem Index kann das Risiko der Katarakt- und AMD-Entstehung erhöhen. Eine Ernährung mit niedrigem GI fördert die Augengesundheit.

GI und allgemeine Gesundheit Eine Ernährung mit einem hohen Anteil von Lebensmitteln mit hohem glykämischem Index kann das Risiko, an Diabetes Typ 2, kardiovaskulären Erkrankungen und bestimmten Krebsarten zu erkranken, erhöhen.

Die glykämische Last (GL) stellt den glykämischen Index eines Lebensmittels zu seinem Kohlenhydratgehalt ins Verhältnis. Die Verfechter der glykämischen Last argumentieren, dass kleine Lebensmittelmengen mit einem hohen GI den gleichen Effekt auf den Blutzuckerspiegel ausüben wie größere Lebensmittelmengen mit einem niedrigen GI.

Top-Nährstoffe für die Augengesundheit

Die Ernährung kann einen positiven Einfluss auf manche Augenerkrankungen ausüben, wie die altersbedingte Makuladegeneration (AMD), Katarakte und trockenes Auge.

In meiner augenärztlichen Praxis fragen mich die Patienten häufig nach Lebensmitteln, Vitaminen, Mineralstoffen und Nahrungsergänzungsmitteln, die die Gesundheit der Augen schützen. Die meisten haben schon davon gehört, dass Antioxidantien der Augengesundheit förderlich sind, einige kennen auch die augenschützenden Eigenschaften bestimmter Nährstoffe wie Beta-Carotin. Aber wenn es um die Praxis der Nährstoffaufnahme geht, sind die meisten von ihnen oft unsicher. Umso wichtiger ist es mir, hier zu zeigen, wie sich die wichtigen Augennährstoffe über die Nahrung aufnehmen lassen und so zu einem augengesunden Lebensstil beitragen können.

Überblick über Augennährstoffe

Nährstoff	Nährstoffart	verbreitete Nahrungsquellen
Beta-Carotin	Carotinoid	Obst: Aprikosen, Mangos, Papaya, Pfirsiche, Birnen Gemüse: besonders dunkelgrünes Gemüse wie Grünkohl, Brokkoli und Spinat sowie Möhren, Kürbis, Tomaten, Spargel und Erbsen
Lutein und Zeaxanthin	Carotinoid	Grünes Blattgemüse, Obst, Eier
Vitamin C	Antioxidans	Weit verbreitet in Obst und Gemüse, besonders in Zitrusfüchten, Kiwis, roter Paprika, Rosenkohl
Vitamin D	Antioxidans	Sonnenexposition, gering über Lebensmittel
Vitamin E	Antioxidans	Öl, Nüsse, Eier, einiges Obst und Gemüse, angereicherte Frühstückscerealien
Zink	essenzieller Mineralstoff	Fisch und Meeresfrüchte, Fleisch, Nüsse, Vollkorngetreide
Ballaststoff	Pflanzeninhaltsstoff	Vollkorngetreide, Obst und Gemüse
Omega-3-Fettsäuren	essenzielle Fettsäure	Kaltwasserfisch wie Lachs, Makrele, Hering und Thunfisch, einige Pflanzenöle, insbesondere Leinöl

Die häufigsten Fragen

Frage: Was sind Antioxidantien?

Antwort: Antioxidantien sind eine Klasse von Substanzen, die dabei helfen, den Körper vor oxidativen Prozessen zu schützen. Dazu gehören Vitamine wie Vitamin C, D und E, Mineralstoffe wie Selen sowie Phytonährstoffe wie die Carotinoide Lutein und Zeaxanthin.

- **Antioxidantien und Augengesundheit:** Antioxidantien können das Risiko von AMD und Katarakten reduzieren.
- **Antioxidantien und allgemeine Gesundheit:** Es ist nachgewiesen, dass Antioxidantien das Risiko von Herz-Kreislauf- und Atemwegserkrankungen sowie von Krebs reduzieren. Auch die Immunabwehr wird verbessert.

Frage: Was ist Oxidation?

Antwort: Oxidation ist eine chemische Reaktion im Körper, bei der ein stabiles Molekül in ein freies Radikal umgewandelt wird. Diese Umwandlung wird durch Umweltfaktoren gefördert wie die Exposition gegenüber ultraviolettem Licht, gefährlichen Chemikalien und Luftverschmutzung. Der natürliche Alterungsprozess, schlechte Ernährung und Rauchen steigern die Entstehung von freien Radikalen weiter. Wenn deren Entstehung nicht eingedämmt wird, können freie Radikale das Körpergewebe schädigen und zu einer Reihe von chronischen und altersbedingten Erkrankungen wie AMD, Krebs und Herz-Kreislauf-Erkrankungen führen.

Frage: Was sind Carotinoide?

Antwort: Carotinoide sind Pigmente, die Pflanzen ihre Farbe verleihen. In der Natur kommen mehr als 600 verschiedene Carotinoide vor, 50 davon in der Nahrungskette und 15 in unserem Körper. Lutein, ein für die Augengesundheit relevantes Carotinoid, ist ebenfalls für die sattgelbe Farbe von Ringelblumen verantwortlich.
Von allen Carotinoiden sind Beta-Carotinoide, Lutein, Zeaxantin, Lycopen, Alpha-Carotin und Beta-Cryptoxanthin für den Körper am bedeutendsten. Carotinoide wirken im Körper als Antioxidantien. Bestimmte Carotinoide können weitere Funktionen haben wie die Lichtfilterung oder die Umwandlung in Vitamin A.

Im Blick

Überdosierung von Beta-Carotin

Beta-Carotin aus Nahrungsquellen ist unbedenklich, eine hohe Zufuhr kann höchstens eine gelborange Färbung der Haut verursachen. So etwas kommt manchmal vor, wenn sehr viel Möhrensaft getrunken oder ein Baby mit großen Mengen Möhren- oder Süßkartoffelbrei gefüttert wird. Sobald dem Körper ausreichend Vitamin A zur Verfügung steht, wandelt er Beta-Carotin nicht mehr in Vitamin A um und lagert das überflüssige Beta-Carotin unter der Haut ein, was völlig harmlos ist.

Beta-Carotin

Beta-Carotin ist ein orangefarbenes Carotinoid, das in Früchten und Gemüse wie Cantaloupe-Melonen, Aprikosen, Kürbissen, Möhren und Süßkartoffeln vorkommt. Der Körper wandelt Beta-Carotin in Vitamin A um.

Nährstoffaufnahme-Referenzwerte

- **D-A-CH-Referenzwerte:** Es gibt keinen festgelegten Wert für Beta-Carotin allein. Empfohlen wird eine regelmäßige Zufuhr über Obst und Gemüse, das Vitamin A enthält.
- **UL:** Noch wurden keine Werte für den UL festgelegt.

Beta-Carotin und Augengesundheit

Beta-Carotin aus der Nahrung spielt für die Gesundheit der Augen eine wichtige Rolle, da es der Körper in Vitamin A umwandelt, das in der Netzhaut zur Umwandlung von Lichtreizen in das Sehsignal benötigt wird.

Beta-Carotin und allgemeine Gesundheit

Höhere Beta-Carotin-Blutwerte könnten das Risiko chronischer Erkrankungen vermindern. Beta-Carotin ist als Antioxidans bekannt.

Augen auf! Aus zwei Gründen sollten Sie Beta-Carotin nicht in Form von Nahrungsergänzungsmitteln zur Prävention von AMD einnehmen.

- **Sicherheit:** Raucher und Ex-Raucher haben durch die Aufnahme von Beta-Carotin-Supplementen vermutlich ein erhöhtes Lungenkrebsrisiko.
- **Konkurrenz:** Beta-Carotin-Supplemente konkurrieren bei der Aufnahme in den Körper mit Lutein und Zeaxanthin und reduzieren deren Aufnahme. Die meisten Menschen nehmen ausreichend Beta-Carotin mit der Nahrung auf, während die Aufnahme von Lutein und Zeaxanthin aus der Nahrung eher gering ist.

Lutein und Zeaxanthin

Lutein und Zeaxanthin sind Pigmente, die reichlich in der Makula, dem zentralen Teil der Netzhaut, vorkommen. Der Körper kann Lutein nicht selbst herstellen, deshalb muss es mit der Nahrung aufgenommen werden. Er kann aber Lutein in eine Zeaxanthin-Form umwandeln, das Meso-Zeaxanthin. Man vermutet, dass dies geschieht, wenn ein Mangel an Zeaxanthin im Auge besteht.

Im Auge absorbieren Lutein und Zeaxanthin blaues und ultraviolettes Licht und schützen damit die Makula vor seinen schädlichen Einflüssen. Die Aufnahme von Lutein und Zeaxanthin, ob über die Nahrung oder durch Supplemente, erhöht den Carotingehalt in der Makula.

Lutein und Zeaxanthin sind reichlich in Früchten und Gemüse vorhanden. Lutein findet sich in grünem Blattgemüse und Eigelb, Zeaxanthin in orangefarbenen Paprikaschoten. Die Zugabe von Öl oder anderen Fetten zu luteinreichen Lebensmitteln verbessert die Aufnahme durch den Körper signifikant.

Makula-Pigment

Das Makula-Pigment besteht aus Lutein, Zeaxanthin und Meso-Zeaxanthin. Es absorbiert blaues Licht, fungiert als Antioxidans und schützt Stäbchen und Zapfen des Auges vor oxidativen Schäden. Man geht davon aus, dass das Makula-Pigment zwei Hauptaufgaben im Auge hat: die Makulazellen vor Schäden zu schützen und die Sehleistung des Auges zu verbessern.

Makula-Pigment und Sehleistung

Das Makula-Pigment kann möglicherweise dazu beitragen, die Kontrastempfindlichkeit zu verbessern, also unsere Fähigkeit, Dinge zu erkennen, wenn der Unterschied zwischen Bild und Bildhintergrund gering ist. So benötigt man zum Beispiel für das Lesen von hellgrauer Schrift auf weißem Papier eine gute Kontrastempfindlichkeit. Eine weitere Möglichkeit, bei der das Makula-Pigment durch bessere Kontrastempfindlichkeit helfen kann, ist die bessere Sicht beim nächtlichen Autofahren.

Makula-Pigment und Krankheitsvorbeugung

Das Makula-Pigment reduziert vermutlich das Risiko einer AMD. Zudem korreliert die Menge des Makula-Pigments im Auge mit der von Lutein und Zeaxanthin im Gehirn. Wissenschaftler vermuten, dass Lutein und Zeaxanthin eine Rolle für die Gesundheit des Gehirns und die kognitive Funktion spielen. Die genaue Funktion für die Gehirngesundheit ist jedoch noch unklar.

Makula-Pigment messen

Eine geringe Dichte an Makula-Pigment könnte das Risiko einer AMD erhöhen. Fragen Sie Ihren Augenarzt nach einer Messung der Makula-Pigmentdichte und danach, auf welche Weise Sie Ihr Risiko für Augenerkrankungen minimieren und wie Sie Ihr Sehvermögen bestmöglich erhalten können. Eine geringe Makula-Pigmentdichte kann über die Ernährung und Supplemente verbessert werden.

Im Blick

Vitamin-C-Supplemente

Das Vitamin C aus Brausetabletten oder -pulver wird generell schneller vom Körper aufgenommen als solches in kaubarer Form. Der Körper kann nicht mehr als 500 mg Vitamin C auf einmal speichern. Wenn Sie ein Supplement mit einem höheren Gehalt nehmen, scheiden Sie unter Umständen den Rest über den Harn aus. Ich empfehle immer, Vitamin-C-Supplemente in mindestens 12-stündigen Abständen zu nehmen.

Nährstoffaufnahme-Referenzwerte

- **D-A-CH-Referenzwert:** Bisher gibt es keine Empfehlungen für Lutein oder Zeaxanthin. Die deutschsprachigen Fachgesellschaften empfehlen aber die regelmäßige Zufuhr von carotinreichem Obst und Gemüse.
- **UL:** Zurzeit gibt es noch keine Werte für Lutein oder Zeaxanthin.

Lutein, Zeaxanthin und Augengesundheit

Wissenschaftliche Forschungen zeigen, dass Lutein die Sehfähigkeit von Patienten mit AMD verbessern kann. Eine erhöhte Aufnahme von Lutein und Zeaxanthin schützt nachweislich vor AMD und Katarakt. Eine große randomisierten Kontrollstudie (AREDS 2) zeigte, dass sich bei Patienten mit moderater AMD, die Lutein, Zeaxanthin und andere Antioxidantien (Vitamin E, Vitamin C und Zink) in Form von Supplementen aufnahmen, besser vor einem Fortschreiten der Erkrankung geschützt waren.

Lutein, Zeaxanthin und allgemeine Gesundheit

Lutein und Zeaxanthin kommen auch in der Haut vor und unterstützen deren Gesundheit. Sie können ebenfalls vor kardiovaskulären Erkrankungen und vor Brustkrebs schützen. Auch im Gehirn kommen sie vor und neuere Studien lassen vermuten, dass Lutein und Zeaxanthin unsere kognitive Leistungsfähigkeit verbessern können.

Meso-Zeaxanthin

Meso-Zeaxanthin ist ein Pigment, das der Körper aus Lutein bildet. Es befindet sich im Auge und in keinem anderen Teil des Körpers. Es gilt nicht als ernährungsrelevantes Carotinoid, da es nicht in der Nahrung vorkommt, wenn es auch in kleinen Mengen in Shrimpsschalen, Fischhaut und einigen mexikanischen Eiern entdeckt wurde. Wissenschaftler erforschen derzeit, ob eine Supplementierung mit Meso-Zeaxanthin zusätzlich zu Lutein und Zeaxanthin bei der Vorbeugung gegen AMD nützlich sein könnte.

Vitamin C

Vitamin C, auch als Ascorbinsäure bezeichnet, ist ein wasserlösliches Antioxidans, das in Früchten und Gemüse vorkommt. Es findet sich in jeder Struktur des Auges. Im Kammerwasser ist seine Konzentration sogar 10–20-mal höher als im Blutserum.

Vitamin C kann vom Körper weder hergestellt noch gespeichert werden, deshalb ist es notwendig, mehrmals täglich Vitamin C mit der Nahrung aufzunehmen. Zu den Vitamin-C-reichen Lebensmitteln gehören Kiwis, rohe Paprikaschoten, roher Brokkoli, Zitrusfrüchte und grünes Blattgemüse.

Nährstoffaufnahme-Referenzwerte

- **D-A-CH-Referenzwert:** 95 mg/Tag für erwachsene Frauen, 100 mg/Tag für erwachsene Männer
- **UL:** 2000 mg/Tag für Erwachsene

Vitamin C und Augengesundheit

Bei älteren Personen lässt sich nachweisen, dass Vitamin C und andere Antioxidantien das Risiko einer AMD vermindern. Vitamin C kann auch das Katarakt-Risiko reduzieren.

Vitamin C und allgemeine Gesundheit

Vitamin C unterstützt den Körper bei der Aufrechterhaltung des Immunsystems und erhöht die Eisenaufnahme aus pflanzlichen Lebensmitteln. Es könnte auch das Schlaganfall-, Herzinfarkt- und Lungenkrebsrisiko reduzieren.

Augen auf!

- Hohe Vitamin-C-Dosen (über 2000 mg/Tag) könnten bei Menschen, die zu Nierensteinen neigen, die Symptome verschlechtern.
- Mehr als 2000 mg Vitamin C pro Tag können Diarrhoe, Übelkeit, Magenkrämpfe, starken Harndrang und Hautausschläge verursachen.

» *Experten-Tipp: Das Garen von Lebensmitteln reduziert deren Vitamin-C-Gehalt. Essen Sie deshalb auch rohe Früchte und rohes Gemüse, damit Sie möglichst viel Vitamin C zu sich zu nehmen.* «

Vitamin D

Vitamin D ist ein fettlösliches Vitamin, das vom Körper gespeichert werden kann. Natürlicherweise enthalten Lebensmittel wenig Vitamin D, weshalb in den USA und Kanada manche Lebensmittel mit Vitamin D angereichert werden, in den deutschsprachigen Ländern allerdings weniger. Die höchste Menge an Vitamin D bildet der Körper, wenn seine Haut den UV-B-Strahlen des Sonnenlichts ausgesetzt ist. Eine chemische Reaktion sorgt mit für seine Bildung. An wolkenverhangenen Tagen und im Winter wird weniger Vitamin D gebildet. Auch Sonnencremes mit einem Lichtschutzfaktor von 8 oder mehr reduzieren die Vitamin-D-Bildung.

Nährstoffaufnahme-Referenzwerte

- **D-A-CH-Referenzwert:** 800 IE/Tag für Erwachsene
- **UL:** 2000 IE/Tag für Erwachsene

Die häufigsten Fragen

Frage: Soll ich Nahrungsergänzungsmittel nehmen oder besser versuchen, genügend Nährstoffe mit der Nahrung aufzunehmen?

Antwort: Für Menschen mit bestimmten Augenleiden, anderen medizinischen Leiden oder mit Risikofaktoren für diese kann der Nährstoffbedarf für die Krankheitsvorbeugung (oder das Verhindern des Krankheitsfortschritts) nicht allein durch die Nahrung gedeckt werden. Wenn Ihnen ein Arzt dazu rät, dann sollten Sie Supplemente einnehmen. Dennoch sind diese kein Ersatz für eine gesunde Ernährung. Das Zusammenspiel der einzelnen Nährstoffe in vollwertigen Lebensmitteln hat gesundheitliche Vorteile, die Supplemente nicht nachahmen können. Die Entscheidung für ein Nahrungsergänzungsmittel sollten Sie nur in Rücksprache mit Ihrem Augenarzt treffen. Schwangere und Stillende sowie chronisch Kranke sollten die Einnahme von Supplementen grundsätzlich immer mit ihrem Arzt abklären. Manche Nahrungsergänzungsmittel können mit bestimmten verschreibungspflichtigen und frei verkäuflichen Medikamenten Wechselwirkungen eingehen und Nebenwirkungen verursachen oder die Wirksamkeit der Medikamente beeinflussen. Deshalb ist es sehr wichtig, Ihren Arzt über alle verschreibungspflichtigen und frei verkäuflichen Medikamente zu informieren, die Sie einnehmen.

» *Experten-Tipp: Die Vitamin-D-Menge wird in µg oder in IE angegeben, was für Internationale Einheit steht.* «

Vitamin D und Augengesundheit
Vitamin D könnte mit einem verminderten Risiko einer AMD verbunden sein.

Vitamin D und allgemeine Gesundheit
Ein zu niedriger Vitamin-D-Spiegel kann das Osteoporoserisiko erhöhen, weil Vitamin D die Kalziumabsorption im Körper drosselt. Bei Kindern kann ein Vitamin-D-Mangel oder ein Kalzium- oder Phosphatmangel zu Rachitis führen. Rachitis verursacht weiche Knochen, Knochenbrüche, verformte Knochen und vermindertes Wachstum. Die ausreichende Vitamin-D-Aufnahme könnte das Risiko für bestimmte Krebsarten, Herzerkrankungen und Diabetes Typ 2 reduzieren.

Augen auf! Vitamin-D-Supplemente könnten mit bestimmten Medikamenten wie Kortikosteroiden und cholesterinsenkenden Medikamenten in Wechselwirkung treten.

Vitamin E

Vitamin E ist ein fettlöslicher Stoff, der in Ölen, Eiern und einigen Früchten und Nüssen vorkommt sowie in angereicherten Lebensmitteln. Eine fettarme Diät kann entsprechend arm an Vitamin E sein. Wissenschaftliche Studien lassen vermuten, dass Vitamin E aus Lebensmitteln besser aufgenommen wird als solches aus Nahrungsergänzungsmitteln.

Nährstoffaufnahme-Referenzwerte

- **D-A-CH-Referenzwert:** 15-mg-Äquivalente für Erwachsene unter 25 Jahren, 14-mg-Äquivalente für 25- bis unter 51-Jährige, 13-mg-Äquivalente für 51- bis 65-Jährige, 12-mg-Äquivalente ab 65 Jahren
- **UL:** 1000-mg-Äquivalente/Tag für Erwachsene

» *Experten-Tipp: Der Vitamin-E-Gehalt von Nahrungsmitteln und der Tagesbedarf werden in Vitamin-E-Äquivalenten angegeben. Diese Einheit umfasst die unterschiedlichen biologisch aktiven Verbindungen, die die gleiche Wirkung wie 1 mg des Vitamins haben.* «

Vitamin E und Augengesundheit
Zusammen mit anderen Antioxidantien könnte Vitamin E das Katarakt- und AMD-Risiko senken.

Vitamin E und allgemeine Gesundheit
Für Vitamin E konnte nachgewiesen werden, dass es den Körper vor Krebs und kardiovaskulären Erkrankungen schützen kann. Zusammen mit Vitamin C stärkt es das Immunsystem.

Augen auf! Nehmen Sie Vitamin-E-Supplemente nur unter Aufsicht Ihres Arztes. In einer Studie zeigte sich, dass täglich eingenommenes hoch dosiertes Vitamin E (400 IE, das sind etwa 360 mg), oder mehr

Im Blick

Wintersonne
Von Mitte Oktober bis Mitte März reicht die Sonnenexposition allein nicht für die ausreichende Bildung von Vitamin D, da der Einfallswinkel der Sonnenstrahlen zu flach ist Selbst an einem sonnigen Tag wird dann kein Vitamin D gebildet.

das Sterberisiko für bestimmte Menschen erhöht. In niedrigerer Dosierung, ob über die Nahrung oder Supplemente, ist Vitamin E jedoch ungefährlich.

Zink

Zink ist ein essenzielles Spurenelement, das in jeder Körperzelle vorkommt. Es findet sich in Fisch und Meeresfrüchten, Fleisch, Nüssen, Bohnen, Vollkorngetreide und angereicherten Frühstückscerealien. Austern sind die beste Quelle für Zink, doch die Mehrheit der Menschen mit typisch westlicher Ernährungsweise nehmen das meiste Zink über rotes Fleisch und Geflügel auf.

Nährstoffaufnahme-Referenzwerte

- **D-A-CH-Referenzwert:** 7–10 mg/Tag für erwachsene Frauen, 11–16 mg/Tag für erwachsene Männer (abhängig von der Phytataufnahme)
- **UL:** 40 mg/Tag für Erwachsene

Zink und Augengesundheit

Es konnte nachgewiesen werden, dass die Zinkzufuhr über die Nahrung und über Supplemente vor AMD schützt.

Zink und allgemeine Gesundheit

Zink unterstützt das Immunsystem und den Heilungsprozess. Es fördert normales Wachstum und normale Entwicklung in der Schwangerschaft, während der Kindheit und des Heranwachsens.

Augen auf! Zink wirkt ab einer täglichen Dosis von 150–450 mg toxisch und kann sich nachteilig auf das Immunsystem, den Eisen- und Kupferwert im Körper und den HDL-Spiegel (»gutes« Cholesterin) auswirken. Dies bezieht sich allerdings nur auf die Zinkzufuhr über Supplemente. Für negative Effekte durch Zink in Lebensmitteln gibt es keine Nachweise.

» Experten-Tipp: Zinkpastillen können die Dauer von Erkältungssymptomen verkürzen. «

Ballaststoffe

Ballaststoffe sind die Pflanzenbestandteile, die vom Körper nicht verdaut werden können. Zwei Arten von Ballaststoffen kommen vor: lösliche und unlösliche. Eine ballaststoffreiche Ernärung sorgt für eine gute Verdauung.

- **Quellen für lösliche Ballaststoffe:** Gerste, Bohnen, Zitrusfrüchte, Haferkleie, Haferflocken, Erdbeeren
- **Quellen für unlösliche Ballaststoffe:** Rosenkohl, Kohl, Möhren, Getreide, Vollkorn-Weizenbrot

Nährstoffaufnahme-Referenzwerte

- **D-A-CH-Referenzwert:** 30 g/Tag für Erwachsene
- **UL:** Bisher sind keine Werte für den UL vorhanden.

Ballaststoffe und Augengesundheit

Eine Ernährung mit einem hohen glykämischen Index kann das Risiko von Katarakten und AMD erhöhen. Pflanzen mit einem hohen Ballaststoffgehalt haben in der Regel einen niedrigen glykämischen Index, sodass eine Ernährung, die reich an solchen Lebensmitteln ist, der Augengesundheit förderlich ist.

Ballaststoffe und allgemeine Gesundheit
Als Teil einer herzgesunden Ernährung können lösliche Ballaststoffe den Cholesterinspiegel senken. Unlösliche Ballaststoffe unterstützen die Darmgesundheit.

Omega-3-Fettsäuren

Drei wichtige Omega-3-Fettsäuren sind DHA (Docosahexaensäure), EPA (Eicosapentaensäure) und ALA (Alpha-Linolensäure). DHA und EPA finden sich in Fischöl, ALA in Nüssen, Leinsamen und Pflanzenölen.

DHA und EPA helfen dabei, Entzündungsprozesse im Körper zu reduzieren. Der Körper kann ALA zwar in DHA und EPA umwandeln, da dieser Prozess aber nicht besonders effektiv ist, sollten DHA und EPA besser direkt aufgenommen werden. Doch ALA hat auch selbst positive Effekte auf die Gesundheit und sollte in einer gesunden Ernährung nicht fehlen.

Omega-3-Fettsäure	Nahrungsquelle
ALA	Avocados, Rapsöl, Leinsamen und Leinöl, Sojaprodukte, Walnüsse und Walnussöl, Weizenkeime und Weizenkeimöl
DHA und EPA	Kaltwasserfisch, besonders Lachs, Sardinen, Regenbogenforelle und Makrele

Nährstoffaufnahme-Referenzwerte
- **AI:** 1,1 g/Tag für erwachsene Frauen, 1,6 g/Tag für erwachsene Männer
- **UL:** bisher liegen keine Werte für Omega-3-Fettsäuren vor.

Omega-3-Fettsäuren und Augengesundheit
Die Zufuhr von Fisch, der reich an Omega-3-Fetten ist, kann das Risiko einer AMD reduzieren. Sowohl Fischöl (DHA und EPA) als auch Leinöl (ALA) werden therapeutisch bei trockenem Auge eingesetzt.

Omega-3-Fettsäuren und allgemeine Gesundheit
Die American Heart Association und die Deutsche Gesellschaft für Ernährung empfehlen, Kaltwasserfisch mindestens 2-mal wöchentlich und auch Lebensmittel mit einem hohen ALA-Gehalt zu verzehren. Für Fischöl konnte nachgewiesen werden, dass es das Risiko und die Schwere von Herzerkrankungen, einem hohen Cholesterinspiegel, rheumatoider Arthritis und Demenz reduziert.

Augen auf! Bestimmte Fische und Fischöle enthalten hohe Mengen an Quecksilber. Das USDA empfiehlt für Schwangere und Stillende daher höchstens 250–300 Gramm Fisch oder Schalentiere in der Woche. Health Canada empfiehlt schwangeren Frauen 150 Gramm Fisch in der Woche, vor allem Arten mit einem geringen Gehalt an Methyl-Quecksilber. Eine Übersicht über empfehlenswerte Fischarten finden Sie zum Beispiel beim Lebensmittelverband Deutschland: www.lebensmittelverband.de/de/lebensmittel/sicherheit/unerwuenschte-stoffe-kontaminanten/quecksilber-in-fisch.

USDA und Health Canada empfehlen schwangeren Frauen, Frauen mit Kinderwunsch und stillende Frauen, folgende Fischarten wegen ihres hohen Quecksilbergehalts zu meiden: Hai, Schwertfisch, Königsmakrele. Das Bundesministerium für Umwelt, Naturschutz und nukleare Sicherheit nennt Haifisch (im Handel auch als »Schillerlocken« erhältlich), Buttermakrele, Aal, Steinbeißer, Schwertfisch, Weißer Heilbutt, Hecht, Seeteufel und Thunfisch.

Nehmen Sie nicht mehr als 3 Gramm Omega-3-Fettsäuren täglich auf, es sei denn, Ihr Arzt überwacht die Aufnahme. Hohe Dosen können in Ausnahmefällen starke Blutungen verursachen.

Im Blick

Omega-6-Fettsäuren

Omega-6-Fettsäuren sind ungesättigte Fettsäuren, die in einer westlichen Ernährung reichlich vorhanden sind. Sie kommen in pflanzlichen Ölen, Nüssen und Samen vor. Streben Sie eine Ernährung an, in der sich die Mengen von Omega-3- und Omega-6-Fettsäuren etwa die Waage halten.

Omega-6-Fettsäuren wirken entzündungsfördernd, während Omega-3-Fettsäuren entzündungshemmend wirken. Unser Körper braucht diese Gegenspieler, allerdings im richtigen Verhältnis. Man geht davon aus, dass sich der Mensch im Zuge der Evolution mit einem ausgewogenen Verhältnis von Omega-6- zu Omega-3-Fettsäuren (1:1) in der Ernährung entwickelt hat. In der Ernährung unserer Vorfahren fanden sich noch hohe Werte von Omega-3-Fettsäuren in wilden Pflanzen und Wildfleisch. Doch viele dieser natürlichen Quellen sind heute erschöpft, sodass sich das Verhältnis der beiden Fettsäuren zueinander verschoben hat. Heute übersteigt der Anteil der Omega-6-Fettsäuren den der Omega-3-Fettsäuren stark und das Verhältnis liegt bei 14:1.

Die hohe Zufuhr von Omega-6-Fettsäuren führt dazu, dass der Körper sich permanent in einem Entzündungszustand befindet. Wir benötigen die entzündungsförderliche Eigenschaft von Omega-6-Fettsäuren, um uns von Verletzungen zu heilen, doch wenn die Heilungsphase abgeschlossen ist, braucht es den entzündungshemmenden Effekt der Omega-3-Fettsäuren, um wieder in ein Gleichgewicht zu kommen. Da unsere westliche Ernährung viele Omega-6- und sehr viel weniger Omega-3-Fettsäuren enthält, müssen wir einen Weg finden, das gesunde Verhältnis über eine höhere Zufuhr an Omega-3-Fettsäuren wiederherzustellen.

Augenfutter

Eine Ernährung, die reich an den richtigen Lebensmitteln ist, hilft dabei, die Augen gesund zu halten und Augenkrankheiten vorzubeugen. Nachdem meine Kollegin Dr. Pelletier und ich Hunderte von Lebensmitteln auf ihren Nährstoffgehalt hin untersucht hatten, wählten wir diejenigen Lebensmittel aus, die in Hinblick auf Ihren positiven Effekt auf die Augengesundheit am besten abschnitten, abhängig von Menge und Zusammensetzung der enthaltenen Augennährstoffe. Wir nennen diese Lebensmittel »Augenfutter«.

Augenfutter steckt voller Nährstoffe, die für die Augengesundheit förderlich sind. Für den bestmöglichen Nutzen sollten Sie so viel Augenfutter wie möglich in Ihre Ernährung einbauen. Eine Ernährung, die reich an Augenfutter ist, unterstützt Sie dabei, Ihr bestmögliches Sehvermögen zu bewahren und Augenerkrankungen vorzubeugen, aber sie reduziert auch das Risiko kardiovaskulärer Erkrankungen und vieler Krebsarten.

Damit Ihnen die Ernährungsanpassung so leicht wie möglich fällt, stelle ich Ihnen in diesem Kapitel das Augenfutter vor und erkläre, auf welche Weise jedes dieser Lebensmittel hilft, die Augengesundheit zu erhalten und vor Augenerkrankungen zu schützen. Sie finden Angaben zur Verzehrmenge und viele Tipps zur optimalen Aufnahme des Augenfutters.

Grünes Blattgemüse

Grünes Blattgemüse hat die Goldmedaille für Augenfutter verdient, denn es enthält alle essenziellen Nährstoffe für gesunde Augen. Rohes und gekochtes Blattgemüse hat unterschiedliche ernährungsphysiologische Vorteile. Aus rohem Blattgemüse nimmt der Körper mehr Vitamin C auf, denn durch das Kochen wird der Vitamin-C-Gehalt reduziert. Aus gegartem grünem Blattgemüse nimmt der Körper dafür mehr Lutein und Zeaxanthin auf. Zwar mag das Kochen auch den Gehalt dieser Carotinoide etwas reduzieren, dafür scheint sich aber andererseits ihre Bioverfügbarkeit (die Fähigkeit Ihres Körpers, diese Nährstoffe auch aufzunehmen) zu erhöhen.

Tassen-Maß

Die Tassen-Angaben beziehen sich auf das amerikanische Cup-Maß, ein Volumenmaß und kein Gewichtsmaß. 1 Cup entspricht etwa 250 ml Inhalt, ½ Cup 125 ml, ⅓ Cup 85 ml, ¼ Cup 60 ml, ⅛ Cup 30 ml. Am besten verwenden Sie entsprechende Tassen, um die Zutaten abzumessen, alternativ gibt es inzwischen auch in einigen Kaufhäusern oder online die amerikanischen »Measuring Cups« zu kaufen.

Um das Beste aus dieser Lebensmittelgruppe herauszuholen, sollten Sie eine große Bandbreite an grünem Blattgemüse genießen, denn jede Sorte enthält lebenswichtige Nährstoffe für den Körper und insbesondere die Augen.

Augenfutter

Blattkohl, Blattsalat, Brunnenkresse, Chinakohl, chinesischer Brokkoli, Erbsensprossen, Grünkohl, Löwenzahnblätter, Mangold, Radicchio, Romanasalat, Rübstiel, Rucola, Spinat

Top-Augenfutter

Grünkohl, Löwenzahnblätter, Spinat

Augennährstoffe

Beta-Carotin, Ballaststoffe, Lutein und Zeaxanthin, Omega-3-Fettsäuren, Vitamin C, Vitamin E, Zink

Wochenziel

- **roh:** 1 Tasse oder 1 große Handvoll täglich
- **gegart:** ½ Tasse 2-mal die Woche

Augen auf! Menschen, die Blutverdünner nehmen, sollten ihre Aufnahme an grünem Blattgemüse im Blick behalten. Blutverdünner wirken, indem sie die Aktivität von Vitamin K reduzieren, das in grünem Blattgemüse reichlich vorkommt. Zu viel grünes Blattgemüse kann die Wirksamkeit von blutverdünnenden Medikamenten daher reduzieren und schwere Folgen nach sich ziehen. Wenn Sie Blutverdünner einnehmen, sprechen Sie mit Ihrem Arzt über mögliche Ernährungsumstellungen.

Mahlzeiten- und Snackideen

- Bereiten Sie einen leckeren Mischsalat mit grünem Blattgemüse, Zitrusfrüchten und Walnüssen zu.
- Dünsten Sie Mangold oder ein anderes grünes Blattgemüse mit nativem Olivenöl extra, Knoblauch, Salz und Pfeffer an. Das ergibt eine wunderbare Beilage.
- Dünsten Sie Rübstiel mit nativem Olivenöl extra an, dann geben Sie gegarte Canellinibohnen (weiße Bohnen) dazu und würzen mit Salz, Pfeffer und Chiliflocken.
- Geben Sie gefrorenen Spinat in Suppen.
- Grillen Sie ganze mit Olivenöl beträufelte Radicchioblätter.

Augenfutter-Fokus Neben ihrer positiven Wirkung auf die Augengesundheit kann eine Ernährung mit viel grünem Blattgemüse auch das Risiko kardiovaskulärer Erkrankungen und vieler Krebsarten reduzieren.

Augenfutter-Tipps: Blattgemüse

- Versuchen Sie, an möglichst vielen Tagen 2 Blattgemüsearten zu essen. Bereiten Sie beispielsweise einen Salat für 2 Personen mit je einer Handvoll Babyspinat und Romanasalatherzen zu. Die Knackigkeit des Romanasalats harmoniert gut mit der zarten Textur des Babyspinats.
- Wenn Sie geschmacklich noch nicht an das Aroma und die Textur von grünem Blattgemüse gewöhnt sind, dann tasten Sie sich langsam heran. Romana- und Blattsalat sollten allen Geschmäckern zusagen, doch sich an den intensiveren Geschmack von Grünkohl, Radicchio und Rucola zu gewöhnen, kann etwas Zeit brauchen. Geben Sie in jeden Salat ein paar in mundgerechte Stücke geschnittene Blätter. Seien Sie nicht überrascht, wenn Sie plötzlich beginnen, die Intensität des Geschmacks zu lieben.

- Geben Sie zu gegartem oder rohem Blattgemüse noch einen Schuss Oliven-, Raps- oder Walnussöl, um die Aufnahme zu verbessern.
- Kaufen Sie wöchentlich ein Bund (ca. 650–900 Gramm) eines grünen Blattgemüses für eine 4-köpfige Familie.
- Bewahren Sie stets vorgewaschenes, bereits geschnittenes und blanchiertes grünes Blattgemüse im Gefriergerät auf, damit Sie immer etwas zur Hand haben, wenn wenig Zeit zum Kochen ist.
- 8 Tassen rohes Blattgemüse ergeben 1 Tasse gegartes.

Grünkohl

Das krause Kreuzblütlergemüse braucht Kälte und gedeiht am besten im Herbst und Winter. Nach dem ersten Frost geerntet, schmeckt es etwas milder.

Grünkohl enthält 3-mal so viel Lutein und Zeaxanthin wie Löwenzahnblätter und Spinat. Schon mit einem mittelgroßen roh genossenen Blatt decken Sie eine Tagesdosis an Lutein und Zeaxanthin.

Genießen Sie Grünkohl roh und gegart. Grünkohl ist außerdem ein guter Ersatz für andere Kohlsorten, zum Beispiel in Kohlrouladen.

Grünkohl-Tipps

- Um im Kühlschrank welk gewordenen Grünkohl wiederaufzufrischen, kürzen Sie die Stiele um 3–5 cm und legen die Blätter für 15–30 Minuten in kaltes Wasser.
- Wenn Ihnen roher Grünkohl zu bitter schmeckt, dann verpassen Sie ihm eine Abreibung: Beim Durchkneten der Blätter werden die harten Fasern und Zellwände aufgebrochen, was zu einem milderen Geschmack führt.

Spinat

Die gesundheitlichen Vorzüge von Spinat und Babyspinat kennen wir schon seit Jahren: Denken Sie nur an Popeyes schwellende Muskeln nach dem Genuss einer Portion dieses Powergemüses!

» *Experten-Tipp: Bewahren Sie Spinat im Gefriergerät auf und genießen Sie möglichst täglich etwas davon zum Abendessen.* «

Löwenzahnblätter

Lassen Sie sich von dem Namen nicht erschrecken – in der Tat ist dies ein echtes Juwel unter dem grünen Blattgemüse. In mediterranen Ländern wird gekochter Löwenzahn gerne als Beilage serviert, und eine Handvoll roher Löwenzahnblätter in einem Blatt- oder Romanasalat gibt dem Ganzen eine herrliche Textur und ein schön pfeffriges Aroma.

Anders als Grünkohl wird Löwenzahn im frühen Frühjahr geerntet (noch vor dem Spargel).

Rucola

Dieser scharfe, leicht bittere Salat ist auch unter dem Namen Rauke bekannt. In der mediterranen Küche ist er weit verbreitet und schmeckt im Salat, in Omeletts und anderen Pfannengerichten oder auch auf Pizza einfach großartig.

Im Blick

Saisonal einkaufen

Besuchen Sie Märkte und Hofläden, um das Aroma und die Frische saisonaler Produkte zu genießen.

Chinesischer Brokkoli
Kai-lan, wie der chinesische Brokkoli im Kantonesischen heißt, gehört zur Brokkolifamilie, doch ist dieses köstliche grüne Blattgemüse länger und schlanker als der herkömmliche Brokkoli und schmeckt schärfer. In der chinesischen, vietnamesischen und thailändischen Küche wird er viel verwendet. Genießen Sie ihn in Pfannengerichten oder mit Ingwer gedämpft.

Blattkohl
Blattkohl findet man meistens in den Küchen der südlichen USA. Vermutlich wurde er schon von den alten Griechen kultiviert. Er gehört zur Kohlfamilie und hat ein leicht bitteres Aroma.

Blattsalat
Diesen leichten Salat gibt es in roten und grünen Varianten. Da dieser Salat zarter als die meisten anderen Sorten ist, geben Sie das Dressing erst kurz vor dem Verzehr dazu. Mischt man das Dressing zu früh unter, wird der Salat schlapp.

Chinakohl
Chinakohl ist hellgrün, hat gekräuselte Blätter und schmeckt sowohl in Kraut- als auch in anderen Salaten. Auch in Pfannengerichten macht er sich gut und in Olivenöl gebraten ist er einfach köstlich. In der koreanischen Küche ist Chinakohl Bestandteil von Kimchi, einer fermentierten Beilage.

Erbsensprossen
Diese leckeren Sprossen werden 2–4 Wochen nach der Aussaat geerntet. Die Nährstoffe konzentrieren sich in den wohlschmeckenden Blättern, die eine sehr gute Luteinquelle darstellen. Die Sprossen haben einen intensiven Erbsengeschmack und sowohl Stängel als auch Blätter sind essbar. Geben Sie sie in einen Salat, zu einem Pfannengericht oder rühren Sie sie kurz vor dem Servieren in eine Suppe.

» *Experten-Tipp: Frisch ist am besten – essen Sie Erbsensprossen spätestens 2 Tage nach dem Kauf.* «

Radicchio
Radicchio stammt aus der norditalienischen Region Venetien und wird manchmal auch als italienischer Chicorée bezeichnet. Es ist ein spätes Wintergemüse. Ich höre Sie schon einwenden: »Aber Radicchio ist nicht grün!« Es stimmt, viele der herkömmlichen Sorten sind tatsächlich nicht grün und doch ist der Luteingehalt von Radicchio ebenso hoch wie in anderem Blattgemüse, deshalb passt er trotz seiner Farbe in diese Kategorie.

Rübstiel
Auch unter dem Namen Stängelkohl bekannt, ist diese Kohlsorte in der italienischen Küche beliebt. Rübstiel ist entfernt mit Rüben verwandt und hat einen erdigen, pfeffrigen Geschmack.

Im Blick

Frisches Grün

In den meisten Gartencentern kann man Samenmischungen für Frühlings-Blattsalate kaufen. Im Garten oder in Blumentöpfen auf Balkon oder Terrasse gesät, ist dieser Salat eine einfache Methode, frisches Grün zu genießen. Halten Sie im Winter nach regionalem Radicchio Ausschau.

Romanasalat
Im Caesar Salad ist er sehr beliebt. Romanasalat ist knackig im Biss und süß im Geschmack. Die meisten Supermärkte führen sowohl ganze Köpfe als auch abgepackte Salatherzen, die meistens etwas knackiger sind als die äußeren Blätter.

Mangold
Die großen Blätter des Mangolds können rot oder grün sein. Roh hat er einen leicht bitteren Geschmack; wird er gekocht, verfliegt das Bittere und das Blattgemüse wird süßer.

Brunnenkresse
Dieses Blattgemüse ist knackig und scharf, mit einem leicht pfeffrigen Aroma. Brunnenkresse eignet sich für Salate, Wraps und Suppen und ist eine leckere Zutat in Rührei.

Kaltwasserfisch

Wissenschaftler konnten feststellen, dass der regelmäßige Verzehr von Kaltwasserfisch (auch als fettreicher Fisch bekannt) positive Auswirkungen auf die altersbedingte Makuladegeneration (AMD), Katarakte und trockenes Auge hat. Die in diesen Fischen vorkommenden Omega-3-Fettsäuren könnten ebenfalls das Risiko bestimmter chronischer Krankheiten wie kardiovaskulärer Erkrankungen und von Krebs reduzieren.

Doch Fisch ist nicht gleich Fisch: Die meisten Fischarten sind eine fettarme Proteinquelle, doch wenn es um die Vorteile der Omega-3-Fettsäuren geht, sind einige Sorten besser als andere. Lachs beispielsweise ist ein hervorragendes Augenfutter, denn er hat einen hohen Gehalt an Omega-3-Fettsäuren. Andere gute Quellen sind Sardinen, Thunfisch und Makrelen.

Augenfutter
Hering, Lachs, Makrele, Regenbogenforelle, Sardinen, Seesaibling, Thunfisch

Top-Augenfutter
Lachs, Sardinen, Thunfisch

Augennährstoffe
Omega-3-Fettsäuren (DHA und EPA), Vitamin D (in Sardinen), Vitamin E

Wochenziel
- 100 g gegart, 2-mal wöchentlich

Augen auf!
- Bestimmte Fischsorten und Fischöle enthalten hohe Quecksilbermengen. Das USDA empfiehlt Schwangeren, Frauen mit Kinderwunsch und Stillenden, nicht mehr als 250–300 Gramm Fisch oder Schalentiere pro Woche zu essen. Health Canada nennt eine Obergrenze von 150 Gramm wöchentlich für Schwangere, bevorzugt werden sollten Fischarten mit niedrigem Methyl-Quecksilber-Gehalt. Eine Übersicht über empfehlenswerte Fischarten finden Sie zum Beispiel beim Lebensmittelverband Deutschland: https://www.lebensmittelverband.de/de/lebensmittel/sicherheit/unerwuenschte-stoffe-kontaminanten/quecksilber-in-fisch.
- Das Bundesministerium für Umwelt, Naturschutz und nukleare Sicherheit empfiehlt Schwangeren, Frauen mit Kinderwunsch und Stillenden, Fischsorten wie Haifisch (im Handel auch als »Schillerlocken« erhältlich), Buttermakrele, Aal, Steinbeißer, Schwertfisch, Weißen

Heilbutt, Hecht, Seeteufel und Thunfisch zu meiden.

Mahlzeiten- und Snackideen

- Bepinseln Sie Lachsfilets mit Olivenöl, salzen und pfeffern Sie sie und backen Sie sie 15–20 Min. bei 190 °C im Ofen. Wenn sie glasig wirken und beim Einstechen mit der Gabel in Flocken zerfallen, sind sie gar. Dazu passt kurz gedünstetes oder gedämpftes grünes Blattgemüse.
- Bereiten Sie einen proteinreichen Salat zu mit einer Dose entgräteten Sardinen, orangefarbener Paprika und sonnengetrockneten Tomaten.
- Bauen Sie hübsche Paprikaschiffchen, indem Sie eine orangefarbene, gelbe oder rote Paprika halbieren und mit Thunfischsalat füllen.
- Legen Sie auf einem Stück Alufolie ein Bett aus dünnen Zitronenscheiben, Zwiebeln und Petersilie aus. Darauf legen Sie eine Regenbogenforelle, würzen mit Avocadoöl, Meersalz und Pfeffer, falten die Folie zu einem Päckchen und grillen es bei mittlerer Hitze 15–20 Minuten.

Augenfutter-Tipps: Kaltwasserfisch

- Kaufen Sie wöchentlich 300 Gramm Lachsfilet ohne Haut für jedes Familienmitglied. Backen oder braten Sie die ganze Menge zu Mittag und machen Sie aus den Resten einen Lachssalat, den Sie am nächsten Tag in einem Sandwich genießen.
- Haben Sie immer einen kleinen Vorrat an Sardinen und Makrelen aus der Dose im Haus, um sich ein einfaches Abendessen zuzubereiten. Entgrätete und enthäutete Sardinen machen sich in verschiedenen leckeren Saucen gut. Probieren Sie sie mit einer Senfsauce auf einem schnellen und leckeren Sandwich.

Lachs

Lachs hat ein herrliches Aroma und eine angenehme Konsistenz. Entscheiden Sie sich entweder für Wildlachs oder für Zuchtlachs aus guter Haltung, denn diese enthalten weniger Quecksilber, dafür aber mehr Omega-3-Fettsäuren. Fragen Sie Ihren Fischhändler nach der Herkunft der Fische und prüfen Sie im Internet unter o. g. Link (Seite 93) den Quecksilbergehalt.

Sardinen

Manche behaupten, Sardinen seien eines der gesündesten Lebensmittel überhaupt. Sie stecken voller Omega-3-Fettsäuren, Vitamin E und Vitamin D. Darüber hinaus sind sie nicht teuer und in fast jedem Supermarkt erhältlich. Sardinen findet man in den mediterranen Länderküchen wie auch in ganz Nordamerika sowie auf den Speisekarten der besten Restaurants. Die meisten Sardinen sind eingedost, manchmal bekommt man im Supermarkt auch Tiefkühl-Sardinen. Probieren Sie es mal aus, die gefrorenen Sardinen direkt zu braten oder zu grillen.

Thunfisch

Thunfisch gehört in fast allen nordamerikanischen und westeuropäischen Küchen zur »Grundausstattung«. Gerade bei einem vollgepackten Alltag ist Thunfisch aus der Dose eine bequeme Zutat. Leider ist er mit Quecksilber belastet. Das USDA empfiehlt, hellen dem weißen Thunfisch (auch als Albacore-Thunfisch bekannt) vorzuziehen, da der Quecksilbergehalt in hellem Thun niedriger ist.

Orangefarbenes Gemüse

Orangefarbene Gemüseorten liefern so viel Beta-Carotin wie keine andere Lebensmittelgruppe, zusammen mit beachtlichen Mengen der meisten anderen Augennährstoffe. Neben der Vorbeugung gegen Augenerkrankungen schützen die Antioxidantien aus diesen Lebensmitteln den Körper vor anderen Erkrankungen, die durch oxidative Schäden verursacht werden können, wie Herzerkrankungen und Krebs.

Eine augenfreundliche Ernährung enthält viele Beta-Carotin-reiche Lebensmittel. Eine große Bandbreite von orangefarbenem Gemüse garantiert Ihnen, dass Sie das Maximum seiner gesundheitlichen Vorzüge ausschöpfen.

Augenfutter

Butternusskürbis, Eichelkürbis, Möhren, Riesenkürbis, Spaghettikürbis, Süßkartoffeln, Turbankürbis, Hokkaidokürbis

Top-Augenfutter

Süßkartoffeln

Augennährstoffe

Beta-Carotin, Ballaststoffe, Lutein und Zeaxanthin, Vitamin C, Vitamin E, Zink

Wochenziel

- **gegartes orangefarbenes Gemüse:** ½ Tasse, 3-mal wöchentlich
- **rohe Möhren:** ½ Tasse, 3-mal wöchentlich

Mahlzeiten- und Snackideen

- Genießen Sie Babymöhren als Snack mit einem Dip aus Hummus oder weißen Bohnen.
- Süßkartoffeln sind ein toller Ersatz für herkömmliche Kartoffeln. Genießen Sie sie gebacken, geröstet oder püriert mit einem Spritzer nativem Olivenöl extra und etwas Salz und Pfeffer.
- Halbieren Sie einen Butternusskürbis, rösten Sie ihn und beträufeln Sie ihn mit Ahornsirup.
- Kreieren Sie eine Herbstsuppe mit irgendeinem orangefarbenen Gemüse und streuen Sie gehackte Walnüsse darüber.

Augenfutter-Tipps: orangefarbenes Gemüse

- Essen Sie in der Woche mindestens 2 verschiedene orangefarbene Gemüsesorten.
- Lagern Sie Möhren im Kühlschrank, damit Sie immer einen Snack parat haben.
- Halten Sie gefrorenen Butternusskürbis im Tiefkühlgerät bereit, damit Sie immer eine leckere Beilage zu Pute oder Fisch haben.
- Haben Sie stets (selbstgemachtes) Kürbispüree (Seite 185) in ihrem Kühlschrank oder der Tiefkühltruhe vorrätig und geben Sie es zu Suppen, Pfannengerichten und Muffins.

Süßkartoffeln

Süßkartoffeln führen die Liste der orangefarbenen Lebensmittel an, denn sie sind die allerbeste Quelle für Beta-Carotin. Zudem enthalten sie viel Ballaststoffe. In den meisten Supermärkten sind sie das ganze Jahr über erhältlich. Essen Sie die Süßkartoffeln ruhig mit Schale, sie steckt voller guter Nähr- und Ballaststoffe.

Möhren

Als das vermutlich bekannteste Augenfutter sind Möhren preisgünstig, vielseitig und ergeben einen tollen Snack. Möhrensaft zu trinken ist eine hervorragende Möglichkeit, sich einen richtigen Beta-Carotin-Schub zu gönnen, doch übertreiben Sie es nicht – zu viel davon kann Ihre Haut orange färben (Seite 80).

Speisekürbisse
Es gibt viele Kürbissorten: Hokkaido-, Butternuss-, Turban-, Eichel- und Spaghettikürbis sind alle eine gute Wahl.

Orangefarbene Paprikaschoten

Unter allen Paprikasorten haben orangefarbene Paprika den höchsten Gehalt an augengesunden Nährstoffen. Sie sind eine hervorragende Quelle für Zeaxanthin, das Makulapigment, das als Helfershelfer von Lutein fungiert. Lutein und Zeaxanthin können das Risiko von AMD und Katarakt vermindern. Dazu kommt, dass bereits eine halbe orangefarbene Paprikaschote mehr als die Hälfte des täglichen Vitamin-C-Bedarfs für das Auge deckt, was sie zur Nummer eins unter den Nahrungsquellen für dieses wichtige Vitamin macht. Paprikaschoten haben zudem einen höheren Vitamin-E-Gehalt als andere Gemüsesorten. Damit sind sie eine wunderbare kalorienarme Quelle für Vitamin E, das üblicherweise eher in Ölen und anderen Fetten zu finden ist.

Orangefarbene Paprika gelten aufgrund ihrer optimalen Nährstoffzusammensetzung schon für sich gesehen als Augenfutter, doch gelbe, rote und grüne Paprika haben ebenfalls einen hohen Vitamin-C-Gehalt. Genießen Sie also Paprika in allen Farbvarianten, doch kaufen Sie hauptsächlich orangefarbene Paprika, um die größtmögliche Dosis an Augenfutter zu erhalten.

Augennährstoffe

Beta-Carotin, Lutein und Zeaxanthin, Vitamin C, Vitamin E

Wochenziel

- ½ Paprikaschote, 4-mal die Woche (2 Portionen roh, 2 Portionen gegart)

Mahlzeiten- und Snackideen

- Genießen Sie rohe orangefarbene Paprikastreifen als Snack oder Teil einer Gemüseplatte.
- Geben Sie gehackte orangefarbene Paprika zu Spinat oder einem Bohnensalat.
- Schneiden Sie eine orangefarbene Paprika in Hälften oder Viertel für Paprikaschiffchen, die Sie für ein gesundes Abendessen mit Eier-, Thunfisch- oder Putensalat füllen.
- Dünsten Sie orangefarbene, rote und gelbe Paprikastreifen mit Putenfleisch ohne Haut und Knochen als Füllung für Vollkornpita oder -tortilla.

Im Blick

Ist orangefarbene Paprika kein orangefarbenes Gemüse?
Lassen Sie sich nicht von der Farbe hinters Licht führen. Obwohl es so scheinen mag, als gehörten orangefarbene Paprika in die Kategorie der orangefarbenen Gemüse, stehen sie doch für sich, den sie enthalten in der Tat nur wenig Beta-Carotin. Ihr Wert für die Augengesundheit liegt vielmehr in ihrem hohen Gehalt an Zeaxanthin und Lutein, Vitamin C und Vitamin E.

Augenfutter-Tipps: orangefarbene Paprikaschoten

- Essen Sie in der Woche 2 orangefarbene Paprikaschoten, eine davon roh, die andere gegart, um mehr Zeaxanthin aufzunehmen.
- Ermuntern Sie Ihre Kinder, orangefarbene Paprikaschoten wie Äpfel zu essen! Sie sind ein kalorienarmer, aber nährstoffreicher Snack.
- Halten Sie Streifen aus orangefarbenen Paprika im Kühlschrank für einen schnellen und einfachen Snack für den Tag bereit. Dippen Sie sie für eine ordentliche Proteinladung in Hummus.

Grünes Gemüse

Es gibt eine Menge grüner Gemüsesorten, doch was sie in Sachen Augengesundheit alle vereint, ist ihr hoher Gehalt an Lutein, Zeaxanthin, Vitamin C und Ballaststoffen.

Grüner Spargel und Erbsen werden im späten Frühjahr und im Frühsommer geerntet. Zucchini, grüne Bohnen und Brokkoli sind den ganzen Sommer über reichlich aus regionalem Anbau im Angebot. Im Winter hat Rosenkohl Saison. Außerhalb der Saison können Sie grünes Gemüse als Tiefkühlware kaufen. Lebensmittelproduzenten frieren Obst und Gemüse direkt nach der Ernte ein, wenn die Nährstoffmengen ihren Höhepunkt erreicht haben, sodass Tiefkühllebensmittel den Großteil ihrer Nährstoffe bewahren.

» *Experten-Tipp: Wenn Sie Dosengemüse kaufen, dann entscheiden Sie sich wann immer möglich für solches ohne Salz.* «

Augenfutter

Brokkoli, Erbsen, grüne Stangenbohnen, grüner Spargel, Rosenkohl, Zucchini

Augennährstoffe

Beta-Carotin, Ballaststoffe, Lutein und Zeaxanthin, Vitamin C, Vitamin E

Wochenziel

- **roh oder gekocht:** ½ Tasse täglich

Mahlzeiten- und Snackideen

- Bereiten Sie aus rohem grünem Spargel einen Frühlingssalat zu. Schneiden Sie den Spargel in dünne Scheiben und mischen Sie ihn mit Olivenöl, Balsamessig, Salz und Pfeffer.
- Genießen Sie rohen Brokkoli mit einem Dip aus weißen Bohnen oder Hummus.
- Bereiten Sie einen bunten Salat aus rohem Brokkoli, getrockneten Aprikosen und Walnüssen zu.
- Dämpfen Sie Rosenkohl oder grüne Stangenbohnen mit einem Spritzer Walnussöl oder nativem Olivenöl extra und einer Prise Meersalz.
- Tauen Sie Tiefkühlerbsen 20 Minuten auf und gegeben Sie sie in einen Salat.
- Gegrillte Zucchinischeiben eignen sich gut als Salatbeilage.

Augenfutter-Fokus

- Brokkoli ist recht reich an Vitamin C, der für den Körper verfügbare Anteil reduziert sich aber durch das Kochen. Ich empfehle, jede Woche sowohl rohen als auch gekochten Brokkoli zu essen.
- Zucchini sind eine Quelle für Lutein und können sowohl roh als auch gekocht genossen werden.

Augenfutter-Tipps: grünes Gemüse

- Kaufen Sie jede Woche 2 oder 3 Sorten grünes Gemüse, um den Variantenreichtum in verschiedenen Gerichten auszukosten.
- Garen Sie so viel grüne Stangenbohnen, dass es für 2 Gerichte reicht. Genießen Sie die eine Hälfte in der Mahlzeit und verarbeiten Sie die andere in einem Salat oder essen Sie sie in den kommenden Tagen als Snack.
- Halten Sie gefrorene Erbsen für eine nährstoffreiche Last-Minute-Beilage parat.

Eier

Als wichtiges Augenfutter enthalten Eier signifikante Mengen an Vitamin E, Lutein und den Omega-3-Fettsäuren ALA (Alpha-Linolensäure) und DHA (Docosahexaensäure). Entscheiden Sie sich wenn möglich für sogenannte DHA- oder Omega-3-Eier. Hennen, die solche Eier legen, bekommen Futter mit einem hohen Gehalt an Leinsamen und Mais. Eier mit einem hohen Gehalt an Omega-3-Fettsäuren sind meist auch eine gute Quelle für Vitamin E. Sie enthalten darüber hinaus viel Lutein, das vom Körper gut aufgenommen wird.

In Maßen genossen, liefern Eier unserem Körper eine Menge gesunder Nährstoffe, die chronische Erkrankungen abwehren und eine langfristige Augengesundheit unterstützen. Die meisten Nährstoffe befinden sich im Eigelb, daher essen Sie immer das ganze Ei, um den Nährstoffreichtum zu nutzen.

Augennährstoffe

Lutein und Zeaxanthin, Omega-3-Fettsäuren, Vitamin E, Zink

Wochenziel

- 2 Eier, 2-mal die Woche

Im Blick

Cholesterin in Eiern

Lange galten Eier in den Medien wegen ihres hohen Cholesteringehalts nicht gerade als gesundes Lebensmittel. Doch eine großangelegte Studie, die im Jahr 1999 vom *Journal of the American Medical Association* veröffentlicht wurde, konnte zeigen, dass es bei gesunden Menschen keinen Zusammenhang zwischen einem moderaten Eierkonsum (1 Ei pro Tag) und dem Risiko von Schlaganfällen und Herzerkrankungen gibt. Diese Erkenntnis konnten spätere Studien bestätigen. Lediglich bei Diabetikern scheint es einen Zusammenhang zwischen einem erhöhten Risiko für Herzerkrankungen und häufigem Eierkonsum zu geben.

Augen auf! Wenn Sie unter Herzerkrankungen oder Diabetes leiden oder eine familiäre Veranlagung dazu haben, dann fragen sie Ihren Arzt nach dem für Sie angemessenen Eierverzehr.

Mahlzeiten- und Snackideen

- Genießen Sie gekochte Eier mit Olivenöl beträufelt und mit Salz und Pfeffer bestreut auf einer Scheibe Vollkorntoast als nährstoffreiches Frühstück oder Mittagessen.
- Bereiten sie eine leckere Frittata oder ein Omelett mit orangefarbenen Paprikaschoten und Spinat zu.
- Servieren Sie mundgerecht geschnittene Frittatastücke als Vorspeise.
- Probieren Sie eine Sabayon aus, ein klassisches französisches Dessert aus Eigelb, mit Beeren garniert.

Augenfutter-Tipps: Eier

- Eier sind gesund und schmecken lecker, ob gekocht, pochiert oder als Rührei, und ergeben als Omelett oder Frittata eine schöne Mahlzeit.
- Um gesättigte Fette und den gesamten Fettanteil gering zu halten, bereiten Sie Eier möglichst nicht in großen Butter- oder Ölmengen zu.
- Wenn Sie Eiersalat als schnelles Mittagsessen oder Snack mögen, dann probieren Sie ihn mal mit einem knackigen Romanasalat statt Brot, um die Luteinzufuhr weiter zu erhöhen.

Früchte und Fruchtsaft

Früchte und Fruchtsäfte sind gute Quellen für Vitamin C. Da der Körper das Vitamin nicht speichern kann, sollten Sie mehrmals täglich Vitamin-C-reiche Lebensmittel essen. Obst steckt außerdem voller weiterer Antioxidantien, die bei der Krankheitsvorbeugung unterstützen. Ein Stück frisches Obst kann zudem den Süßhunger wirksam dämmen. Kiwis, Cantaloupe-Melone und Avocados sind das Top-Augenfutter, doch genießen Sie die ganze Palette der Obstsorten, um das ganze Zusammenspiel der Vitamine zu nutzen.

Augenfutter

Aprikosen, Avocados (ja, auch sie gehören zum Obst!), Beeren, Cantaloupe-Melone, Zitrusfrüchte, Kiwis, andere Früchte

Top-Augenfutter

Kiwis, Cantaloupe-Melone, Avocados

Augennährstoffe

Beta-Carotin, Ballaststoffe, Lutein und Zeaxanthin, Omega-3-Fettsäuren (Avocado), Vitamin C, Vitamin E, Zink

Wochenziel

- **Obst:** 3 Portionen täglich
- **Fruchtsaft:** 1 Tasse ungesüßter Obstsaft täglich, 2 EL Zitronensaft täglich

Kiwis

Die Kiwi ist die Obstsorte mit dem höchsten Vitamin-C-Gehalt. Kiwis schmecken reif am besten, wählen Sie daher solche Früchte aus, die auf Druck nachgeben. Eine Kiwi isst man am besten, indem man sie halbiert und auslöffelt. Sie können die Schale auch mitessen, wie man es in Neuseeland tut.

Cantaloupe-Melone

Mit Ihrem hohen Beta-Carotin-Gehalt ist die Cantaloupe-Melone eine vielseitige Frucht, die sowohl im fettarmen Joghurt zum Frühstück schmeckt als auch als Dessert.

Avocado

Avocados sind zwar nicht süß, haben aber ein wundervoll cremiges, nussiges Aroma und sind eine gute Quelle für die pflanzliche Omega-3-Fettsäure ALA, für Zink, Lutein, Zeaxanthin und Vitamin E. Avocados haben einen hohen Kaloriengehalt, daher beschränken Sie sich auf eine halbe Frucht pro Portion.

Fruchtsaft

Das tägliche Augenfutter-Ziel für Vitamin C ist schwer allein durch das Essen von Obst zu erreichen. Mit reinem Fruchtsaft steigern Sie Ihre Vitamin-C-Aufnahme. Doch selbst ungesüßter Fruchtsaft kann viel Zucker und Kalorien enthalten, genießen Sie ihn also in nicht zu großen Mengen. Gute Fruchtsäfte sind Orangensaft, Apfelsaft mit zugesetztem Vitamin C und Ananassaft. Auch Traubensaft, Granatapfelsaft und natriumarme Gemüsesäfte sind eine gute Wahl.

» *Experten-Tipp: Wenn Sie abnehmen wollen oder Diabetes haben, dann verzichten Sie auf Fruchtsäfte.* «

Mahlzeiten- und Snackideen

- Essen Sie jeden Morgen 1 Kiwi, während Sie darauf warten, dass Ihr Porridge fertig ist oder Ihr Vollkorntoast aus dem Toaster springt.
- Frieren Sie Cantaloupe-Melonen oder Kiwis in Scheiben ein, wenn sie Saison haben. Genießen Sie sie leicht aufgetaut als Erfrischung nach dem Essen.
- Verwenden Sie einen Melonenausstecher, um Cantaloupe-Melonenkugeln für einen attraktiven Obstteller auszustechen.
- Geben Sie ½ Avocado zu einem gegrillten Gemüsesandwich.
- Belohnen Sie sich mit einem Avocado-Krabben-Salat auf einem Vollkornpita zum Mittagessen.

Augenfutter-Tipps: Früchte und Fruchtsäfte

- Beginnen Sie Ihren Tag mit einem Stück Obst.
- Essen Sie häufig Kiwis – am besten eine täglich.
- Kaufen Sie 1-mal wöchentlich eine Cantaloupe-Melone für eine 4-köpfige Familie.
- Stellen Sie 1 Glas mit getrockneten Aprikosen auf Ihre Küchentheke und genießen Sie täglich ein paar davon. Da getrocknete Aprikosen sehr zuckerreich sind, beschränken Sie sich auf 4 Stück am Tag.
- Pressen Sie täglich pro Person 1 Zitrone aus und verdünnen Sie den Saft in Wasser, Tee oder einem anderen Fruchtsaft oder beträufeln Sie damit einen Avocado-Krabben-Salat.
- Kreieren Sie Ihren eigenen Fruchtsaft aus Obstresten. In vielen Warenhäusern gibt es preisgünstige Entsafter guter Qualität.
- Entscheiden Sie sich für frisch gepressten oder eingefrorenen Orangensaft wann immer möglich.

Magere Proteinlieferanten

Putenbrust und mageres Rindfleisch sind aufgrund ihres hohen Gehalts an Zink und Vitamin E wichtiges Augenfutter. Die optimale Tagesdosis an Zink und Vitamin E zu erreichen ist einfacher, wenn die Ernährung etwas mageres Fleisch, Geflügel, Fisch oder Meeresfrüchte enthält, aber essen Sie nicht mehr als 175 Gramm gegartes Fleisch am Tag. Eine 100-Gramm-Portion ist in etwa so groß wie ein Set Spielkarten.

Augenfutter

Rindfleisch (magere Stücke), Krabben aus der Dose, Huhn, Venusmuscheln, Austern, Jakobsmuscheln, Pute (Brust und dunkles Fleisch)

Augennährstoffe

Omega-3-Fettsäuren (DHA und EPA), Zink, Vitamin E

Wochenziel

- **Putenbrust:** 100 Gramm gegartes Fleisch, 4-mal wöchentlich
- **mageres Rindfleisch:** 100 Gramm gegartes Fleisch, 2-mal wöchentlich

Augen auf! Den empfohlenen D-A-CH-Wert für Zink zu erreichen, ohne Fleisch, Fisch oder Meeresfrüchte zu essen, ist schwierig. Vegetarier sollten ihre Zinkaufnahme daher im Blick haben.

Mahlzeiten- und Snackideen

- Bereiten Sie ein Sandwich aus Putenbrust, Vollkornbrot, Apfelscheiben, Schweizer Käse in der fettarmen Variante und Dijon-Senf zu. Backen Sie es im Sandwichgrill oder im Ofen. Beträufeln Sie es mit Balsamicocreme.
- Bereiten Sie ein Pfannengericht mit magerem Rindfleisch und Brokkoli zu. Dazu geben Sie salzreduzierte Sojasauce, gehackten Knoblauch und schwarzen Pfeffer. Zu gekochter Gerste oder Natureis servieren.
- Geben Sie Krabbenfleisch aus der Dose über einen Dip aus fettarmem Frischkäse und einer Meeresfrüchte-Sauce. Genießen Sie ihn mit Babymöhren und getoastetem Vollkornpita.

Augenfutter-Tipps: mageres Protein

- Verwenden Sie Putenbrust- statt Hähnchenbrustfilets. Der Zinkgehalt ist in Putenfleisch deutlich höher als in Hähnchenfleisch.
- Beschränken Sie die Putengerichte nicht nur auf besondere Tage. Gönnen Sie sich auch einmal eine ganze Pute als leckere Sonntagsmahlzeit. Die anfallenden Reste genießen Sie an den Folgetagen.
- Verwenden Sie Putenhackfleisch für Burger, Hackbällchen oder Chili statt Rindfleisch.
- Verwenden Sie Krabben aus der Dose genauso, wie Sie Thunfisch oder Lachs aus der Dose verwenden würde: zu Salaten und Pasta oder für einen schnellen aromatischen Dip.
- Essen Sie gelegentlich gegarte oder geräucherte Austern. Sie sind ein Top-Augenfutter für Zink!

» *Experten-Tipp: Gewisse Fleischsorten können viel gesättigte Fettsäuren enthalten. Wählen Sie daher magerere Stücke, kleine Portionen und entfernen Sie die Haut von Pute und Hähnchen.* «

Nüsse und Samen

Diese kleinen nährstoffreichen Knabbereien enthalten großzügige Mengen an Nährstoffen. Legen Sie Wert auf eine bunte Mischung, da die Sorten unterschiedliche gesundheitliche Vorteile bieten. Im Augenfutter-Nussmix (Seite 230) ist eine gesunde Nussmischung zum Genießen zusammengestellt. Essen Sie davon eine kleine Handvoll täglich (ca. 16 Gramm). Der Nussmix enthält eine ausgewogene Zusammenstellung von Vitamin E, Zink und der Omega-3-Fettsäure ALA.

Ungesalzene rohe oder trocken geröstete Nüsse und Samen sind am besten. Wenn Sie größere Mengen auf einmal kaufen wollen, dann frieren Sie einen Teil davon ein, damit sie nicht oxidieren, denn dadurch schmecken sie einerseits ranzig, andererseits ist ihr Nährstoffgehalt gemindert. Die meisten Nuss- und Samensorten gibt es mittlerweile in fast allen Supermärkten zu kaufen. Auch Bioläden und Reformhäuser führen ein breites Angebot.

Augenfutter

Cashewkerne, trocken geröstete Sojabohnen (Edamame), Haselnüsse, Kürbiskerne, Mandeln, Pekannüsse, Pinienkerne, Pistazien, Sonnenblumenkerne, Walnüsse

Top-Augenfutter

Mandeln, Walnüsse, Cashewkerne, Sonnenblumenkerne, Kürbiskerne

Augennährstoffe

Ballaststoffe, Omega-3-Fettsäuren (ALA), Vitamin E, Zink

Nüsse oder Samen	Haupt-Augennährstoff
Mandeln	Vitamin E
Walnüsse	Omega-3-Fettsäuren (ALA)
Cashewkerne	Zink
Sonnenblumenkerne	Vitamin E
Kürbiskerne	Zink

Tagesziel

- **Augenfutter-Nussmix:** 1 kleine Handvoll täglich

Augen auf! Nüsse und Nussmuse sind sehr kalorienreich, essen Sie deshalb täglich nicht mehr als eine Handvoll Nüsse oder 2 EL Nussmus. Wenn Sie täglich Nüsse essen, dann sollten Sie Ihre Fettzufuhr aus anderen Quellen reduzieren. Die beste Möglichkeit dafür besteht darin, weniger Fleisch, Butter oder Margarine zu essen.

Augenfutter-Fokus Nüsse schützen möglicherweise vor dem Fortschreiten von AMD, kardiovaskulären Erkrankungen und Diabetes Typ 2.

Mahlzeiten- und Snackideen

- Mit Walnüssen und Mandeln wird Naturreis eine kreative Beilage.
- Machen Sie Pesto mit dem Mixer oder dem Pürierstab selbst aus Pinienkernen, nativem Olivenöl extra, Knoblauch und Basilikum. Genießen Sie es zu Vollkornnudeln oder als Brotaufstrich auf Vollkorn-Weizenbrot.
- Mischen Sie sich Studentenfutter aus getrockneten Aprikosen und einer Auswahl von Nüssen und Samen.

- Mixen Sie sich einen sündhaft leckeren Haselnussaufstrich aus Haselnussmus, etwas ungesüßtem Kakaopulver und Milch sowie Honig.

Augenfutter-Tipps: Nüsse und Samen

- Geben Sie Nüsse und Samen bereits zu Ihrem Frühstück dazu, damit Sie schon mit der ersten Mahlzeit des Tages Protein aufnehmen. Dieser Proteinkick mildert Hungergefühle am Vormittag, die dazu verleiten könnten, nährstoffarme Snacks zu essen.
- Rösten Sie Nüsse oder Samen einige Minuten in einer trockenen Pfanne, bevor Sie sie in einen Salat oder eine Reis-Bowl geben, das verbessert ihr Aroma.
- Kaufen Sie im Spätherbst und Winter ganze Nüsse in der Schale. Genießen Sie sie mit der ganzen Familie nach dem Abendessen als Snack.

Leinsamen

Leinsamen sind reich an der Omega-3-Fettsäure ALA, Ballaststoffen, Vitamin E und Zink. Bedenken Sie, dass Leinsamen zusätzlich zu Fisch konsumiert werden sollten, nicht als Ersatz. Unser Körper kann ALA in DHA und EPA umwandeln (die Omega-3-Fettsäuren, die reichlich in Fisch vorkommen und vom Körper hauptsächlich verwendet werden), jedoch nicht besonders effektiv.

Vollkorngetreide

Vollkorngetreide hat einen hohen Ballaststoffgehalt und einen niedrigen glykämischen Index. Neueste Studien zeigen, dass eine Ernährung, die reich an Lebensmitteln mit einem hohen glykämischen Index, wie Weißbrot und Zucker, ist, das Risiko von Katarakten und AMD erhöhen kann. Ziehen Sie so oft wie möglich die Vollkornvariante der mit raffinierten Kohlenhydraten vor. Ich empfehle Ihnen sogar, stark ausgemahlene Getreideprodukte ganz aus der Ernährung zu verbannen. Vollkornbrot, -reis und -nudeln sind in allen Supermärkten zu bekommen, es geht also lediglich um eine Änderung der Gewohnheiten.

Im Blick

Nussmuse

Die nährstoffreichen und leckeren Nussmuse sind eine bequeme Art, die gesundheitlichen Vorzüge von Nüssen zu nutzen. Entscheiden Sie sich für reines, ungesüßtes Erdnuss-, Mandel- oder Cashewmus. Man bekommt sie in vielen Supermärkten, Bioläden und Reformhäusern.

Leinsamen mahlen

Mahlen Sie Leinsamen in der Kaffee- oder einer anderen Mühle. Unser Körper kann die äußere Hülle der ganzen Samen nicht abbauen, sodass das ganze Körnchen den Darm unverdaut wieder verlässt und wir die Nährstoffe nicht aufnehmen können. Grob gemahlener Leinsamen ist bei Zimmertemperatur lange haltbar und bleibt bis zu 10 Monate frisch.

Vollkornprodukte machen es Ihnen leichter, die empfohlene Menge von 30 Gramm Ballaststoffen pro Tag zu erreichen. Bedienen sich an der reichhaltigen Auswahl an Getreide, darunter Quinoa, Haferflocken, Vollkornnudeln, Buchweizen und Getreidekleie.

Einfache Kochanweisungen für verschiedene Getreide finden Sie im Rezeptteil des Buches (Seite 186).

Augenfutter

Gerste, Getreidekleie, Vollkornreis, Buchweizen, Bulgur, Farro, Haferflocken, Quinoa, Weizenkörner, Vollkornnudeln und andere Vollkornprodukte

Augennährstoffe

Ballaststoffe, Vitamin E, Zink

Wochenziel

- ½ Tasse gegartes Getreide, 4-mal wöchentlich. Essen Sie möglichst viele unterschiedliche Sorten.

Augen auf!

- Nicht alle Vollkorngetreide haben auch einen niedrigen glykämischen Index. So weisen zum Beispiel Vollkorn-Weizenbrot und Weißbrot denselben glykämischen Index auf. Zu den guten Vollkorngetreiden zählen z. B. Quinoa, Buchweizen und Hafergrütze.
- Beachten Sie die Portionsgrößen. Vollkorngetreide steckt zwar voller guter Nährstoffe, doch sein Kaloriengehalt ist derselbe wie der von raffinerten Getreiden.
- Achten Sie beim Kauf von Frühstücksflocken darauf, dass diese wenig Zucker und 100 Prozent Vollkorn enthalten. Lassen Sie sich nicht von Marketingversprechen oder Slogans zum Nährwert täuschen. Zu den besten Produkten gehören solche, die einen Ballaststoffanteil von mindestens 3 Gramm pro 100 Kilokalorien haben und einen Zuckergehalt von maximal 10 Gramm pro 100 Kilokalorien.

Mahlzeiten- und Snackideen

- Genießen Sie eine Schale mit Getreidekleie- oder Haferbrei, serviert mit Beeren und getrockneten Aprikosen. Für ein Frühstück, das voller Augennährstoffe steckt,

Glutenfreie Ernährungsweise

Ob Sie unter Zöliakie oder Glutensensitivität leiden: Wenn Sie sich glutenfrei ernähren, dann hilft Ihnen diese Übersicht:

Gutenhaltiges Getreide

Gerste, Bulgur, Weizen, Farro, Kamut, Roggen, Grieß, Dinkel, Triticale

Glutenfreies Getreide

Amaranth, Buchweizen, Mais, Hirse, Hafer (wenn ohne Kreuzkontamination abgepackt), Quinoa, Reis

Im Blick

Herzgesund und augengesund

Das *British Journal of Ophthalmology* veröffentlichte 2008 eine Studie, die zeigt, dass Menschen mit AMD ein erhöhtes Risiko einer Herzerkrankung aufweisen. Da AMD und kardiovaskuläre Erkrankungen viele Risikofaktoren gemeinsam haben, bedeutet eine herzfreundliche auch eine augenfreundliche Ernährung. Eine höhere Ballaststoffzufuhr trägt zu gesunden Blutgefäßen und Augen bei.

geben Sie darüber noch je 1 EL gemahlenen Leinsamen und 1 EL Weizenkeime.

- Machen Sie aus einem fettarmen Joghurt oder Ricotta mit Getreidekleie und frischen Früchten eine leckere Nachspeise.
- Bereiten Sie aus gekochter Gerste, Quinoa oder Weizenkörnern einen Salat. Geben Sie lediglich gehackte orangefarbene Paprika, Gurken, natives Olivenöl extra, Zitronensaft, Salz und Pfeffer dazu und Sie haben ein leckeres Mittagessen.

Augenfutter-Tipps: Vollkorngetreide

- Meiden Sie Weißmehl, Zucker und stark verarbeitetes Getreide, denn deren glykämischer Index ist hoch und ihr Ballaststoffgehalt in der Regel gering. Wählen sie stattdessen das volle Korn, das einen höheren Ballaststoffgehalt und einen niedrigeren glykämischen Index hat.
- 1 Portion Vollkorngetreide entspricht ½ Tasse gekochten Getreides oder 1 Scheibe Brot.
- Entscheiden Sie sich für Hafergrütze oder zartschmelzende bzw. feine Haferflocken statt für Instant-Porridge. Kochen Sie Porridge vor, Sie können ihn bis zu 3 Tage im Kühlschrank aufbewahren. Wärmen Sie ihn für ein schnelles Frühstück einfach auf.
- Mischen Sie zur Abwechslung immer mal wieder verschiedene Kleiearten.
- Ziehen Sie Vollkorn-, Vollkorn-Weizen-, Leinsamen- und Roggenbrot oder Pumpernickel dem Weißbrot vor.
- Ersetzen Sie weiße Nudeln durch Sobanudeln.
- Servieren Sie Gerste zu Pfannengerichten oder Vollkorn- statt weißen Reis.

Gerste

Die alte Getreidesorte wird hauptsächlich in Suppe als Graupen verwendet. Gerste hat ein nussiges Aroma, eine zähe Textur und kann anstelle von Nudeln oder Reis in Salaten oder als Zutat in einem Pfannengericht verwendet werden. Gerste gibt es in geschälter Form, als Graupen oder Grütze. Die geschälte Gerste verbleibt als ganzes Korn, nur der Spelz, der vom Menschen nicht verdaut werden kann, wird entfernt. Kleie und Keim bleiben. Ganze Gerste gart länger als Graupen oder Grütze, enthält aber mehr Nährstoffe.

Da ein Teil der äußeren Spelzschicht bei Graupen und Grütze entfernt wird (bei Graupen mehr als bei Grütze), gehören sie technisch gesehen nicht zu den Vollkorngetreiden, jedoch haben sie immer noch einen höheren Nährwert- und Ballaststoffgehalt als andere raffinierte Getreide.

Vollkornreis

Vollkornreis hat einen höheren Nährwert und enthält mehr Vitamine, Mineralstoffe und Ballaststoffe als sein weißes Gegenstück. Es gibt ihn als Langkorn-, Mittelkorn und Rundkornreis.

Buchweizen

Anders als sein Name vermuten lässt, ist Buchweizen keine Weizenart und enthält auch kein Gluten. Er ist ein gesundes Vollkornprodukt, das statt Nudeln oder Reis verwendet werden kann. Roher Buchweizen ist knusprig und nussig im Aroma. Gekocht hat er eine Textur wie Reis. Sobanudeln, die in der japanischen Küche beliebt sind, werden aus Buchweizenmehl hergestellt. Buchweizenmehl eignet sich auch für Pfannkuchen und Crêpes.

Bulgur

Aus vorgekochter Weizengrütze hergestellt, ist Bulgur im Nu gegart und eine schöne Zutat für schnelle Abendessen.

Farro

Die alte Weizensorte hat eine angenehm zähe Textur und ist eine schöne Alternative zu Gerste oder Reis. Es gibt Farro als Ganzkorn, halb geperlt oder geperlt. Wählen Sie am besten das ganze Korn, das den höchsten Nährwert aufweist, auch wenn es zum Garen länger braucht.

Hafer

Hafer hat den höchsten Gehalt an löslichen Ballaststoffen unter allen Getreidearten. Wenn Sie fertiges Porridge verwenden, dann wählen Sie ungesüßtes und geben Sie zum Süßen selbst eine kleine Menge Honig oder Ahornsirup dazu. Oder machen Sie Ihr Porridge selbst aus feinen Haferflocken oder Hafergrütze.

Quinoa

Dieses nussig schmeckende Getreide hat eine hohe biologische Wertigkeit und ist damit besonders für die fleischlose Küche eine gute Wahl. Wie auch Bulgur und ganze Weizenkörner findet man Quinoa heute in vielen Supermärkten. Es ist einfach zuzubereiten und bringt Abwechslung in die Küche.

Weizenkörner

Ganze Weizenkörner enthalten alle drei Teile – den Keim, die Kleie und das Endosperm – und haben einen hohen Ballaststoffgehalt. Sie garen 45–60 Minuten und ihre zähe Textur macht sie zu einer schönen Zutat für Suppen, Eintöpfe und Salate.

Bohnen und Linsen

Bohnen und Linsen sind eine hervorragende Quelle für Ballaststoffe und Protein, dabei haben sie nur einen minimalen Gehalt an Fett. Damit sind sie ein wesentlicher Bestandteil einer augen- und herzgesunden Ernährung. Grüne und schwarze Bohnen sind das Top-Augenfutter in dieser Kategorie, denn sie sind sehr ballaststoffreich und enthalten signifikante Zinkmengen. Sojabohnen (Edamame) zählen aufgrund ihres hohen Gehalts an der Omega-3-Fettsäure ALA ebenfalls zum Augenfutter.

Die einfachste Möglichkeit, Bohnen und Linsen in den Speiseplan aufzunehmen, sind Dosenvarianten. Allerdings haben diese häufig einen hohen Salzgehalt, deshalb sollten Sie sie gründlich abspülen. Stattdessen können Sie auch getrocknete Bohnen und Linsen kaufen, sie nach Packungsanweisung einweichen und dann selber garen.

Edamame sind sowohl ungeschält als auch geschält erhältlich. Man findet sie in der Tiefkühlabteilung im Supermarkt.

Augenfutter

Braune Linsen, Canellinibohnen (weiße Bohnen), grüne Linsen, grüne Stangenbohnen, Kichererbsen, Kidneybohnen, rote Linsen, schwarze Bohnen, schwarze Linsen, Sojabohnen (Edamame)

Top-Augenfutter

Grüne Stangenbohnen, schwarze Bohnen, Sojabohnen (Edamame)

Augennährstoffe

Ballaststoffe, Omega-3-Fettsäuren (ALA), Zink

Wochenziel

- ½ Tasse gekochte Bohne oder Linsen, 4-mal wöchentlich

Mahlzeiten- und Snackideen

- Bereiten Sie einen bunten Salat aus Dosenbohnen, orangefarbenen Paprikaschoten, sonnengetrockneten Tomaten und Frühlingszwiebeln zu.
- Genießen Sie Hummus als Brotaufstrich oder Dip.
- Servieren Sie Edamame, mit Salz bestreut, in der Schale als Vorspeise oder als Fingerfood. Essen Sie die Schale nicht mit, sie ist sehr hart. Ziehen Sie die Schale nur zwischen den Zähnen durch, um die Samen herauszulösen.
- Mischen Sie gegarte Canellinibohnen (weiße Bohnen) oder Kichererbsen mit Olivenöl und ihrer Lieblings-Gewürzmischung. (Probieren Sie zum Beispiel gemahlenen Kreuzkümmel, Curry und gemahlenen Koriander.) Backen Sie die Mischung 40 Min. bei 200 °C im Ofen.

Augenfutter-Tipps: Bohnen und Linsen

- Spülen Sie Bohnen aus der Dose gründlich in einem Sieb ab, um das überflüssige Salz loszuwerden.
- Geben Sie gegarte Bohnen in Suppen, Eintöpfe und Pfannengerichte.
- Servieren Sie gegarte grüne Linsen statt Reis als Beilage zu Fisch.
- Geben Sie geschälte Edamame zu Pfannengerichten, Suppen und Salaten.
- Trinken Sie viel Wasser, um die blähende Wirkung von Bohnen und Linsen zu vermeiden.

Gesunde Fette

Olivenöl und Leinöl sind einfach ungesättigte Fette, die Vitamin E und die Omega-3-Fettsäure ALA enthalten. Weitere gesunde Öle sind Walnussöl, Traubenkernöl und Avocadoöl. Walnussöl ist eine köstliche Zutat für Salate. Traubenkern- und Avocadoöl haben einen hohen Rauchpunkt, was sie zu einer guten Wahl für Pfannengerichte macht.

Augenfutter

Avocadoöl, Leinöl, Olivenöl, Traubenkernöl, Walnussöl

Top-Augenfutter

Olivenöl

Augennährstoffe

Omega-3-Fettsäuren (ALA), Vitamin E

Tagesziel

- 1–2 EL täglich

Olivenöl

Olivenöl gehört in der mediterranen Küche zu den Grundnahrungsmitteln. Es wird in verschiedenen Qualitätsstufen angeboten. Zur Herstellung von nativem Olivenöl und nativem Olivenöl extra werden die Oliven weder mit Chemikalien noch mit Hitze behandelt, sondern lediglich gepresst. Beide Öle sind unraffiniert, wobei das native Olivenöl extra strengere Qualitätskontrollen bestehen muss. Es ist aromatischer, aber auch teurer. Sein Rauchpunkt ist niedriger und es denaturiert ab einer Temperatur von 190 °C. Um sein Aroma und seine Nährstoffe so gut wie möglich zu nutzen, sollte man es hauptsächlich für Salate nehmen oder über bereits gegarte Gerichte träufeln.

Raffiniertes Olivenöl hat einen geringeren Nährstoffgehalt als unraffinierte Öle. Es kostet weniger, hat ein milderes Aroma und einen höheren Rauchpunkt, wodurch es für stärkerer Hitze wie beim Braten in der Pfanne, Schmoren oder Grillen besser geeignet ist.

Augenfutter-Tipps: gesunde Fette

- Verwenden Sie so oft wie möglich Olivenöl statt Butter.
- Nutzen Sie so oft wie möglich natives Olivenöl extra. Es stammt aus erster Pressung, hat das beste Aroma und die meisten gesundheitlichen Vorteile.
- Leinöl bewahren Sie, ist es einmal geöffnet, im Kühlschrank auf und verbrauchen es innerhalb von 6 Wochen.

» *Experten-Tipp: Denken Sie daran, dass Fett, egal aus welcher Quelle, sehr kalorienreich ist. Um eine Gewichtszunahme zu vermeiden, schränken Sie Ihren Verbrauch ein.* «

Im Blick

Bohnenküche

Bohnen und Linsen sind in vielen Länderküchen zu Hause. Die indische Küche nutzt Linsen, die mediterrane Küche grüne Stangenbohnen und Canellinibohnen, die mexikanische Küche schwört auf Kidneybohnen und schwarze Bohnen und die asiatische Küche verwendet Sojabohnen. Selbst die nordamerikanische Küche beinhaltet Bohnen, vor allem die kleinen weißen »navy beans«, die für Baked Beans verwendet werden.

Lebensstil und allgemeine Gesundheit

Wir alle wissen, dass eine gute Ernährung für unser Wohlbefinden ausschlaggebend ist. Sie sorgt aber nicht nur langfristig für ein gutes Allgemeinbefinden – gute Ernährungsgewohnheiten beeinflussen auch direkt die Gesundheit der Augen. So erhöht Rauchen beispielsweise das Risiko einer altersbedingten Makuladegeneration (AMD) und regelmäßige Bewegung kann zur Vorbeugung gegen bestimmte Augenerkrankungen beitragen.

Meine Empfehlungen zur Vorbeugung gegen Augenerkrankungen durch einen augengesunden Lebensstil unterstützen ebenso die langfristige allgemeine Gesundheit. Die Vorzüge eines gesunden Lebensstils sind zahlreich. Sie werden feststellen, dass Ihre Energie und Vitalität steigen, was zu einem glücklichen und erfüllten Leben beträgt.

UV- und Blaulicht-Exposition

Die Sonne und bestimmte Lampen, wie sie in Sonnenbänken verwendet werden, emittieren ultraviolette (UV-)Strahlen. Studien zeigen, dass dieses Licht, setzt man sich ihm zu stark aus, Katarakte, AMD, Hautkrebs, Sonnenbrand und vorzeitige Hautalterung hervorrufen kann. Die U.S. Food and Drug Administration (FDA) empfiehlt daher, eine Sonnenbrille zu tragen und Sonnenschutz auf die Haut aufzutragen, um sich vor den schädlichen Strahlen von UV-Licht zu schützen.

Blaulicht (kurzwelliges sichtbares Licht) verursacht oxidativen Stress in der Netzhaut. Dies betrifft Menschen mit einer geringen Makulapigmentierung mit Lutein und Zeaxanthin. Menschen mit heller Iris, mit AMD oder einer genetischen Disposition

Forschung aktuell

Blaulicht und UV-Licht

Eine großangelegte europäische Studie belegt einen signifikanten Zusammenhang zwischen Blaulicht und dem Wachstum neuer Blutgefäße in der Netzhaut bei Patienten mit AMD und einem geringen Antioxidantienspiegel. Diese Studie unterstreicht die Theorie, dass Ernährung und Lebensstil eine wichtige Rolle bei der Vorbeugung gegen Augenerkrankungen spielen. Eine weitere signifikante Studie belegt, dass die Sonnenlichtexposition in jungen Jahren mit der Entwicklung früher AMD assoziiert ist.

dafür sind für die schädlichen Effekte des Blaulichts anfälliger.

» Experten-Tipp: Zu viel UV-Licht-Exposition kann Hautkrebs, Sonnenbrand und vorzeitige Hautalterung verursachen. «

Sonnenlichtexposition in der Kindheit

Die Linsen von Babys, Kindern und jungen Erwachsene sind transparenter und ihre Haut ist empfindlicher als die von Erwachsenen. Deshalb sind sie durch die schädlichen Einflüsse einer Überbelastung durch UV-Strahlung stärker gefährdet – allerdings zeigen sich die Auswirkungen erst im späteren Lebensalter. In seinem 18. Lebensjahr hat ein Mensch bereits 80 Prozent seiner lebenslangen Sonnenexposition erreicht. Deshalb ist es so wichtig, die Augen unserer Kinder vor der Sonne zu schützen – von Geburt an, die gesamte Kindheit hindurch.

Die Wahl der Sonnenbrille

Die Auswahl an Sonnenbrillen ist nahezu unüberschaubar. Nicht alle Gläser sind, was UV- und Blaulichtschutz betrifft, gleich. Die optische Qualität, der Schutzgrad und seine Dauer variieren erheblich. Hier ein paar hilfreiche Tipps:

- **Sichtbares Licht und UV-Licht:** Das Lichtspektrum wird über seine Wellenlänge kategorisiert. Wenn es sich um sichtbares Licht handelt, bestimmt die Wellenlänge seine Farbe. Befindet es sich dagegen im UV-Bereich, dann legt die Wellenlänge seine UV-Kategorie fest (A, B oder C).
- **Blaulicht:** kann die Netzhaut schädigen, zu AMD und verschwommenem Sehen führen.
- **Arten von Blendlicht:** Direktes Blendlicht ist das helle Licht, das durch die Sonne von oben und ihre Reflexion von unten kommt. Die Reflexblendung entsteht durch flache, glatte und glänzende Oberflächen wie Windschutzscheiben von Autos, die Oberfläche eines Sees oder eine Pfütze auf der Straße. Zurückgeworfenes Blendlicht trifft uns von der Seite oder von hinten.

Der Unterschied zwischen Sonnenbrillengläsern hoher und geringer Qualität liegt im UV-Schutz und darin, wie gut sie Blaulicht zu filtern vermögen. Der Goldstandard beim UV-Schutz lag bis vor kurzem bei UV 400, das alle UV-Kategorien (A, B und C) abdeckt.

Im Blick

UV-ABC

Vielleicht hilft Ihnen eine Eselsbrücke, um sich die Auswirkungen der Strahlungsarten zu merken: UV-A ist für die Alterung zuständig, UV-B kann einen Sonnenbrand verursachen und UVC erhöht das Krebsrisiko. Anders gesagt: A für Alter, B für Brennen und C für cancerogen.

Polarisierte Gläser

Die beste Möglichkeit für klare und störungsfreie Sicht bieten polarisierte Gläser in Ihrer Sehstärke. Sie eliminieren 100 Prozent des UV-Lichts, filtern Blaulicht, bieten Blendschutz und bleiben (anders als fotochrome Gläser) beim Autofahren dunkel.

Heute wissen wir, dass auch das Blaulicht schädigende Auswirkungen auf das Auge hat, daher sollte der optimale Sonnenschutz auch einen selektiven Blaufilter enthalten. Die ehemals so beliebten »Blueblocker«-Gläser blockieren alle blauen Strahlen, sodass sich auch das Farbensehen durch diese Gläser verändert. Neuere Gläser machen ein normales Farbsehen möglich, filtern aber die schädigenden Anteile des Blaulichts.

Linsen-Eigenschaften

- Die Farbe oder Tönung einer Sonnenbrille sagt nichts darüber aus, wie gut sie vor UV- und Blaulicht schützt. Es gibt sogar farblose UV-Beschichtungen. Billige UV-400-Gläser haben eine im Sprayverfahren aufgetragene Schutzschicht, die sich durchs Putzen abreiben kann. Solche Gläser vermitteln dann ein falsches Gefühl von Sicherheit. Nicht alle Glasmarken haben einen Blaulichtfilter. Gläser guter Qualität filtern sowohl UV- als auch Blaulicht.
- Eine Verspiegelung reflektiert den Großteil des Blendlichts, sie »blinzelt« also für Sie.
- Ein Polarisationsfilter schützt vor zurückgeworfenem Blendlicht von Straßen, Wasserflächen, Windschutzscheiben und anderen flachen, glänzenden Oberflächen. Mit polarisierten Gläsern können Sie durch die Wasseroberfläche blicken, damit sind sie zum Angeln ideal.
- Eine antireflektierende Beschichtung auf der Rückseite der Gläser schützt vor Licht, das von der Rückseite der Gläser in Ihre Augen reflektiert wird. Diese Eigenschaft reduziert Blendlicht.
- Eine fotochrome Linse passt sich an die Lichtverhältnisse an. Sie wird dunkler, wenn das Licht heller wird. Sie wird über UV-Strahlen aktiviert, sodass es im Auto nicht so dunkel wird, wie wenn Sie sich draußen aufhalten.
- Plastikgläser exzellenter Qualität sind stoßfest, leicht und mit einem Kratzschutz ausgestattet. Sie haben eine gute optische Qualität und verleihen Ihnen eine bessere Sehschärfe.
- Brillengläser aus Glas sind schwerer, kratzresistenter und verleihen eine klare Sicht. Weil sie nicht stoßfest sind und zerbrechen könnten, sind sie für den Einsatz beim Sport nicht so geeignet.
- Sie können die Tönung Ihrer Brillengläser an Ihre individuellen Sehbedürfnisse anpassen und daran, wie Sie die Brille verwenden wollen, sowie an Ihre persönlichen Präferenzen. Braune Gläser erhöhen den Kontrast, graue beeinflussen nicht die Farbwahrnehmung.

» *Experten-Tipp: Für bestimmt Sportarten und Aktivitäten sind spezialisierte Tönungen erhältlich. Es gibt Gläser, die die Sehfähigkeit beispielsweise beim Tennis, Golf, bei der Jagd und beim Angeln verbessern, um nur einige zu nennen.* «

Brillengestell

- Bei der Wahl des passenden Brillengestells ist das erste Kriterium die Passform, der Sitz. Das Gestell sollte nahe an den Augen und dem Gesicht anliegen und damit zurückgeworfenes Blendlicht abhalten und es sollte groß genug sein, um eine gute Abdeckung und damit einen guten Schutz der Augen zu gewährleisten.
- Die meisten qualitativ hochwertigen Sonnenbrillen sind in Ihrer Brillenstärke erhältlich, sodass Sie eine Sonnenbrille nicht über Ihrer normalen Sehhilfe tragen müssen.
- Für die meisten Brillen sind Aufsteck-Sonnengläser erhältlich. Sie sind zwar eine

akzeptable Lösung, tragen aber zu einem höheren Gewicht der Brille bei, wodurch sie leicht von der Nase rutschen kann. Es kann auch zu Reflexionen zwischen den Gläsern der beiden Brillen kommen, was die Sicht beeinträchtigt. Bei häufiger Benutzung kann der Clip auf das Brillengestell abfärben.
- Wenn Sie eine Aufsteckbrille mit fotochromen Gläsern nutzen, dann sollten Sie wissen, dass das Licht um den Rahmen Ihre Augen weiterhin erreichen kann. Das liegt daran, dass normale Brillen meistens kleiner und flacher als Sonnenbrillen sind und nicht so nah an Ihrem Gesicht anliegen.

Nutzung von Computern und anderen Geräten

Kennen Sie das: Sie kommen von der Arbeit oder der Schule nach Hause und fühlen sich, als hätten Ihre Augen sprichwörtlich nur am Bildschirm geklebt? Fällt es Ihnen schwer einzuschlafen, nachdem Sie spätabends noch E-Mails geschrieben oder Computerspiele gespielt haben? Die folgenden Tipps helfen Ihnen dabei, Ihren Sehkomfort zu Hause, bei der Arbeit und beim Spiel zu verbessern.

Vergessen Sie das Blinzeln nicht!

Unsere Lidschlagfrequenz sinkt bei der Nutzung von elektronischen Geräten oder bei der starken Konzentration auf eine bestimmte Aktivität von 17 Mal auf 10 Mal pro Minute. Eine geringere Lidschlagfrequenz kann zu Trockenheit, einem unbehaglichen Gefühl und sogar zu verschwommener und verzerrter Sehwahrnehmung führen. Achten Sie auch darauf, Ihre Augen beim Blinzeln wirklich vollständig zu schließen. Studien zeigen, dass es keinen Unterschied gibt zwischen dem schnelleren, aber nur teilweisen Blinzeln und dem seltenen Blinzeln.

Die 20/20/20-Regel

Fokussieren Sie Ihren Blick alle 20 Minuten für etwa 20 Sekunden auf ein Objekt, das mindestens 20 Fuß (6 Meter) von Ihnen entfernt ist. Solche regelmäßigen Pausen von unseren elektronischen Geräten entspannen die Augen und reduzieren die Belastung über den Tag. Um an diese »Tagtraum-Pausen« erinnert zu werden, können Sie sich einen Timer stellen. Es gibt sogar Computerprogramme, wie eyeCare von Google, die Sie daran erinnern.

Investieren Sie in Ihre Sehfähigkeit

Wenn Sie sich eine neue Brille zulegen, dann investieren Sie in eine gute Entspiegelung und einen Blaulichtfilter. Dieser Filter absorbiert etwas von dem hochenergetischen Blaulicht, das von Bildschirmen abgestrahlt wird, und reduziert damit die Menge, die ins Auge trifft. Im Ergebnis fühlen sich Ihre Augen weniger angestrengt und müde an, sowohl tagsüber als auch nachts.

Optimieren Sie Ihren Arbeitsplatz, um Ihre Sehfähigkeit zu verbessern

- Stellen Sie Ihren Computerbildschirm oder Ihren Laptop auf Armlänge und 15–20 Grad unterhalb der Augenhöhe auf.
- Passen Sie Helligkeit und Kontrast Ihres Bildschirms an Ihre Umgebung an.
- Verringern Sie alle blendenden Einflüsse auf Ihren Bildschirm. Platzieren sie ihn so, dass natürliches diffuses Licht beidseitig Ihres Arbeitsplatzes vorhanden ist. Licht sollte weder direkt vor, noch direkt hinter Ihrem Bildschirm sein.
- Verbessern Sie die Schärfe, indem Sie Schmutz und Staub von der Bildschirmoberfläche entfernen.

Meiden Sie Blaulicht vor dem Zubettgehen
Am Abend kann das Blaulicht, das von Bildschirmen ausgeht, unseren zirkadianen Rhythmus und die Melatoninproduktion durcheinanderbringen, was das Einschlafen erschwert. Die beste Methode, Schlafstörungen zu verhindern, ist es, allen elektronischen Geräten 2 Stunden vor dem Zubettgehen gute Nacht zu sagen.

Die häufigsten Fragen

Frage: Wie kann ich die Auswirkungen von Blaulicht minimieren?

Wir können den Einfluss des Blaulichts einerseits reduzieren, indem wir die Nutzung von elektronischen Geräten einschränken, und andererseits, indem wir das Ausmaß des von Smartphones und Computern ausgesendeten Blaulichts reduzieren. Ein Blaulichtfilter ist sowohl auf der regulären als auch auf der Sonnenbrille wichtig.

Eine weitere Möglichkeit, die Makula vor dem Einfluss dieser hochenergetischen Strahlen zu schützen, ist eine erhöhte Einnahme von Lutein und Zeaxanthin. Diese Carotinoide sind in der Makula konzentriert, wo sie als Blaulichtfilter fungieren. Unser Körper stellt selber kein Lutein oder Zeaxanthin her, deshalb ist es so wichtig, diese Carotinoide entweder über die Nahrung oder über Supplemente aufzunehmen. Grünkohl ist als Blaulichtschutz das Augenfutter Nummer eins: Eine Tasse enthält 10 Milligramm Lutein. Brunnenkresse, Erbsensprossen und chinesischer Brokkoli sind ebenfalls gute, meistens aber übersehene grüne Blattgemüsesorten.

Ich empfehle, täglich grünes Gemüse zu essen, zum Beispiel in Salaten, Suppen und Smoothies. 4-mal in der Woche eine orangefarbene Paprikaschote (sowohl roh als auch gegart) und Eier zu essen, trägt ebenfalls zu einer erhöhten Konzentration von Lutein und Zeaxanthin im Körper und in der Makula bei.

Im Blick

Fragen Sie den Experten

Angesicht der unzähligen Möglichkeiten hilft es, einen Experten zurate zu ziehen. Informieren Sie sich schon vorab ein wenig, sodass Sie bereits eine Ahnung davon haben, was Sie bevorzugen. Dann fragen Sie Ihren Augenarzt oder Optometristen nach der Sonnenbrille, die Ihren Bedürfnissen am besten entgegenkommt.

Dafür gibt es eine App

Für alle, die sich einfach nicht von ihren spätabendlichen Bildschirmgewohnheiten verabschieden können, gibt es Apps für Smartphones und Tablets, die die Helligkeitseinstellungen verändern und die ausgestrahlte Blaulichtmenge filtern, wenn sich der Tag dem Ende nähert.

Rauchen

Die Gefahren des Rauchens sind schon lange bekannt. Die meisten Menschen sind sich bewusst, dass Rauchen das Risiko von Krebs und Herzerkrankungen wesentlich erhöht, doch auch andere Körperregionen werden beeinträchtigt. Studien zeigen, dass Rauchen der wichtigste beeinflussbare Faktor für AMD ist. Im Vergleich zu Menschen, die nie in ihrem Leben geraucht haben, ist für Raucher das Risiko, eine frühe AMD zu entwickeln, oder dass sich eine bereits bestehende AMD verschlechtert, in einem Zeitraum von 15 Jahren um 45 Prozent erhöht. Wenn Sie mit dem Rauchen aufhören wollen, finden Sie Informationen unter www.rauchfrei-info.de, einem Angebot der Bundeszentrale für gesundheitliche Aufklärung.

Achtung! In einer Studie fand man heraus, dass sich bei Rauchern und allen, die kürzlich mit dem Rauchen aufgehört haben, das Lungenkrebsrisiko erhöht, wenn sie hochdosierte Beta-Carotin-Supplemente nahmen. Rauchern und Ex-Rauchern wird geraten, keine Supplemente zu nehmen, die Beta-Carotin enthalten. Beta-Carotin aus der Nahrung ist dagegen ungefährlich.

Body-Mass-Index und Taillenumfang

Ein gesundes Körpergewicht beizubehalten, kann dabei helfen, chronischen Erkrankungen vorzubeugen und die allgemeine Gesundheit zu verbessern. Die Weltgesundheitsorganisation, das USDA und Health Canada nennen den Body-Mass-Index (BMI) und den Taillenumfang als die beiden Messwerte, mit denen das Risiko eines Menschen für Erkrankungen abgeschätzt wird, die mit Übergewicht verbunden sind. (Beachten Sie, dass diese Messwerte weder für Kinder und Jugendliche unter 18 Jahren noch für Schwangere oder Stillenden gelten.)

- **BMI:** Der BMI setzt das Körpergewicht zur Körpergröße ins Verhältnis. Ihren BMI können Sie mithilfe einer Online-BMI-Tabelle erfahren oder über die folgende Formel errechnen: BMI = Gewicht (kg)/Größe $(m)^2$. Ein normaler BMI liegt zwischen 18,5 und 24,9. Mit einem BMI über 25 ist man übergewichtig, ab einem BMI von 30 adipös. Menschen, die in die Kategorie »übergewichtig« oder »adipös« fallen, haben ein höheres Risiko, gesundheitliche Probleme zu entwickeln.
- **Taillenumfang:** Der Taillenumfang ist ein Maß für abdominale Adipositas. Viele Gesundheitsexperten bestätigen, dass Menschen mit der typischen Apfelform – bei Männern mit einem Taillenumfang von 102 Zentimetern oder mehr, bei Frauen mit einem Umfang von 88 Zentimetern oder mehr – ein erhöhtes Risiko haben, chronische Erkrankungen zu entwickeln.

Mindful Eating

Das Konzept des »Mindful Eating« beinhaltet ein bewusstes Essverhalten, das heißt, im Moment des Essens, des Einkaufens und des Zubereitens von Essen ganz präsent zu sein. Diese Methode kann beim Abnehmen helfen. Achten Sie auf Farbe, Textur, Geruch und Geschmack Ihres Essens. Essen Sie langsam, in kleinen Bissen und kauen Sie sorgfältig. Wenn Sie mit Freunden oder Familie essen, dann versuchen Sie, sich den ersten paar

Bissen ganz zu widmen und aufmerksam zu sein, bevor Sie zu plaudern beginnen. Wenn Sie alleine essen, schalten Sie den Fernseher, Ihr Smartphone oder Tablet aus und konzentrieren Sie sich ganz auf das Essen.

Körperliche Aktivität

Wir kennen alle die langfristigen positiven Auswirkungen körperlicher Aktivität auf die Gesundheit. Körperliche Aktivität zu einem selbstverständlichen Teil des Lebens zu machen, führt aber auch mit dazu, dass Sie sich im Jetzt jünger, stärker und energiegeladener fühlen. Körperliche Bewegung fördert den Blutfluss und nährt und entgiftet die Zellen. Sie kommt Herz und Arterien zugute und damit auch Ihren Augen und Ihrer Sehkraft. Mehr körperliche Aktivität kann das Risiko kardiovaskulärer Erkrankungen und eines Schlaganfalls verringern. Zu den weiteren positiven Aspekten gehören die Gewichtsregulierung, stärkere Muskeln und Knochen, weniger Stress und mehr Energie und Vitalität.

Ich empfehle körperliche Aktivität als einen Teil eines augenfreundlichen Lebensstils. Bewegen Sie sich täglich. Machen Sie einen Spaziergang oder genießen Sie die Landschaft auf dem Fahrrad. Versuchen Sie, folgende Ziele zu erreichen:

- **Erwachsene:** 30–60 Minuten körperliche Aktivität täglich
- **Kinder und Jugendliche:** 90 Minuten körperliche Aktivität täglich

Im Blick

Körpergewicht und AMD

Ein BMI über 25 könnte mit einem erhöhten Risiko von AMD verknüpft sein. Ein höherer Taillenumfang oder ein erhöhtes Taillen-Hüft-Verhältnis kann die Wahrscheinlichkeit des Fortschreitens von AMD vergrößern.

Wenn Sie irgendwelche gesundheitlichen Einschränkungen haben, dann besprechen Sie dies mit Ihrem Arzt, bevor Sie mit einem neuen Bewegungsprogramm anfangen.

Kardiovaskuläre Erkrankungen und AMD

Neuere wissenschaftliche Studien belegen einen Zusammenhang von AMD und kardiovaskulären Erkrankungen. Unabhängige Langzeituntersuchungen beider Erkrankungen zeigen identische Ergebnisse. Beide haben viele der Risikofaktoren gemeinsam, darunter Alter, Rauchen, die Menge an Antioxidantien, körperliche Aktivität, BMI und Taillenumfang.

Im Jahr 2006 konnten Wissenschaftler bei Patienten mit fortgeschrittener AMD auch ein um 30,9 Prozent erhöhtes Risiko koronarer Herzerkrankungen in einem Zeitraum über 10 Jahre feststellen, während Patienten ohne Anzeichen für AMD lediglich ein um 10 Prozent erhöhtes Risiko koronarer Herzerkrankungen im selben Zeitraum hatten.

Auch für Schlaganfälle waren Patienten mit fortgeschrittener AMD anfälliger als solche ohne Anzeichen für AMD. In einer anderen Studie konnte nachgewiesen werden, dass AMD-Patienten im Alter von 49–75 Jahren ein höheres Langzeitrisiko schwerer Komplikationen hatten im Zusammenhang mit kardiovaskulären Erkrankungen oder Schlaganfällen.

Es gibt viele Gemeinsamkeiten eines augen- und herzfreundlichen Lebensstils, dazu gehören eine gute Ernährung, körperliche Aktivität und das Nichtrauchen.

» *Experten-Tipp: Wissenschaftler gehen davon aus, dass körperliche Aktivität mindestens 3-mal in der Woche das Fortschreiten von AMD verlangsamen kann.* «

Dem Augenfutter-Plan folgen

Sie haben inzwischen gelernt, welche Lebensmittel und welcher Lebensstil das Risiko mindert, eine altersbedingte Makuladegeneration, einen Katarakt, ein trockenes Auge und Augenliderkrankungen zu entwickeln. Sie kennen die Nährstoffe, die den besten Schutz vor diesen Augenerkrankungen bieten, und die Lebensmittel, die am meisten von diesen Nährstoffen besitzen – das Augenfutter. Nun geht es darum, dieses Wissen anzuwenden. Dabei hilft der Augenfutter-Plan, eine einfache Methode, diese Lebensmittel am besten in Ihre Ernährung einzubauen. Wenn Sie sich nach dem Ernährungsplan richten, hilft Ihnen das bei der Vorbeugung gegen Augenerkrankungen, es hilft, einen gesunden, starken Körper zu behalten, und reduziert das Risiko, andere chronische Erkrankungen zu entwickeln.

Der Augenfutter-Plan basiert auf wissenschaftlichen Untersuchungen zur Ernährung und Augengesundheit. Er stellt Wochenziele auf und bietet eine einfache Methode zur Ermittlung von Portionsgrößen und zur Kontrolle der wöchentlichen Augenfutter-Aufnahme. Aber auch weitere Richtlinien für Lebensstil-Faktoren, die für die Augengesundheit eine Rolle spielen, darunter Nahrungsergänzungsmittel, Sonnenschutz, Rauchen und Bewegung, sind Bestandteil des Plans.

Der Augenfutter-Plan soll eine Ergänzung einer gesunden Ernährung und eines gesunden Lebensstils sein. Sie müssen in der Woche natürlich insgesamt mehr essen als im Augenfutter-Plan angegeben. Für den Rest Ihrer Ernährung halten Sie sich einfach an die Empfehlungen der Fachgesellschaften.

Verlässliche Gesundheitsinformationen

Heutzutage haben wir Zugang zu nahezu unzähligen Quellen für Gesundheitsinformationen. Die unterschiedlichen Empfehlungen und Berichte können für Verwirrung sorgen. Manchmal widersprechen die Informationen in den Medien sogar denen, die Sie von Ihrem Arzt erhalten haben. Bedenken Sie, dass nicht alle veröffentlichten Informationen zu Gesundheitsthemen vertrauenswürdig sind. Die wissenschaftliche Forschung sollte das Fundament jeder Publikation oder Empfehlung zu Gesundheitsthemen sein.

Bei der Entwicklung des Augenfutter-Plans zogen Dr. Pelletier und ich Richtlinien zur Ernährungsweise und zum Lebensstil zurate sowie Empfehlungen des Landwirtschaftsministerium der Vereinigten Staaten (USDA), der American Heart Association, der American Cancer Association, Health Canada, The Heart and Stroke Foundation und der Canadian Cancer Society wie auch diverse Studien auf dem Gebiet der Ernährung und Augengesundheit. Zuletzt überprüfte ein Ernährungswissenschaftler die Informationen aus dem Augenfutter-Plan.

Wochenziele

Um die empfehlenswerten Mengen der Augennährstoffe festzulegen, haben sich Dr. Pelletier und ich teilweise an der Age-Related Eye Disease Study (AREDS) und an den Referenzwerten der empfohlenen Nährstoffzufuhr des USDA und Health Canada orientiert. Außerdem haben wir die Nährwerte Hunderter vollwertiger Lebensmittel untersucht und uns überlegt, wie eine angemessene Ernährung mit diesen Lebensmitteln aussehen könnte.

Der Augenfutter-Ernährungsplan (Seite 120) deckt alle Wochenziele ab, die in der Tabelle unten aufgeführt sind, mit Ausnahme von Zink. Zusätzlich zum Ernährungsplan müssen Sie Vollkorn- und Milchprodukte oder Milchersatzprodukte in Ihre Ernährung einbauen. Diese Lebensmittel sorgen dafür, dass Sie auch den Zinkbedarf abdecken.

Achtung! Der Augenfutter-Plan kann nicht die Einnahme von Augenvitaminen ersetzen, die Menschen mit einem erhöhten Risiko von Augenerkrankungen oder mit einer bereits diagnostizierten Augenerkrankung einnehmen müssen. Vielmehr ist dieser Plan eine Handlungsempfehlung für einen Lebensstil, die die Augengesundheit und auch das allgemeine körperliche Wohlbefinden fördert.

Augenfutter-Zielnährwerte

Wissenschaftliche Studien zeigen, dass folgende Nährstoffe die Vorbeugung gegen Augenerkrankungen unterstützen können. Der Augenfutter-Ernährungsplan sieht solche Lebensmittel vor, die den Bedarf an allen diesen Nährstoffen decken.

Nährstoff	Augenfutter-Tagesziel	Augenfutter-Wochenziel
Beta-Carotin	10 mg	70 mg
Lutein und Zeaxanthin	10 mg	70 mg
Vitamin C	350 mg	2450 mg
Vitamin E	15 mg	105 mg
Zink	10 mg	70 mg
Ballaststoffe	30 mg	210 mg
Omega-3-Fettsäuren aus Fisch (DHA/EPA)	0,85 g	5,95 g
Omega-3-Fettsäuren aus Pflanzen (ALA)	1,6 g	11,2 g

Portionsgrößen

Die meisten Ernährungs- und Diätpläne geben Portionsgrößen vor, die verwirrend sein können. Wenn Sie sich nach einem Ernährungsplan richten, sind passende Portionsangaben wichtig, damit Sie sicher sein können, dass Sie genug von den empfohlenen Nährstoffen aus den Lebensmitteln aufnehmen. Der Augenfutter-Ernährungsplan empfiehlt Portionsgrößen, die sicherstellen, dass Sie aus jedem Lebensmittel den optimalen gesundheitlichen Nutzen ziehen, während Sie eine angemessene Portionskontrolle beibehalten.

In unserem vielbeschäftigten Alltag haben wir meistens keine Zeit, alle Lebensmittel abzuwiegen und zu messen, um die richtige Portionsgröße zu ermitteln. Die untenstehende Tabelle macht es Ihnen leicht, schnell die Portionsgröße eines bestimmten Lebensmittels zu ermitteln.

Portionsgrößen

Wissenschaftliche Studien lassen darauf schließen, dass die folgenden Lebensmittel beim Schutz vor Augenerkrankungen unterstützen könnten. Der Augenfutter-Ernährungsplan beinhaltet Lebensmittel, die den Bedarf an allen diesen Nährstoffen decken.

Lebensmittel	Augenfutter-Portionsgröße	Handliche Richtlinien
rohes grünes Blattgemüse	1 Tasse	1 große Handvoll
anderes Gemüse	½ Tasse	Größe einer kleinen Zitrone
Obst	½ Tasse geschnittenes Obst, 1 mittelgroße Frucht oder 4 getrocknete Aprikosen	Größe einer kleinen Zitrone (für geschnittenes Obst)
Kaltwasserfisch und magere proteinhaltige Lebensmittel	100 g (gegart)	Größe eines Kartenspielsets
Nüsse	16 g	1 kleine Handvoll
Vollkorngetreide	½ Tasse gegartes Getreide oder 1 dünne Scheibe Brot	Größe einer kleinen Zitrone (für das gegarte Getreide)
Öl	1 TL	

Der Augenfutter-Ernährungsplan		
Dieser Plan führt auf, wie viel Augenfutter Sie wöchentlich oder täglich essen müssen, um Ihr Augennährstoff-Ziel zu erreichen.		
Kategorie	**Lebensmittel**	**Augenfutter-Ziel**
gegartes grünes Blattgemüse	Grünkohl, Spinat, Löwenzahnblätter, Mangold, anderes grünes Blattgemüse	½ Tasse, 2-mal wöchentlich
rohes grünes Blattgemüse	Grünkohl, Spinat, Radicchio, Romanasalat, anderer dunkelgrüner Blattsalat	1 Tasse, 7-mal wöchentlich
Kaltwasserfisch	Lachs, Sardinen, Thunfisch, Makrelen, Regenbogenforelle	100 g gegart, 4-mal wöchentlich, davon 2 Portionen Lachs und 2 Portionen anderer Kaltwasserfisch
gegartes orangefarbenes Gemüse	Süßkartoffeln, Butternusskürbis, Möhren, Gartenkürbis	½ Tasse, 3-mal wöchentlich
rohe Möhren	Möhrensticks, geriebene Möhren, Möhrensaft	½ Tasse, 3-mal wöchentlich
orangefarbene Paprikaschoten	orangefarbene Paprikaschoten	½ Schote, 4-mal wöchentlich (2 Portionen roh, 2 Portionen gegart)
grünes Gemüse	Brokkoli (besonders roh), Rosenkohl, grüne Erbsen	½ Tasse, 7-mal wöchentlich
Eier	Eier mit einem hohen Gehalt an Omega-3-Fettsäuren	2 Eier, 2-mal wöchentlich
Obst	Kiwis, Cantaloupe-Melone, Avocados, Aprikosen (getrocknet oder frisch), anderes Obst	3 Portionen, täglich
Fruchtsaft	Orangensaft, Apfelsaft, Ananassaft, Traubensaft, Granatapfelsaft, Zitronensaft	1 Tasse ungesüßter Fruchtsaft am Tag, 2 EL Zitronensaft in Wasser oder Tee, täglich
mageres Protein	Putenbrust, mageres Rindfleisch	100 g gegarte Putenbrust, 4-mal wöchentlich, 100 g gegartes mageres Rind, 2-mal wöchentlich
Nüsse und Samen	Augenfutter-Nussmix (Seite 230), Leinsamen, Weizenkeime	1 kleine Handvoll Augenfutter-Nussmix, täglich
Vollkorngetreide	Haferflocken, Quinoa, Dinkel, Vollkornbrot, Vollkornnudeln, andere Vollkornprodukte	½ Tasse, 5-mal wöchentlich
Bohnen und Linsen	grüne Stangenbohnen, schwarze Bohnen, Sojabohnen (Edamame), Canellinibohnen, Kichererbsen, Linsen, Kidneybohnen	½ Tasse, 4-mal wöchentlich
Öl	Olivenöl, Walnussöl, Traubenkernöl, Avocadoöl	1–2 EL, täglich

Der Augenfutter-Lebensstilplan

- Richten Sie sich nach dem Augenfutter-Ernährungsplan.
- Tragen Sie eine hochwertige Sonnenbrille. Lassen Sie sich bei der Auswahl der für Sie besten Sonnenbrille von Ihrem Augenarzt oder Optometristen beraten.
- Halten Sie sich gesund. Nutzen Sie die Angebote von Augenärzten und Optometristen, Ihres Hausarztes und anderer Anbieter von Gesundheitsprophylaxe. Suchen Sie sie regelmäßig auf und lassen Sie sie als Ihr Team für sich arbeiten.
- Bewegen Sie sich. Treiben Sie täglich Sport. Gehen Sie spazieren oder fahren Sie Rad, tanzen Sie mit Ihrer Familie und lernen Sie einen neuen Sport oder eine andere körperliche Aktivität kennen. Das bringt Ihr Leben ins Gleichgewicht und lässt Sie öfter lächeln!
- Geben Sie das Rauchen auf. Fragen Sie Ihren Arzt nach Möglichkeiten der Unterstützung.
- Nehmen Sie ein Augenvitaminpräparat ein. Wenn bei Ihnen das Risiko für eine Augenerkrankung besteht, Sie bereits eine Augenerkrankung haben oder Ihr Augenfutter-Ziel nicht über die Ernährung alleine erreichen können, dann könnte ein Augenvitaminpräparat sinnvoll sein. Fragen Sie Ihren Augenarzt nach dem besten Präparat für Sie.
- Behalten Sie ein gesundes Körpergewicht bei. Wenn Sie dem Augenfutter-Plan folgen, dann sind Sie auf dem besten Weg dorthin.

Legen Sie einen Garten an Ein kleiner Garten ist eine wunderbare Möglichkeit, den gesunden Lebensstil zu ergänzen. Eine große Auswahl an Obst und Gemüse in unserer Ernährung hilft dabei, gesund zu bleiben und uns vor chronischen Erkrankungen zu schützen. In jüngerer Zeit hat die Sorge um Umweltgifte dafür gesorgt, dass immer mehr Menschen Ihr eigenes Gemüse ziehen. Obst und Gemüse haben den höchsten Gehalt an Nährstoffen, wenn sie frisch geerntet sind, und das ist auch die beste Zeit, sie zu essen!

Hier ein paar Tipps für Ihren eigenen Anbau:

- Gestalten Sie einen möglichst farbenfrohen Garten.
- Genießen Sie Ihr Obst und Ihr Gemüse möglichst bald nach der Ernte, wenn es am nährstoffreichsten ist.
- Pflanzen Sie sowohl frühes als auch spätes Gemüse, damit Sie in der gesamten Vegetationsperiode versorgt sind.
- Pflanzen Sie auch Kräuter an wie Petersilie, Basilikum, Minze, Thymian, Salbei, Oregano und Koriander. Kräuter haben krankheitsabwehrende Eigenschaften und sind eine tolle Möglichkeit, Salate und andere Gerichte mit einem gesunden Aroma zu versehen.

Wenn Sie sich nach einer Paleo-Diät ernähren

Die Paleo-Diät, auch Steinzeitdiät genannt, wurde 2002 von Dr. Loren Cordain entwickelt und stützt sich auf die Theorie, dass die optimale Ernährung für Menschen diejenige ist, an die wir genetisch angepasst sind. Die menschliche DNA hat sich in den letzten 40.000 Jahren kaum verändert, im Gegensatz zu unserer Ernährung, die sich durch die sog. neolithische Revolution und später durch die Industrialisierung dramatisch gewandelt hat. Die Paleo-Diät orientiert sich an der Jäger-und-Sammler-Ernährung unserer Vorfahren aus der Alt- und Mittelsteinzeit. Diese Lebensmittel können Sie bei einer Paleo-Diät essen:

- mageres Fleisch (bevorzugt von Tieren aus Weidehaltung) oder Fisch bei jeder Mahlzeit
- unbegrenzt: Früchte und Gemüse ohne Stärke
- Nüsse und Samen in Maßen

Verarbeitete Lebensmittel und solche mit einem hohen Zuckeranteil sind bei der strengen Paleo-Diät nicht erlaubt. Dazu gehören:

- Getreide und Getreideprodukte (Nudeln, Cracker, Reis, Gerste, Haferflocken)
- Hülsenfürchte (Erdnüsse, Erbsen, Bohnen, Linsen)
- stärkehaltiges Gemüse (Kartoffeln und Süßkartoffeln)
- Milchprodukte
- verarbeitetes Fleisch (Schinken, Hot Dogs, Wurstwaren)
- Softdrinks, Süßigkeiten

Die Paleo-Diät enthält relativ viel tierisches Protein, verglichen mit der üblichen westlichen Ernährung. Dennoch werden Sie, wenn Sie Fisch und mageres Fleisch wie Putenbrust, Hähnchenbrust und Rinderfilet von Tieren aus Weidehaltung wählen und auf Wurstwaren verzichten, nur eine geringe Fettmenge aufnehmen. Wenn Sie generell Fleisch von Tieren aus Weidehaltung vorziehen und viel Fisch essen, wird das Verhältnis von Omega-6- zu Omega-3-Fettsäuren niedriger sein und sie vor Entzündungen schützen.

Menschen, die sich nach einer Paleo-Diät richten, haben häufig eine hohe Ballaststoffzufuhr, weil sie viele gesunde Kohlenhydrate in Form von Obst und Gemüse essen. Zu den bei Paleo eingeschränkten Lebensmitteln gehören verarbeitete und raffinierte Kohlenhydrate, die in der Regel einen hohen glykämischen Index aufweisen und das Risiko von Fettleibigkeit und kardiovaskulären Erkrankungen erhöhen.

» *Experten-Tipp: Fleisch von Tieren aus Weidehaltung ist meistens magerer als das von Tieren mit Getreidefütterung und hat einen höheren Gehalt an Omega-3-Fettsäuren.* «

Augengesunde Ernährung Achten Sie bei einer Paleo-Ernährung auf folgende Tipps, um adäquate Mengen an Nährstoffen aufzunehmen, die für die Augengesundheit und -funktion wichtig sind.

- Wählen Sie folgende Gemüsesorten: grünes Blattgemüse, orangefarbene Paprikaschoten, Brokkoli, Rosenkohl.
- Wählen Sie folgendes Obst: Kiwis, Cantaloupe-Melonen, Avocados, Beeren, Zitrusfrüchte.
- Essen Sie wöchentlich 4 Eier.
- Essen Sie Fisch, besonders Lachs, Sardinen, hellen Thunfisch, Makrele und Regenbogenforelle 4-mal wöchentlich.
- Essen Sie täglich 1 Handvoll Nüsse. Eine gute Wahl sind Mandeln, Walnüsse, Cashewkerne und Pistazien.

Was fehlt? Vollkorn, Bohnen und Linsen sind Augenfutter, gehören aber nicht zur Paleo-Diät. Menschen, die sich nach Paleo ernähren, sollten eine hohe Ballaststoffaufnahme über Früchte und Gemüse anstreben. Der Verzicht auf Vollkorn, Bohnen und Linsen sollte dann kein Thema mehr sein.

Wenn Sie sich rein pflanzlich ernähren

Aus sozialen, kulturellen oder Gesundheitsgründen ernähren sich in Deutschland rund 9 % der Bevölkerung vegetarisch oder vegan (Stand 2016). Vegetarier und Veganer behalten Ihre Ernährungsweise oft ein Leben lang bei, anders als andere Diättrends, die häufig nur für einen kurzen Zeitraum befolgt werden.

Eine vegetarische oder vegane Ernährung beinhaltet typischerweise einen hohen Anteil von Früchten und Gemüse, die viele Antioxidantien und Carotinoide liefern. Doch eine pflanzliche Ernährungsweise, die Fleisch, Fisch und Milchprodukte ausschließt, könnte einen Mangel an Augennährstoffen wie Zink, Vitamin E und den Omega-3-Fettsäuren DHA und EPA bedeuten.

Menschen, die auf Fisch verzichten, nehmen sehr wahrscheinlich weniger DHA und EPA auf. Um das zu kompensieren, sollten sie pflanzliche Lieferanten für Omega-3-Fettsäuren (ALA) essen oder ein veganes Omega-3-Supplement einnehmen. Zu den Lebensmitteln mit ALA gehören Leinsamen, Walnüsse, Avocados, Sojaprodukte und Chia-Samen. Unser Körper kann ALA in DHA und EPA umwandeln, aber leider nicht sehr effizient. Trotz der Aufnahme ALA-reicher Lebensmittel kann es zu einem Mangel an DHA und EPA kommen. Aus diesem Grund empfehle ich meinen vegan lebenden Patienten immer ein hochwertiges veganes Omega-3-Supplement.

Ein weiteres Augenfutter, das in einer pflanzenbasierten Ernährung fehlen könnte, ist das Ei. Eier sind eine gute Quelle für Lutein, das eine besonders hohe Bioverfügbarkeit hat. Das in den Eiern vorhandene Fett sorgt, verbunden mit der Abwesenheit von Chlorophyll, dafür, dass das Lutein von unserem Körper sehr gut aufgenommen werden kann. Um den Verzicht auf Eier zu kompensieren, sollten Sie täglich mehr grünes Blattgemüse und grünes Gemüse essen. Ich empfehle, mindestens eine Handvoll grünes Blattgemüse täglich, zusammen mit einem gesunden Fett (wie natives Olivenöl extra), um die Absorption von Lutein zu verbessern.

Zink und Vitamin E könnten bei einer veganen Ernährung ebenfalls zu knapp sein, da Fleisch, Fisch und Eier gute Quellen für diese Nährstoffe sind. Ersetzen Sie diese Zinkquellen durch hohe Mengen an Bohnen, Linsen und Vollkorngetreide. Um die Vitamin-E-Zufuhr zu verbessern, essen Sie Mandeln, Sonnenblumenkerne, grünes Blattgemüse, orangefarbene Paprikaschoten, Weizenkeime und Olivenöl.

Pflanzliche Ernährung und niedrigere Sterblichkeitsrate Es gibt verschiedene wissenschaftliche Studien, die eine pflanzenbasierte Ernährung mit einer niedrigeren Mortalitätsrate in Verbindung bringen. Das China-Cornell-Oxford-Projekt untersuchte über einen Zeitraum von 20 Jahren die Sterberaten in Bezug auf Krebs und andere chronische Erkrankungen in 65 chinesischen Bezirken. In Bezirken, in denen viele tierische Lebensmittel konsumiert wurden, war auch die Sterblichkeit aufgrund chronischer Erkrankungen höher als in den Bezirken, in denen die Ernährung vor allem pflanzenbasiert war.

» *Experten-Tipp: Algen, zum Beispiel die Nori-Alge in Sushi, sowie Mikroalgen sind fischfreie Quellen für DHA.* «

So klappt die Ernährungsumstellung

Der ersten Schritt zu einer besseren Augenfürsorge ist bereits getan: Sie haben mehr über die Anatomie der Augen, verbreitete Augenkrankheiten und über Nährstoffe, Lebensmittel und die Lebensgewohnheiten erfahren, die dabei helfen können, das Risiko bestimmter Augenerkrankungen wie Makuladegeneration, Katarakte und trockenes Auge zu reduzieren. Vielleicht haben Sie sogar schon damit begonnen, täglich bessere Entscheidungen zu treffen, die zu einem Leben mit gesünderen Augen führen. Jetzt ist es an der Zeit, das gewonnene Wissen in die Praxis umzusetzen.

Am einfachsten ist es, wenn Sie anfangen, eine Mahlzeit am Tag der Augengesundheit zu widmen. Nach und nach können Sie dann mehr Augenfutter zu sich nehmen. Dazu enthält dieses Kapitel Wochenpläne, Einkaufslisten und Vorratslisten der »Must have«-Lebensmittel für Speisekammer und Gefriergerät, die sie alle auf dem Weg zu einer augengesunden Ernährung unterstützen. Die Mahlzeitenpläne beinhalten leckere einfache Rezepte aus Teil 3: Rezepte für gesunde Augen (Seite 132).

Vier einfache Augenfutter-Tipps Wenn Sie sich von dem Augenfutter-Plan überfordert fühlen, helfen Ihnen diese 4 Tipps dabei, die wichtigsten Augenfutter-Lebensmittel zu genießen:

- Essen Sie täglich 1 Handvoll grünes Blattgemüse. Entscheiden Sie sich für Grünkohl, Spinat, Löwenzahnblätter, Blattkohl, Romanasalat und Radicchio, sowohl roh als auch gegart.
- Essen Sie 2 orangefarbene Paprikaschoten in der Woche, sowohl roh als auch gegart.
- Essen sie 2–4 Mal in der Woche Kaltwasserfisch. Lachs, Regenbogenforelle, Sardinen, heller Thunfisch und Makrele sind eine gute Wahl.
- Essen Sie 4 Eier in der Woche – das Eigelb steckt voller guter Nährstoffe!

Augenfutter-Fokus Man kann sich leicht daran gewöhnen, täglich 1 Handvoll Grünkohl oder Spinat zu essen; damit werden Sie Ihre Luteinzufuhr erheblich steigern.

Bleiben Sie auf der Spur!

Um sicherzugehen, dass Sie auch wirklich genug augengesunder Nährstoffe bekommen, sollten Sie einen Überblick darüber haben, wie viel dieser Nährstoffe Sie aufnehmen. Nutzen Sie die untenstehende Tabelle, um Art und Menge des Augenfutters im Blick zu behalten.

Lebensmittel	Essen Sie wöchentlich so viele Portionen
gegartes grünes Blattgemüse	○ ○
rohes grünes Blattgemüse	○ ○ ○ ○ ○ ○ ○
Kaltwasserfisch	○ ○ ○ ○
gegartes orangefarbenes Gemüse	○ ○ ○
rohe Möhren	○ ○ ○
orangefarbene Paprikaschoten	○ ○ ○ ○
grünes Gemüse	○ ○ ○ ○ ○ ○ ○
Eier	○ ○ ○ ○
Obst	○ ○
Fruchtsaft	○ ○ ○ ○ ○ ○ ○
mageres Protein	○ ○ ○ ○ ○ ○
Nüsse und Samen	○ ○ ○ ○ ○ ○ ○
Vollkorngetreide	○ ○ ○ ○ ○
Bohnen und Linsen	○ ○ ○ ○
Öl	○ ○ ○ ○ ○ ○ ○ ○ ○ ○ ○ ○ ○ ○

Eine Mahlzeit täglich für gesunde Augen

Wenn Sie sich mit den Wochenplänen vertraut fühlen, können Sie damit beginnen, Ihre eigenen Pläne zusammenzustellen und ein oder zwei Augenfutter-Rezepte für eine Mahlzeit zuzubereiten. Ein guter Zeitspartipp: Bereiten Sie immer die doppelte Menge vor, sodass Sie noch am nächsten Tag davon essen können. Auch das hilft Ihnen dabei, Ihren Augenfutter-Anteil zu erhöhen.

Wochen-Mahlzeitenpläne

Es ist nicht schwer, eine Mahlzeit am Tag gesunden Augen zu widmen. Diese Wochenpläne zeigen Ihnen, wie es geht:

Mahlzeitenplan Woche 1

Tag	Mahlzeiten
Montagmittag	Puten-Käse-Sandwich: gegrillte Putenfleischscheiben auf Vollkornbrot mit Senf, Romanasalat, sonnengetrockneten Tomaten und Schweizer Käse orangefarbene Paprikastreifen mit Hummus (Seite 235) frisch gepresster Orangensaft mit einem Spritzer Zitronensaft
Dienstagabend	gegrilltes Lachsfilet Vollkornpenne mit Spinat (Seite 203)
Mittwochmittag	leckere Spinat-Frittata (Seite 135) gemischter Obstsalat mit Cantaloupe-Melone, Beeren und Mango
Donnerstagabend	Rindfleisch und Brokkoli mit Gerste (Seite 226) grüner Tee
Freitagmittag	Thunfischsalat (mit hellem Thunfisch) mit Frühlingszwiebeln, in einer halben orangefarbenen Paprikaschote serviert fettarmer Joghurt mit Kiwischeiben als Topping Mineralwasser mit Zitrone und Limette

Einkaufsliste für 2 Personen

Die Liste enthält alle Zutaten, die Sie für die Mahlzeiten aus dem Wochenplan benötigen. Für die restlichen Mahlzeiten des Tages brauchen Sie weiteres Gemüse und Obst sowie eine gute ausgestatte Speisekammer.

Gemüse und Obst

- 1 Pck. TK-Spinat
- 4 orangefarbene Paprikaschoten
- 1 Brokkoli
- 1 Bund Frühlingszwiebeln
- 1 Knoblauchknolle
- 1 Stück Ingwer
- 1 Romanasalat
- 1 Bund frischer Koriander
- 1 Bund frischer Dill
- 1 Zitrone
- 2 Limetten
- 4 Orangen
- 1 Schälchen Beeren nach Wahl
- ½ Cantaloupe-Melone
- 2 Kiwis
- 1 Mango

Fleisch, Fisch und Milchprodukte

- 250 g mageres Rindfleisch (wie Filet oder Lende)
- 200 g gegrillte Putenbrustscheiben (oder rohe Scheiben, die Sie selbst grillen)
- 2 Lachsfilets (à 150 g)
- 1 Dose heller Thunfisch
- 6 große Omega-3-Eier
- 1 l Milch

- 1 Becher fettarmer Naturjoghurt
- 4 Scheiben Schweizer Käse

Weitere Lebensmittel

- 1 Vollkornbrot
- Vollkornpenne oder andere Vollkornnudeln
- Gerste
- 1 Dose Kichererbsen
- geriebener Parmesan
- 1 Glas sonnengetrocknete Tomaten
- Olivenöl
- natives Olivenöl extra
- Senf
- Sojasauce
- Chilipulver
- Wasabipaste
- fertige salzarme Rinderbrühe
- grüner Tee
- Mineralwasser

Mahlzeitenplan Woche 2

Tag	Mahlzeiten
Montagmittag	Hähnchen-Mandel-Salatwraps (Seite 216) Roher Brokkoli mit Bohnendip (Seite 236) grüner Tee
Dienstagabend	Regenbogenforellen-Päckchen (Seite 211) Möhrenpommes (Seite 192)
Mittwochmittag	Reste der Regenbogenforelle von Dienstagabend (genießen Sie sie kalt) Mango-Spinat-Salat (Seite 167)
Donnerstagabend	Puten-Fajitas (Seite 219) Mineralwasser mit Zitrone und Limette
Freitagmittag	Quiche ohne Boden (Seite 207) Babyspinat-Salat, getoppt mit Beeren und mit einem Dressing aus Olivenöl, Zitronensaft, Salz und Pfeffer

Einkaufsliste für 2 Personen

Die Liste enthält alle Zutaten, die Sie für die Mahlzeiten aus dem Wochenplan benötigen. Für die restlichen Mahlzeiten des Tages brauchen Sie weiteres Gemüse und Obst sowie eine gute ausgestatte Speisekammer.

Gemüse und Obst

- 1 Pck. TK-Erbsen
- 1 Pck. TK-Maiskörner
- 2 orangefarbene Paprikaschoten
- 2 rote Paprikaschoten
- 1–2 Jalapeño-Chilis
- 1 Brokkoli
- 4 Möhren
- 1 Knoblauchknolle
- 1 Gemüsezwiebel
- 1 Zwiebel
- 8 Frühlingszwiebeln
- 250 g Grünkohl
- 1 Romanasalat
- 175 g Babyspinat
- 1 Bund frischer Koriander
- 1 Bund Petersilie
- 1 Bund Estragon
- 3 Zitronen

- 4 Limetten
- 1 große und 2 kleine Orangen
- 1 Schälchen Beeren nach Wahl
- 1 Mango

Fleisch, Fisch und Milchprodukte

- 600 g Hähnchenbrust ohne Haut und Knochen
- 750 g Putenbrust ohne Haut und Knochen (oder Hähnchenbrust)
- 600 g Regenbogenforellenfilets
- 6 große Omega-3-Eier
- 1 l Milch
- 1 Becher saure Sahne
- 1 Pck. geraspelter Cheddar oder Gouda (oder ein Stück zum Selberraspeln)

Weitere Lebensmittel

- 8 Vollkornweizen- oder Maistortillas (⌀ 30 cm)
- 2 Dosen (400 g) Canellinibohnen
- 1 Dose schwarze Bohnen (irgendeiner Größe)
- Mandelblättchen
- Mandel- oder Erdnussmuss natur
- grüne Kürbiskerne
- 1 Glas sonnengetrocknete Tomaten
- Paprikapulver (falls gewünscht für die Möhrenpommes)
- gemahlener Kreuzkümmel
- scharfe Chilisauce
- flüssiger Honig
- klarer Reisessig
- Apfelessig
- fertige Hühnerbrühe
- Salsa
- Mineralwasser

Vorratsliste für Speisekammer und Gefriergerät

Ein gut ausgestatteter Vorrat an Lebensmitteln und frühzeitiges Vorbereiten sind das A und O, um Mahlzeitenpläne einzuhalten. Statten Sie Ihre Speisekammer und Ihr Gefriergerät mit folgenden Zutaten aus, das erleichtert Ihnen die Zubereitung der augengesunden Gerichte.

Für die Speisekammer

- Mandeln
- Cashewkerne
- Walnüsse
- Mandel- oder Erdnussmus natur
- Leinsamen
- grüne Kürbiskerne
- Sonnenblumensamen
- getrocknete Aprikosen
- getrocknete Gojibeeren
- ungesüßte Haferflocken
- schwarze Bohnen
- Canellinibohnen
- Kichererbsen
- grüne Stangenbohnen
- Kürbispüree (erhältlich im gut sortierten Biomarkt, alternativ selbst gemacht Seite 185)
- Olivenöl
- natives Olivenöl extra
- Apfelessig
- Balsamessig
- klarer Reisessig
- Weinessig
- flüssiger Honig
- Ahornsirup
- grüner Tee

Für das Gefriergerät

- grüne Bohnen
- Erbsen
- Spinat
- Grünkohl
- Beeren
- Mango in Stücken
- mageres Rindfleisch
- Hähnchenbrust
- Putenbrust
- Lachsfilets
- Regenbogenforellenfilets

» *Experten-Tipp: Bereiten Sie Augenfutter-Grundzutaten wie in Streifen geschnittene orangefarbene Paprikaschoten, Brokkoliröschen, gehackten Grünkohl und Spinat, hart gekochte Eier und Kiwischeiben vor und bewahren Sie diese in luftdicht verschlossenen Behältern im Kühlschrank auf. So haben Sie sie immer griffbereit und können schnell eine Mahlzeit zubereiten.* «

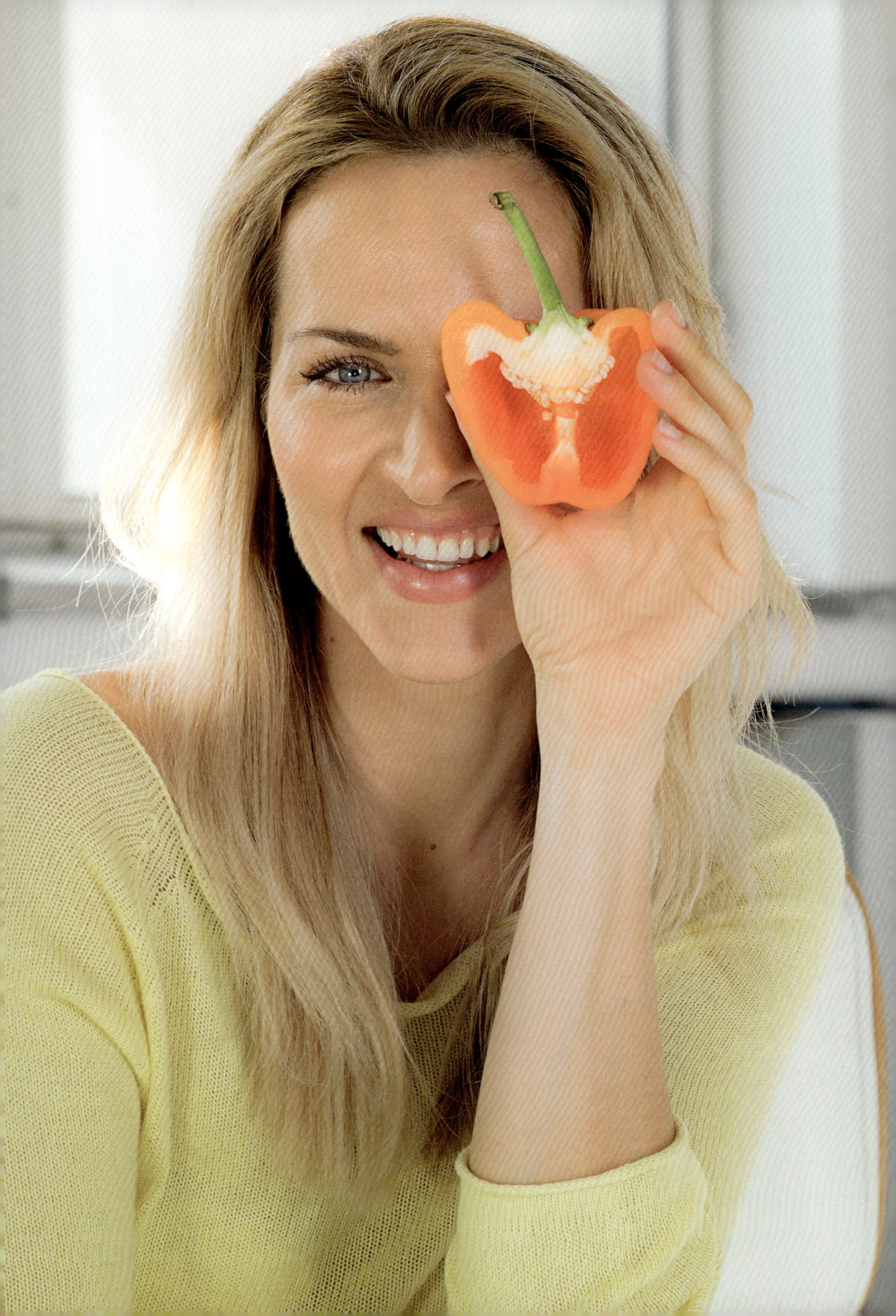

Rezepte für gesunde Augen

Ob Brunch mit Freunden, ein schneller Mittagssnack oder ein mehrgängiges Dinner – hier finden Sie Rezepte, die schmecken und Ihren Augen guttun!

FRÜHSTÜCK

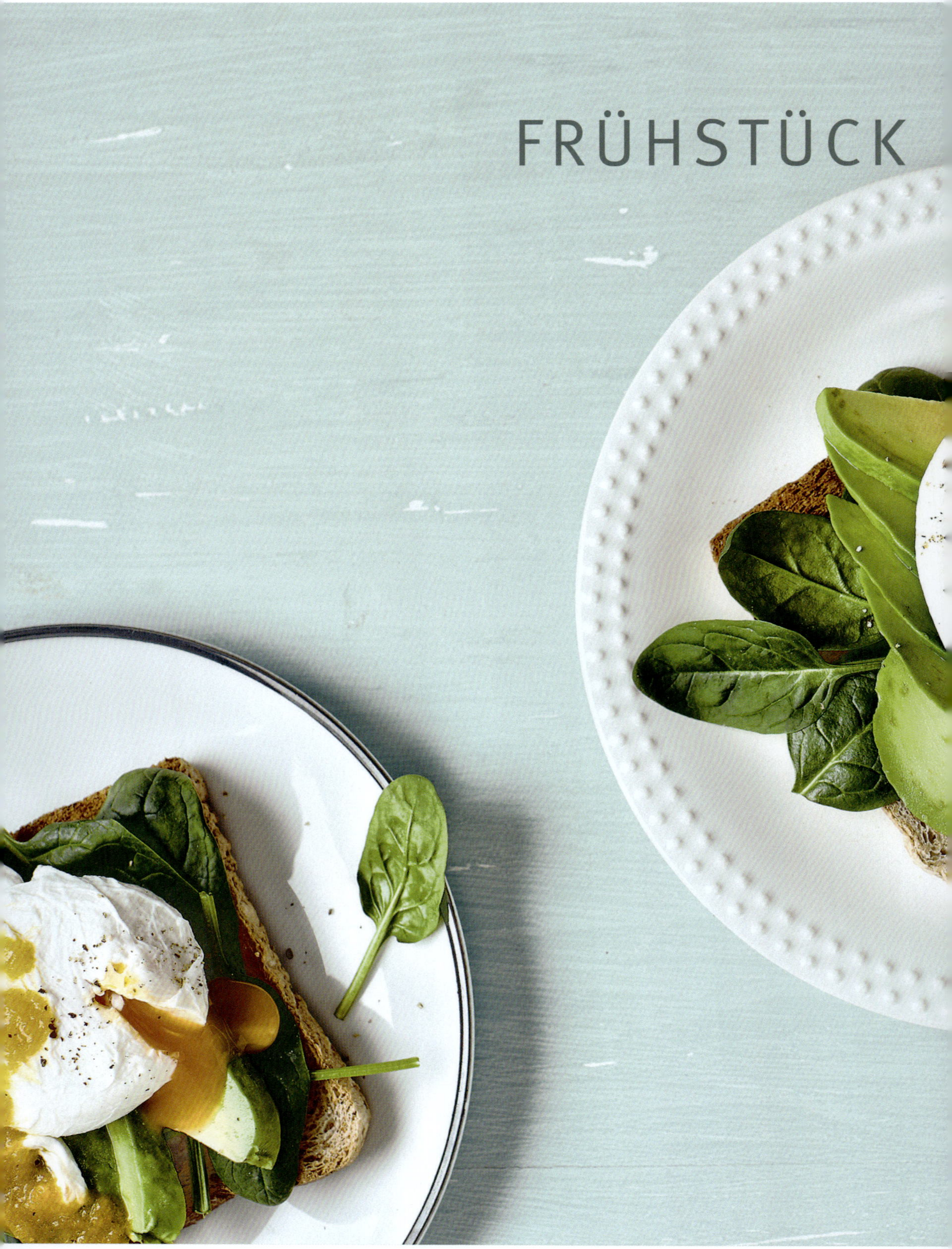

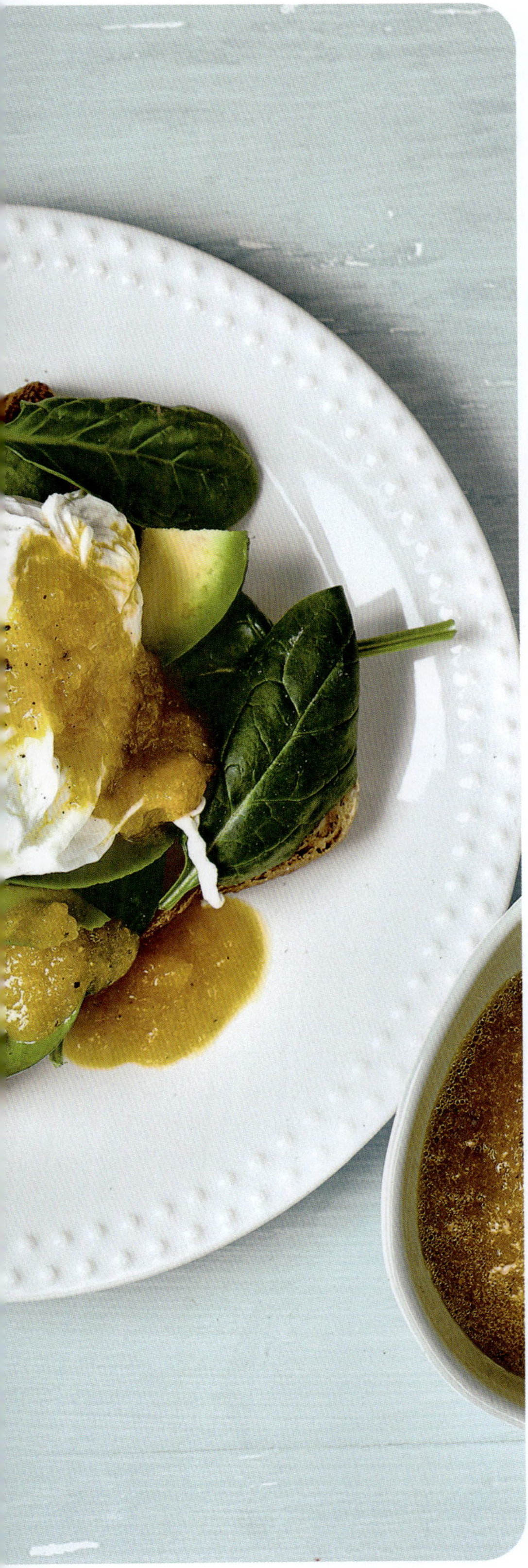

Das Frühstück ist die wichtigste Mahlzeit des Tages – und wie könnte man den Tag schöner beginnen, als mit einem augengesunden Frühstück? Alle Rezepte in diesem Kapitel stecken voller augenfreundlicher Nährstoffe, darunter Beta-Carotin, Lutein, Zeaxanthin, Vitamin C, Vitamin E und Zink. Viele der Augenfutter-Lebensmittel wie Eier, Spinat, Nüsse, Beeren und Zitrusfrüchte sind hervorragende Zutaten für ein leckeres Frühstück.

Frittata mit orangefarbenen Paprika, Spinat und sonnengetrockneten Tomaten

» Frittata ist eine italienische Eierspeise, die sich sowohl zum Frühstück als auch zum Mittag- oder Abendessen eignet. Sie ist schnell zubereitet und kann entweder warm oder vorab zubereitet und später kalt serviert werden.

Lutein, Zeaxanthin, Vitamin C, Vitamin E, Zink, Omega-3-Fettsäuren (ALA und DHA)
2 Portionen

- 3 Omega-3-Eier (Größe L)
- 1 EL gehackte Petersilie
- 1 Prise Salz
- 1 Prise frisch gemahlener schwarzer Pfeffer
- 1 EL Milch
- 1 EL Olivenöl
- ½ Tasse fein gehackte orangefarbene Paprikaschoten
- ¼ Tasse abgetropfte und gehackte sonnengetrocknete Tomaten in Öl
- ¼ Tasse gehackter TK-Spinat

● Eier, Petersilie, Salz, Pfeffer und Milch in einer Schüssel verquirlen und beiseitestellen.

● Das Olivenöl in einer kleinen antihaftbeschichteten Pfanne bei mittlerer Hitze erhitzen. Paprika und sonnengetrocknete Tomaten zugeben und 1 Min. unter Rühren garen. Spinat zugeben und weitergaren, bis er aufgetaut ist.

● Temperatur reduzieren und die Eiermischung unterrühren, sodass Gemüse und Eier gleichmäßig in der Pfanne verteilt sind. Ohne zu rühren etwa 5 Min. weitergaren, bis die Frittata an der Oberfläche zu stocken beginnt. Aufpassen, dass sie am Pfannenboden nicht anbrennt. Einen Teller auf die Frittata legen, die Pfanne umdrehen und die Frittata wieder in die Pfanne gleiten lassen. Weitere 1–2 Min. backen, bis die Frittata gestockt ist.

Augenfutter-Fokus Der Augenfutter-Plan sieht 4 Eier mit Eigelb in der Woche vor. Das Eigelb steckt voller wichtiger Augenvitamine, darunter Vitamin E, Lutein, Zink und die Omega-3-Fettsäure DHA. Studien zeigen, dass der Konsum von 1 Ei täglich den Luteinspiegel im Körper erhöht, den Cholesterinspiegel dagegen nicht.

Tipp Wenn Sie eine ofenfeste Pfanne besitzen, dann können Sie die Fritatta auch unter dem Grill zubereiten. Zuerst den Grill vorheizen, dann die Pfanne nach Zugeben der Eiermischung für 3 Min. unter den Grill stellen, bis die Frittata gestockt ist. Zur Frittata passen Grünkohlchips als Beilage (siehe Rezepte ab Seite 228) oder Sie servieren sie als Frühstückssandwich: 1 Vollkorntoast, ½ Frittata, ½ zerdrückte Avocado und 1 Tomatenscheibe.

Spinat-Frittata mit Dill

» Dieses Eierrezept ist eines der ersten Augenfutterrezepte, die ich kreiert habe. Es hat sich bei mir zu Hause sehr schnell zu einem Lieblingsgericht entwickelt und ich habe es bereits an viele Familienmitglieder und Freunde weitergegeben. Eier, orangefarbene Paprika, Frühlingszwiebeln und Spinat machen dieses vielseitige Gericht zu einem Lutein- und Zeaxanthin-Kraftpaket.

Lutein, Zeaxanthin, Vitamin C, Vitamin E, Zink, Omega-3-Fettsäuren (ALA und DHA)
2 Portionen

- 3 Omega-3-Eier (Größe L)
- 1 EL gehackter frischer Dill
- 1 Prise Salz
- 1 Prise frisch gemahlener schwarzer Pfeffer
- 1 EL Milch
- 1 EL Olivenöl
- 1 Frühlingszwiebel, gehackt
- ½ Tasse fein gehackte orangefarbene Paprikaschote
- ¼ Tasse gehackter TK-Spinat

● Eier, Dill, Salz, Pfeffer und Milch in einer Schüssel verquirlen und beiseitestellen.

● Das Olivenöl in einer kleinen antihaftbeschichteten Pfanne bei mittlerer Hitze erhitzen. Frühlingszwiebel und Paprika zugeben und 1 Min. unter Rühren garen. Spinat zugeben und weitergaren, bis er aufgetaut ist.

● Temperatur reduzieren und die Eiermischung unterrühren, sodass Gemüse und Eier gleichmäßig in der Pfanne verteilt sind. Ohne zu rühren etwa 5 Min. weitergaren, bis die Frittata an der Oberfläche zu stocken beginnt. Aufpassen, dass sie am Pfannenboden nicht anbrennt. Einen Teller auf die Frittata legen, die Pfanne umdrehen und die Frittata wieder in die Pfanne gleiten lassen. Weitere 1–2 Min. backen, bis die Frittata gestockt ist.

Augenfutter-Fokus Das Garen von Spinat und Paprika bricht deren Zellen auf, wodurch die Aufnahme von Lutein und Zeaxanthin durch den Körper verbessert wird.

Tipp Wenn Sie eine ofenfeste Pfanne haben, dann können Sie die Fritatta auch unter dem Grill zubereiten. Zuerst den Grill vorheizen, dann die Pfanne nach Zugeben der Eiermischung für 3 Min. unter den Grill stellen, bis die Frittata gestockt ist. Die Frittata schmeckt auch bei Zimmertemperatur oder kalt am nächsten Tag.

Perfekt pochierte Eier

» Das Pochieren ist eine der Methoden, mit denen man Eier am nährstoffreichsten zubereiten kann. Sie schmecken hervorragend auf einem Vollkorntoast oder, noch besser, in einem Spinatbett. Hier eine bewährte Methode zur Zubereitung perfekt pochierter Eier.

Lutein, Vitamin E, Zink, Omega-3-Fettsäuren (ALA und DHA)

1 Omega-3-Ei (Größe L) • 1 EL heller Essig

- Einen großen Topf zu drei Vierteln mit Wasser füllen. Den Essig zugeben und das Wasser bei starker Hitze zum Kochen bringen.

- In der Zwischenzeit das Ei in ein separates Förmchen oder kleines Schälchen aufschlagen.

- Wenn das Wasser zu kochen beginnt, die Hitze so weit reduzieren, dass das Wasser nur noch leise köchelt. Mit einem Schaumlöffel in Uhrzeigerrichtung rühren und damit einen Strudel erzeugen. Dann das Ei langsam in den Strudel in der Mitte des Topfes gleiten lassen. 3 ⅓ Min. garen, wenn das Eigelb noch weich und flüssig sein soll, 5 Min. für hart gekochtes Eigelb. Die Hitze reduzieren, wenn das Wasser zu stark zu kochen beginnt

- Das Ei mit dem Schaumlöffel aus dem Wasser heben und vorsichtig auf einen mit Küchenpapier ausgelegten Teller legen, damit das überschüssige Wasser aufgenommen wird. Heiß servieren.

Eier Benedikt mit Röstpaprika-Coulis

» Eier Benedikt sind beim Brunch fast schon Standard. Dieses augengesunde Rezept ist besonders für Vegetarier oder Menschen geeignet, die ihren Fleischkonsum reduzieren wollen. Beeindrucken Sie Freunde und Familie mit diesem nährstoffreichen Klassiker.

Lutein, Zeaxanthin, Vitamin C, Vitamin E, Zink, Omega-3-Fettsäuren (ALA und DHA)
2 Portionen

4 Omega-3-Eier (Größe L) • 2 Vollkorn-Toasterbrötchen (»Toastis«) • 1 dicht gefüllte Tasse Babyspinat oder Erbsensprossen • 1 Avocado, in Scheiben geschnitten • 4 EL Röstpaprika-Coulis (Seite 194)

- Eier nach Rezept (siehe linke Spalte) pochieren.

- In der Zwischenzeit die Toasterbrötchen toasten.

- Je ¼ des Spinats und ¼ der Avocadoscheiben auf eine Brötchenhälfte legen. Mit je 1 pochierten Ei toppen und mit 1 EL Coulis beträufeln.

Augenfutter-Fokus Omega-3-Eier stammen von Hennen, deren Futter viel Leinsamen enthält. In Leinsamen ist die pflanzliche Omega-3-Fettsäure ALA (Alpha-Linolensäure). Die Hennen wandeln einen Teil der ALA in DHA (Docosahexaensäure) um, das sich normalerweise in Fisch findet. Beides, ALA und DHA, werden im Eigelb eingelagert. DHA kommt reichlich in den Netzhautzellen vor.

Grünkohl-Süßkartoffel-Hack

» Wenn Sie die Süßkartoffeln schon vorab rösten und gehackten und gewaschenen Grünkohl im Kühlschrank parat haben, dann lässt sich dieses einfache Frühstück morgens sehr schnell zubereiten.

Beta-Carotin, Lutein, Zeaxanthin, Vitamin C, Vitamin E, Zink, Omega-3-Fettsäuren (ALA und DHA)
1 Portion

- 1 EL Olivenöl
- 1 Tasse gehackter und gewaschener Grünkohl
- 1 Tasse gehackte Tomaten
- ½ Tasse geröstete Süßkartoffelwürfel (siehe Tipp, Seite 140)
- 1 Omega-3-Ei (Größe L)
- Salz
- frisch gemahlener schwarzer Pfeffer

● Das Öl in einer Pfanne bei mittlerer Hitze erhitzen, dann Grünkohl und Tomaten zugeben und unter Rühren 3–4 Min. garen, bis der Grünkohl zusammengefallen ist, aber seine kräftige grüne Farbe noch nicht verloren hat. Süßkartoffeln zugeben und unter Rühren weitere 1–2 Min. garen.

● Das Gemüse gleichmäßig auf dem Pfannenboden verteilen. Das Ei über die Mischung schlagen und ohne Rühren 3 Min. (für ein weiches Ei) stocken lassen oder länger nach Wunsch. (Wenn Sie die Oberfläche des Eis stärker durchgegart haben möchten, dann decken Sie die Pfanne in den letzten 30 Sek. der Garzeit mit einem Deckel ab.)

Augenfutter-Fokus Eier haben zwar einen geringeren Luteingehalt als grünes Blattgemüse wie Spinat und Grünkohl, doch das Lutein in Ei besitzt eine hohe Bioverfügbarkeit und wird vom Körper sehr gut aufgenommen. Eier haben zudem eine hohe biologische Wertigkeit, sie enthalten alle neun unentbehrlichen Aminosäuren, die Bausteine der Proteine.

Tipp Kaufen Sie zu Beginn der Woche eine große Menge Grünkohl ein. Waschen Sie ihn gründlich und trocknen Sie ihn mit der Salatschleuder. Dann wickeln Sie ihn in ein sauberes Geschirrtuch, das Sie in eine Plastiktüte geben, und lagern ihn so im Kühlschrank. Damit ist er für den Rest der Woche bereit zur weiteren Verwendung.

Pikantes Kürbisbrot

» Genießen Sie eine Scheibe dieses nährstoffreichen Brotes zu einem Eiergericht. Durch den Kürbis ist es reich an Beta-Carotin; Haferflocken und Vollkornmehl sorgen für einen hohen Ballaststoffanteil.

Beta-Carotin, Ballaststoffe, Omega-3-Fettsäuren (ALA und DHA)
8 Portionen

- 1 EL Olivenöl
- 1 Tasse gehackte Zwiebeln
- 1 ½ Tassen Vollkornmehl
- ½ Tasse grobe Haferflocken
- ½ Tasse Weizenkeime
- 2 EL gehackter frischer Salbei
- 2 TL Backpulver
- ½ TL Backnatron
- 1 Prise Salz
- 2 Omega-3-Eier (Größe L)
- 1 Tasse Kürbispüree (erhältlich im gut sortierten Biomarkt, alternativ selbst gemacht Seite 185)
- ½ Tasse Milch
- ¼ Tasse Olivenöl
- ¼ Tasse Muskovadozucker
- Olivenöl für die Brotbackform

● 1 EL Olivenöl in einer mittelgroßen Pfanne bei mittlerer Hitze erhitzen. Zwiebeln hineingeben und unter Rühren in 5–7 Min. weich dünsten. Von der Platte ziehen und 10 Min. abkühlen lassen. Den Backofen auf 180 °C vorheizen.

● Die abgekühlten Zwiebeln in einen Mixer geben (oder in ein kleines hohes Gefäß und einen Pürierstab verwenden) und glatt mixen. Beiseitestellen.

● Mehl, Haferflocken, Weizenkeime, Salbei, Backpulver, Backnatron und Salz in einer mittelgroßen Schüssel vermengen.

● Eier, Kürbispüree, Zwiebelpüree, Milch und ¼ Tasse Olivenöl mit einem elektrischen Handrührgerät in einer großen Schüssel mixen. Den Zucker zugeben und weitermixen. Dann die trockenen Zutaten zugeben und mit einem Holzlöffel zu einem feuchten Teig verrühren.

● Eine Brotbackform (23 × 12,5 cm) mit Olivenöl fetten. Den Teig in der Form verteilen und glattstreichen.

● Im vorgeheizten Backofen 1 Std. backen, Stäbchenprobe machen. In der Form auf einem Backrost 20 Min. abkühlen lassen. Dann aus der Form lösen und ganz abkühlen lassen.

Tipp Der abgekühlte Brotlaib hält sich in einem luftdicht verschlossenen Behälter bei Zimmertemperatur bis zu 5 Tage.

Green Smoothie Bowl

›› Eine Smoothie-Bowl ist eine Spielart der traditionellen Smoothies. Smoothie-Bowls sind dickflüssiger und lassen sich löffeln, statt mit dem Strohhalm getrunken zu werden. Stellen Sie sich den Smoothie einfach als die Milch vor und die Toppings als die Cerealien. Die Bowls sind echte Powerpakete zum Frühstück oder nach dem Workout.

Lutein, Zeaxanthin, Vitamin C, Omega-3-Fettsäuren (ALA)
1 Portion

- ¼–½ Tasse Kokoswasser
- ½ Tasse in Scheiben geschnittene Banane
- ¼ Avocado
- 1 dicht gefüllte Tasse geputzter und gehackter Spinat
- ½ Tasse TK-Ananasstücke
- 1 TL Matchapulver

Toppings:
- 1 EL getrocknete Gojibeeren
- 1 EL Chia-Samen
- 1 EL Hanfsamen
- Sternfrucht oder Kiwi in Scheiben, Beeren oder Kokosraspel

● ¼ Tasse Kokoswasser, Banane, Avocado, Spinat, Ananas und Matcha in den Mixer geben und mixen. Je nach gewünschter Konsistenz nach Bedarf weiteres Kokoswasser zugeben.

● Den Smoothie über Ihr Lieblingsdessert oder Ihre Lieblingscerealien löffeln. Die Toppings dekorativ darauf arrangieren, mit den Samen auf der einen und den Früchten auf der anderen Seite. Sofort servieren.

Variante Als Toppings eigenen sich auch Haferflocken, Mandelstifte, gehackte Walnüsse oder getrocknete Aprikosen.

Augenfutter-Fokus Gojibeeren stammen Asien und gehören zu den wenigen Zeaxanthinquellen. Man bekommt sie meist getrocknet in Bioläden, Reformhäusern und gut sortierten Supermärkten.

Schokoladen-Smoothie-Bowl

» Lassen Sie sich nicht von Grünkohl und Süßkartoffeln in diesem Smoothie irritieren – alles, was Sie in diesem leckeren und nahrhaften Drink schmecken werden, ist die Schokolade. Sie werden es kaum glauben, dass das wirklich ein gesunder Genuss sein soll!

Beta-Carotin, Lutein, Zeaxanthin, Vitamin C, Vitamin E, Omega-3-Fettsäuren (ALA)
1 Portion

- ¼–½ Tasse ungesüßter Mandeldrink oder Wasser
- ½ gefrorene Banane
- 1 dicht gefüllte Tasse geputzter und gehackter Grünkohl
- ¼ Tasse geröstete Süßkartoffelwürfel (siehe Tipp)
- ¼ Tasse TK-Heidelbeeren
- 1 EL ungesüßtes Kakaopulver

Toppings:
- 1 EL gehackte Walnusskerne
- 1 EL Hanfsamen
- Erdbeeren, in Scheiben geschnitten

● ¼ Tasse Mandeldrink, Banane, Grünkohl, Süßkartoffeln, Heidelbeeren und Kakao in den Mixer geben und mixen. Je nach gewünschter Konsistenz nach Bedarf weiteren Mandeldrink zugeben.

● Den Smoothie über Ihr Lieblingsdessert oder Ihre Lieblingscerealien löffeln. Die Toppings dekorativ darauf arrangieren, mit Nüssen und Samen auf der einen und den Erdbeeren auf der anderen Seite. Sofort servieren.

Augenfutter-Fokus Essen Sie täglich drei Obstportionen. Mit am besten sind Kiwis, Beeren und Zitrusfrüchte.

Tipp Rösten Sie zu Anfang der Woche eine Pfanne Süßkartoffeln. Dafür Süßkartoffeln schälen und in 1 cm große Würfel schneiden, auf ein Backblech geben. Mit Olivenöl beträufeln, mit Salz würzen und vermischen. Dann gleichmäßig auf dem Blech ausbreiten. Bei 200 °C etwa 25 Min. im Ofen rösten, bis die Würfel weich sind. Abkühlen lassen und in einem luftdicht geschlossenen Behälter bis zu eine Woche im Kühlschrank aufbewahren.

Augenfutter-Obstsalat

» Kiwis sind die Vitamin-Booster in diesem farbenfrohen Salat, während die Cantaloupe-Melone eine ordentliche Portion Beta-Carotin beisteuert. Die Gojibeeren sind sowohl für das Zeaxanthin als auch für die angenehme Textur zuständig.

Beta-Carotin, Zeaxanthin, Vitamin C, Ballaststoffe
4–6 Portionen

½ Cantaloupe-Melone • 2 Kiwis, geschält • Saft von 1 Limette • 1 EL Ahornsirup • ¼ Tasse kernlose blaue Trauben • ¼ Tasse getrocknete Gojibeeren

- Mit einem Melonenausstecher Bällchen aus der Melone ausstechen. Das restliche Fruchtfleisch für eine andere Verwendung aufbewahren.

- Kiwis längs vierteln, dann die Viertel kreuzweise in 4 Stücke schneiden.

- Limettensaft und Ahornsirup in einer kleinen Schüssel verrühren.

- Melonenbällchen, Kiwis und Trauben in einer Servierschüssel mischen. Die Saftmischung darüber verteilen und vorsichtig verrühren. Mit Gojibeeren garniert servieren.

Tipp Ein Obstsalat ist ein tolles Frühstück, ein Snack oder auch einfach ein Dessert. Bereiten Sie gleich eine große Schüssel zu und bewahren Sie sie abgedeckt bis zu 3 Tage im Kühlschrank auf.

Obstbowl mit Kiwis, Mangos und Brombeeren

» Diese Fruchtkombination liebe ich einfach: Das Zusammenspiel der aromareichen Brombeeren und der Kiwis mit der Süße der Mango ist einfach toll. Und mit ihren kräftigen Farben sehen die Früchte in der Schüssel einfach prachtvoll aus.

Vitamin C, Vitamin E, Ballaststoffe
4–6 Portionen

6 Kiwis, geschält und in Scheiben geschnitten • 1 Mango, fein geschnitten • 1 Tasse Brombeeren • 1 EL Ahornsirup oder flüssiger Honig (optional) • 1 EL frisch gepresster Zitronensaft

- Kiwis, Mangos und Brombeeren in einer Schüssel vermischen. Ahornsirup nach Wunsch und Zitronensaft zugeben und vorsichtig vermischen.

Augenfutter-Fokus Mangos sind eine gute Quelle für Vitamin E, das sich typischerweise eher in Ölen und anderen Fetten findet.

SMOOTHIES UND SÄFTE

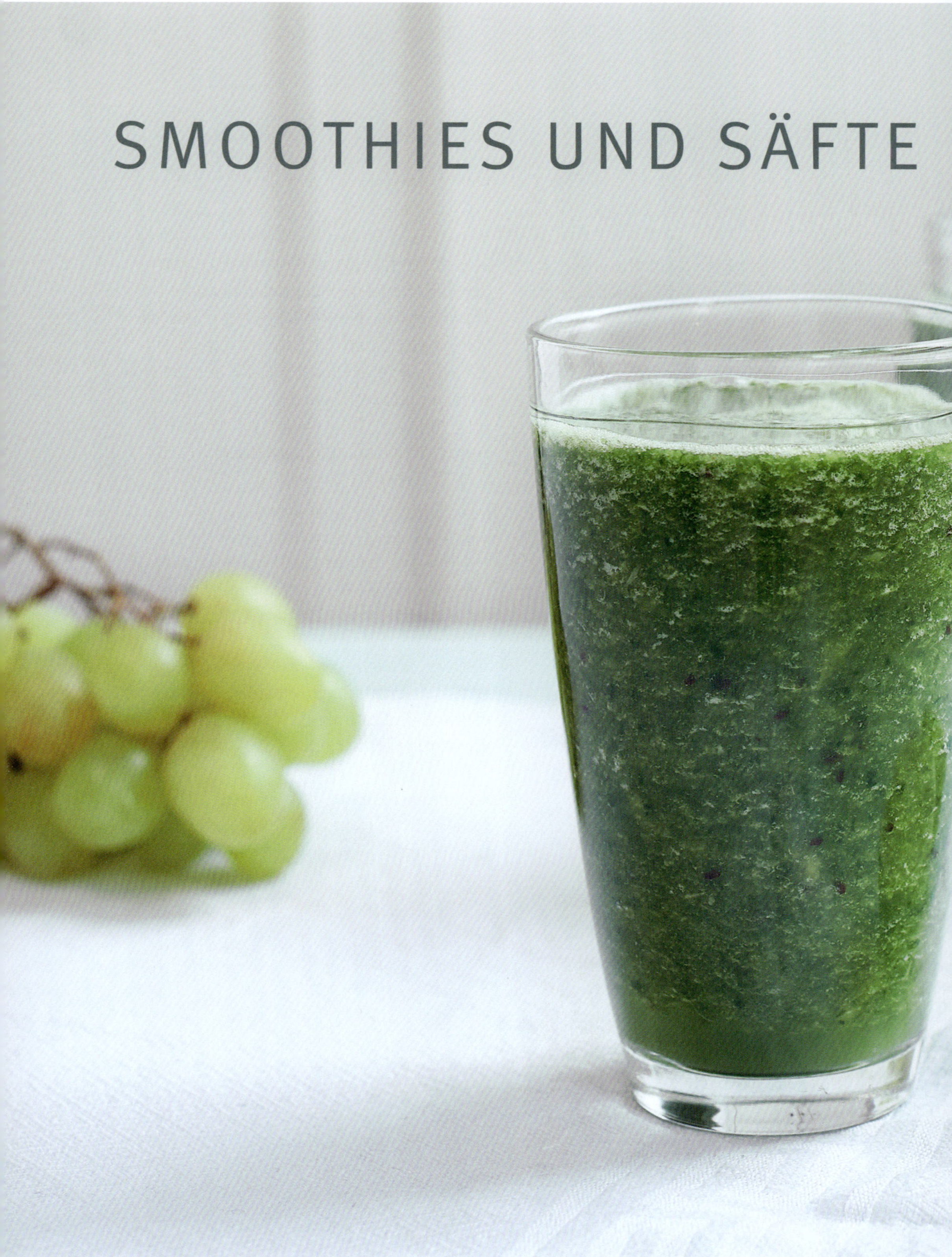

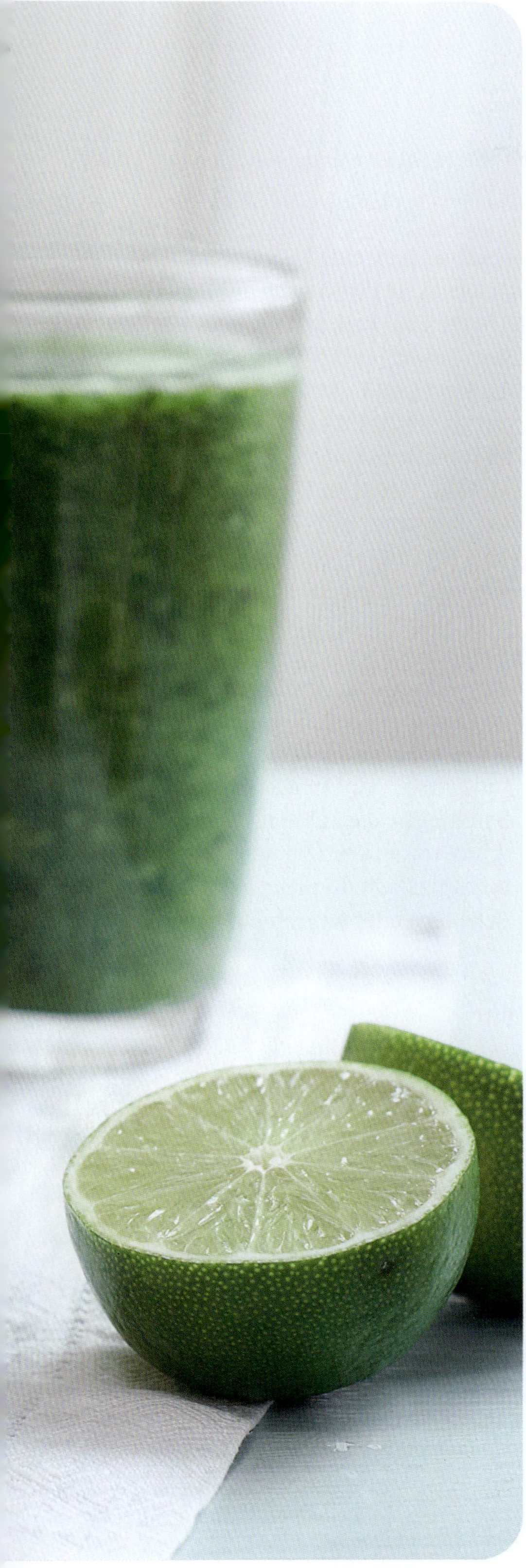

Smoothies und Säfte sind eine ganz hervorragende Möglichkeit, sich auf leckere Art und Weise mit den wichtigsten Nährstoffen für die Augengesundheit zu versorgen. Wenn Sie täglich eines dieser Getränke genießen, werden Sie gut versorgt mit Lutein, Zeaxanthin und Vitamin C. Wie könnte man besser in den Tag starten? Kinder und Erwachsene lieben die leckeren und nährstoffreichen Drinks gleichermaßen. Also, holen Sie Ihren Mixer oder Entsafter aus dem Schrank und platzieren Sie ihn auf Ihrer Küchentheke!

Was ist der Unterschied zwischen Smoothies und Säften?

Smoothies

Smoothies werden im Mixer zubereitet. Dafür werden Früchte und/oder Gemüse mit Wasser oder einer anderen Flüssigkeit gemixt, bis die Mischung cremig und trinkbar ist. Weil darin die ganze Frucht bzw. das ganze Gemüse verarbeitet ist, enthalten Smoothies auch Ballaststoffe, die bei der augengesunden Ernährung nicht fehlen dürfen. Ballaststoffe sorgen für ein gesundes Verdauungssystem und sättigen schneller und nachhaltiger.

Beim Mixen Ihres Smoothies können Sie selbst bestimmen, wie viel Flüssigkeit Sie verwenden wollen, also welche Konsistenz Ihre Kreation haben soll. Wenn Sie lieber löffeln als trinken, dann könnte eine Smoothie-Bowl für Sie das Richtige sein – reduzieren Sie dafür einfach die Flüssigkeitsmengen im Rezept. Im Frühstücks-Kapitel (Seite 132) finden Sie außerdem ein paar Rezepte für Smoothie-Bowls.

Dieses Kapitel bietet Ihnen eine Auswahl an leckeren grünen Smoothies, aber auch Rezepte, die anderes augengesundes Gemüse und Obst beinhalten. Der Augenfutter-Plan empfiehlt 1 Tasse (250 ml) oder eine Handvoll rohes grünes Blattgemüse am Tag und drei ½-Tassen-Portionen (125 ml) Obst am Tag. Wenn Sie täglich einen grünen Smoothie genießen, dann erreichen Sie diese Mengen garantiert und Sie nähren Ihre Augen mit einer Menge Lutein und anderen Augennährstoffen. Zu den besten augengesunden Früchten gehören Kiwis, Zitrusfrüchte und Beeren. Sie alle enthalten viel Vitamin C, aber wenige Kalorien und wenig Zucker.

Smoothies haben den höchsten Nährstoffgehalt, wenn sie direkt nach der Zubereitung getrunken werden. Sie können sie aber in einem luftdicht verschlossenen Glas, das bis zum Rand gefüllt ist, 2 Tage im Kühlschrank frisch halten. Wird etwas Zitronen- oder Limettensaft hinzugefügt und das Glas bis zum Rand gefüllt, oxidiert der Smoothie nicht und hat einen recht hohen Nährstoffgehalt. Schütteln Sie kräftig, bevor Sie so aufbewahrte Smoothies trinken.

Zubereitungstipps:

- Für ruck, zuck zubereitete seidig-cremige Smoothies und energiereiche Säfte verwenden Sie am besten einen Hochleistungsmixer oder -entsafter.
- Bereiten Sie die Zutaten für Smoothies schon vor: Frieren Sie bereits geschnittenes Obst und Gemüse in luftdichten Behältern oder Gefrierbeuteln ein.

Säfte

Säfte werden mithilfe eines Entsafters hergestellt, der die Flüssigkeit aus Obst und Gemüse extrahiert. Diese Flüssigkeit enthält alle Nährstoffe, die auch in der ganzen Frucht vorhanden sind, aber keine Faserstoffe. Wenn Sie sowieso schon genug Ballaststoffe aufnehmen, können Säfte als Teil Ihrer Ernährung eine gute Sache sein, da der Körper die Nährstoffe aus Säften schneller aufnimmt als aus einem Smoothie. Dadurch fühlen Sie sich energiegeladener. Da der feste Teil der Früchte weggeworfen wird, wird für eine Portion Saft eine große Menge an Obst und Gemüse benötigt. Damit erreichen Sie eine höhere Konzentration an Nährstoffen als über einen Smoothie oder durch das Essen von ganzem Obst und Gemüse. Frisch genossen ist Saft am nährstoffreichsten, aber er kann auch in einem geschlossenen Glas, das bis zum Rand gefüllt ist, bis zu 1 Tag im Kühlschrank aufbewahrt werden.

Infused Water mit Augenfutter

Für die tägliche Flüssigkeitszufuhr ist »Infused Water« mit Augenfutter-Nährstoffen ideal. Diese erfrischenden Getränke lassen sich ganz einfach für die ganze Familie zuzubereiten:

1. Geben Sie in einen Wasserkrug eine Handvoll gehackter Kräuter oder Gewürze aus der untenstehenden Tabelle.
2. Wählen Sie 1 oder 2 Sorten Obst oder Gemüse aus der untenstehenden Tabelle. Schneiden Sie sie in Scheiben und geben Sie sie in den Krug.
3. Füllen Sie den Krug mit Wasser auf und stellen Sie ihn für mindestens 2 Stunden in den Kühlschrank, damit die Aromen durchziehen können.

Infused Water hält sich 3 Tage, doch das Obst und Gemüse kann sich innerhalb eines Tages mit Wasser vollsaugen. Wenn Sie das Wasser innerhalb von 24 Stunden noch nicht ausgetrunken haben, dann entfernen Sie das Obst und Gemüse und stellen das Wasser wieder in den Kühlschrank.

Beliebte Kombinationen

- Gurke mit Minze
- Erdbeeren mit Basilikum
- Pfirsich, Kiwis und Basilikum

Kräuter und Gewürze	Obst	Gemüse
Basilikum Ingwer Minze Rosmarin	Heidelbeeren Kiwis Zitronen Limetten Mangos Orangen Pfirsiche Himbeeren Erdbeeren Wassermelonen	Gurke Fenchel

Dr. Barbs grüner Smoothie

» Dieses Smoothie-Rezept war das erste Rezept überhaupt, das das Augenfutter-Team kreiert hat. Es wurde schnell zu einem Renner, den wir bereits bei vielen Veranstaltungen und Konferenzen zum Thema Gesundheit serviert haben. Machen Sie den Smoothie zu einer Grundlage Ihrer augengesunden Ernährung.

Lutein, Zeaxanthin, Vitamin C
2 Portionen

- 2 Kiwis, geschält und geviertelt
- 2 dicht gefüllte Tassen geputzter und gehackter Grünkohl
- 1 Tasse kernlose grüne Trauben
- Saft von 1 Limette (optional)

● 1 Tasse (250 ml) Wasser, Kiwis, Grünkohl und Trauben im Mixer cremig pürieren. Probieren und nach Wunsch Limettensaft zugeben (siehe Tipp). Für eine flüssigere Konsistenz weiteres Wasser untermixen.

Variante Ersetzen Sie die Trauben durch 1 Banane, in Stücke gebrochen. Geben Sie Limettensaft dazu, um das Oxidieren (Braunwerden) zu verhindern, wenn Sie den ganzen Smoothie nicht sofort trinken werden.

Tipp Der Geschmack dieses Smoothies ist davon abhängig, wie süß die verwendeten Trauben und Kiwis sind. Wenn sie sehr süß sind, geben Sie Limettensaft dazu. Lassen Sie ihn weg, wenn die Früchte weniger süß sind.

Sollten die Kiwis ziemlich süß sein, erhöhen Sie ihre Menge und reduzieren Sie dafür die Menge der Trauben (oder Bananen) entsprechend, um mehr Augennährstoffe zu erhalten.

Nicht-ganz-so-grüner-Smoothie für Anfänger

» Mit der Süße von Orangensaft und Ahornsirup trifft dieser Smoothie die meisten Geschmäcker. Und den Spinat schmeckt man kein bisschen heraus! Wenn Sie einen süßen Zahn haben, liegen Sie mit diesem Rezept richtig.

Lutein, Zeaxanthin, Vitamin C
2 Portionen

1 Tasse (250 ml) Orangensaft • 1 EL Ahornsirup • 2 Tassen TK-Pfirsichscheiben • 1 dicht gefüllte Tasse Babyspinat

● Orangensaft, Ahornsirup, Pfirsiche und Spinat im Mixer cremig pürieren. Für eine flüssigere Konsistenz noch etwas mehr Orangensaft untermixen.

Augenfutter-Fokus Ahornsirup ist eine Vitamin-E-Quelle. Sie können ihn statt Zucker zum Süßen nehmen. Denken Sie aber daran, dass es dennoch Zucker ist, der viele Kalorien hat und nur in kleinen Mengen verwendet werden sollte.

Tipp Verwenden Sie statt gefrorener frische Pfirsiche, wenn diese Saison haben. In diesem Fall müssen Sie die Orangensaftmenge etwas reduzieren, damit der Smoothie schön dickflüssig ist.

Grüner Smoothie mit Beeren und Bananen

» Beeren und Bananen sind eine klassische Kombination in Smoothies, die Zugabe des Grünkohls macht ihn noch augengesünder. Dank der Vanille und des Kokos- oder Mandeldrinks schmeckt er wie ein Milchshake.

Lutein, Zeaxanthin, Vitamin C, Ballaststoffe
1–2 Portionen

¾ Tasse (175 ml) ungesüßte Kokosmilch oder reiner Mandeldrink • 1 TL Vanilleextrakt • 1 kleine Banane, in Stücke gebrochen • 1 dicht gefüllte Tasse Baby-Grünkohl • ¾ Tasse TK-Himbeeren

optional:
1 Löffel Proteinpulver • 1 EL Hanfsamen

● Kokosmilch, Vanille, Bananen, Grünkohl, Himbeeren und weitere Zutaten nach Wunsch im Mixer cremig pürieren. Für eine flüssigere Konsistenz noch etwas mehr Kokosmilch untermixen.

Augenfutter-Fokus Beeren sind nicht nur eine hervorragende Quelle für Antioxidantien, sondern sind auch kalorienarm und haben einen hohen Ballaststoffgehalt, was sie zu einer wichtigen Zutat des Augenfutter-Plans macht. Genießen Sie sie das ganze Jahr über, frisch oder gefroren.

Grüner Smoothie mit Vanille und Birne

» Dieser süße und nahrhafte Smoothie ist eine echte Leckerei. Er schmeckt herrlich cremig wie ein Milchshake.

Lutein, Zeaxanthin, Vitamin C, Ballaststoffe
1–2 Portionen

½ Tasse (125 ml) ungesüßter reiner Mandeldrink • 1 TL Vanilleextrakt • 1 Kaiser-Alexander-Birne (oder andere süßsaure, saftige Birne), in Stücke geschnitten • 1 Banane, in Stücke gebrochen • 1 dicht gefüllte Tasse geputzter und gehackter Grünkohl • 1 Msp. Zimt

● 1 Tasse (250 ml) Wasser, Mandeldrink, Vanille, Birne, Banane, Grünkohl und Zimt im Mixer cremig pürieren. Für eine flüssigere Konsistenz noch mehr Wasser untermixen.

Tipp Wenn Sie einen Hochleistungsmixer nutzen, müssen Sie den Grünkohl nicht vorab kleinschneiden. Geben Sie einfach ein mittelgroßes Blatt (ca. 25 g) mit Stiel im Ganzen in den Mixer.

Grüner Smoothie mit Melone und Minze

» Auf einer Optometrie-Konferenz im kanadischen Ottawa lieferten sich Dr. Barb und ich einen Smoothie-Wettbewerb, in der dieses Rezept und Dr. Barbs grüner Smoothie (Seite 146) ins Rennen gingen. Es war ein Kopf-an-Kopf-Rennen, aber dieser Smoothie war letztlich der Gewinner des Tages.

Lutein, Zeaxanthin, Vitamin C
1–2 Portionen

15 frische Minzblättchen • Saft von ½ Limette (optional) • 1 Banane, in Stücke gebrochen • 1 ½ dicht gefüllte Tassen geputzter und gehackter Grünkohl • 1 Tasse gehackte Honigmelone

● 1 Tasse (250 ml) Wasser, Limettensaft (optional, siehe Tipp), Minze, Banane, Grünkohl und Melone im Mixer cremig pürieren. Für eine flüssigere Konsistenz noch etwas Wasser untermixen.

Tipp Wenn Sie den Smoothie nicht sofort trinken, ist der Limettensaft notwendig, damit die Banane nicht braun wird.

Grüner Smoothie mit Mango und Minze

» Die Mango gehört zu meinen Lieblingsfrüchten, sie passt hervorragend zur Minze in dieser cremigen Leckerei.

Lutein, Zeaxanthin, Vitamin C, Vitamin E
1–2 Portionen

1 Tasse (250 ml) ungesüßte Kokosmilch • Saft von ½ Limette • 5 frische Minzblättchen • 1 dicht gefüllte Tasse geputzter und gehackter Grünkohl oder Spinat • 1 Tasse TK-Mangostücke

● Kokosmilch, Limettensaft, Minze, Grünkohl und Mango im Mixer cremig pürieren. Für eine flüssigere Konsistenz etwas mehr Kokosmilch untermixen.

Grüner Smoothie mit Kiwi und Mango

» Eine Kiwi besitzt mehr Vitamin C als jedes andere Obst – mehr als das Doppelte einer Orange. Dieser Smoothie erhöht den Vitamin-C-Gehalt noch mithilfe des Grünkohls, einer weiteren großartigen Vitamin-C-Quelle.

Lutein, Zeaxanthin, Vitamin C, Vitamin E, Ballaststoffe
3–4 Portionen

4 gelbe Kiwis, geschält und geviertelt • 2 grüne Kiwis, geschält und geviertelt • 3 dicht gefüllte Tassen geputzter und gehackter Grünkohl • 1 Tasse TK-Mangostücke

● 1 ½ Tassen Wasser (375 ml), Kiwis, Grünkohl und Mango im Mixer cremig pürieren. Für eine flüssigere Konsistenz weiteres Wasser untermixen.

Tipp Wenn Sie einen Hochleistungsmixer nutzen, müssen Sie den Grünkohl nicht vorab kleinschneiden. Für jede Tasse Grünkohl im Rezept nehmen Sie ein mittelgroßes Blatt mit Stiel (ca. 25 g) und geben es im Ganzen in den Mixer.

Grüner Smoothie mit Orange und Kiwi

» Mit Grünkohl, Kiwis und Orangen ist dieser Smoothie ein echter Vitamin-C-Kraftprotz.

Lutein, Zeaxanthin, Vitamin C, Ballaststoffe
1–2 Portionen

2 dicht gefüllte Tassen geputzter und gehackter Grünkohl • 2 Kiwis, geschält und geviertelt • 2 Bio-Orangen

- 1 Tasse (250 ml) Wasser mit Grünkohl und Kiwis in den Mixer geben.

- Mit einer feinen Reibe die Schale beider Orangen direkt in den Mixer reiben. Mit einem scharfen Messer das Weiße der Orangen abschälen und wegwerfen. Das Orangenfruchtfleisch in den Mixer geben.

- Cremig mixen. Für eine flüssigere Konsistenz noch etwas Wasser untermixen.

Tipp Für einen süßeren Geschmack achten Sie auf reife Kiwis.

Grüner Smoothie mit tropischer Augenpower

» Das Kokoswasser in dieser erfrischenden Köstlichkeit nährt nicht nur die Augen, sondern füllt die notwendigen Elektrolyte nach einem Lauf oder einem Workout wieder auf.

Lutein, Zeaxanthin, Vitamin C, Vitamin E, Omega-3-Fettsäuren (ALA)
1 Portion

¾ Tasse (175 ml) Kokoswasser • 1 dicht gefüllte Tasse geputzter und gehackter Spinat oder Grünkohl • ¾ Tasse TK-Mangostücke • ¼ Tasse Ananasstücke

optional:
½ Avocado in Scheiben • 1 EL griechischer Joghurt • 1 EL Kokosöl

- Kokoswasser, Spinat, Mango, Ananas und weitere Zutaten nach Wunsch im Mixer cremig pürieren. Für eine flüssigere Konsistenz noch etwas Kokoswasser untermixen.

Augenfutter-Fokus Avocados sind nicht nur eine gute Quelle für gesunde Fette, darunter pflanzliche Omega-3-Fettsäuren, sondern enthalten auch etwas Lutein.

Grüner Smoothie mit Banane und Matcha

» Der grüne Tee in diesem Smoothie ist eine großartige Quelle für Antioxidantien. Am besten trinkt man den Smoothie sofort.

Lutein, Vitamin C
2 Portionen

1 TL Matchapulver • Saft von 1 Limette • 2 große reife Bananen, in Stücke gebrochen • 3 dicht gefüllte Tassen Babyspinat

● Matcha in einer kleinen Schüssel mit 2 EL heißem (aber nicht kochendem) Wasser auflösen und in den Mixer geben.

● Etwa eine ¾ Tasse (175 ml) kaltes Wasser, Limettensaft, Bananen und Spinat im Mixer cremig pürieren. Für eine flüssigere Konsistenz weiteres kaltes Wasser untermixen.

Tipp Grünes Matcha-Tee-Pulver bekommt man in Bioläden und Reformhäusern, aber auch in Teeläden. Wenn Sie keinen Matcha haben, können Sie auch normalen grünen Tee verwenden. Nehmen Sie dann eine ¾ Tasse (175 ml) gekochten grünen Tee statt des Matcha-Pulvers und des heißen und kalten Wassers.

Grüner Smoothie mit Schokolade

» Dank des Gojibeerenpulvers liefert dieser leckere Schoko-Smoothie eine Menge Zeaxanthin.

Lutein, Zeaxanthin, Vitamin C
1–2 Portionen

¼ Tasse (175 ml) ungesüßte Kokosmilch oder reiner Mandeldrink • 1 gefrorene Banane, in Stücke gebrochen • 1 dicht gefüllte Tasse geputztes grünes Blattgemüse • 1 EL Gojibeerenpulver • 1 EL ungesüßtes Kakaopulver • ½ Tasse Eiswürfel

● Kokosmilch, Spinat, Banane, Blattgemüse, Gojibeerenpulver, Kakao und Eiswürfel im Mixer cremig pürieren. Für eine flüssigere Konsistenz noch etwas Kokosmilch untermixen.

Tipp Als grünes Blattgemüse eignen sich Grünkohl, Spinat oder Löwenzahnblätter. Gojibeerenpulver gibt es in Drogerien, Bioläden und Reformhäusern.

Grüner Smoothie mit Pfirsich und Trauben

» Genießen Sie den Geschmack des Sommers das ganze Jahr über mit dieser leckeren Kreation mit TK-Pfirsichen.

Lutein, Zeaxanthin, Vitamin C
1–2 Portionen

1 dicht gefüllte Tasse geputzter und gehackter Grünkohl • ¾ Tasse TK-Pfirsichscheiben • ½ Tasse kernlose grüne Trauben

- ½ Tasse (125 ml) Wasser, Grünkohl, Pfirsiche und Trauben im Mixer cremig pürieren. Für eine flüssigere Konsistenz noch etwas Wasser untermixen.

Grüner Smoothie mit Melone und Matcha

» Matcha enthält mehr Antioxidantien als normaler grüner Tee. Um von seinem ganzen Nährstoffreichtum zu profitieren, sollten Sie diesen Smoothie sofort genießen.

Lutein, Zeaxanthin, Vitamin C
2 Portionen

1 TL Matchapulver • 3 dicht gefüllte Tassen geputzter und gehackter Grünkohl • 1 ½ Tassen gewürfelte Honigmelone • ½ Tasse Eiswürfel

- Matcha in einer kleinen Schüssel mit 1 EL heißem (aber nicht kochendem) Wasser auflösen und in den Mixer geben.

- Grünkohl, Melone und Eis im Mixer cremig pürieren. Für eine flüssigere Konsistenz etwas kaltes Wasser untermixen.

Augenfutter-Fokus Grüner Tee kann nachgewiesenermaßen die Symptome von trockenem Auge mildern.

Tipps Sie können das Matchapulver auch durch normalen Grüntee ersetzen. Nehmen Sie dann statt des Pulvers und des heißen Wassers einfach 1 Tasse (250 ml) gekochten grünen Tee.

Wenn Sie einen Hochleistungsmixer nutzen, müssen Sie den Grünkohl nicht vorab kleinschneiden. Für jede Tasse Grünkohl im Rezept nehmen Sie ein mittelgroßes Blatt mit Stiel (ca. 25 g) und geben es im Ganzen in den Mixer.

Smoothie mit Erdbeeren und Wassermelone

» Dieser leckere Smoothie ist eine tolle Sommererfrischung.

Vitamin C
1–2 Portionen

½ Tasse (125 ml) Kokoswasser • Saft von ½ Limette • 10 frische Minzeblättchen • 1 Tasse TK-Erdbeeren • 1 Tasse Wassermelonenwürfel • ¼ Tasse geschälte Gurken in Scheiben

● Kokoswasser, Limettensaft, Minze, Erdbeeren, Wassermelone und Gurke im Mixer cremig pürieren. Für eine flüssigere Konsistenz etwas mehr Kokoswasser untermixen.

Tipp Wenn Sie es etwas flüssiger mögen, können Sie auch die Wassermelonenmenge erhöhen.

Kokos-Beeren-Smoothie

» Durch das Proteinpulver eignet sich dieser Smoothie auch gut für ein Frühstück. Die Beeren steuern Vitamin C bei, Leinsamen und Chia-Samen Omega-3-Fettsäuren. Wenn Sie auch noch Lutein und Zeaxanthin addieren möchten, geben Sie das optional angegebene Blattgemüse hinzu.

Vitamin C, Omega-3-Fettsäuren (ALA), Ballaststoffe
1–2 Portionen

1 Tasse (250 ml) ungesüßte Kokosmilch • 1 Tasse TK-Beeren • 1 EL Leinsamen • 1 EL Chia-Samen • 1 Löffel Proteinpulver

optional:
¼ Avocado in Scheiben • 1 Tasse grob gehackter Grünkohl oder Spinat

● Kokosmilch, Beeren, Minze, Leinsamen, Chia-Samen, Proteinpulver und weiter Zutaten nach Wunsch im Mixer cremig pürieren. Für eine flüssigere Konsistenz noch etwas Kokosmilch untermixen.

Gojibeeren-Smoothie

» Gojibeeren sind eine hervorragende Zeaxanthinquelle. Sie machen aus diesem Smoothie ein Carotin-Kraftpaket.

Zeaxanthin, Vitamin C, Vitamin E
1 Portion

¾ Tasse (175 ml) Kokoswasser • ½ Tasse Himbeeren (frisch oder TK) • ¼ Tasse TK-Mangostücke • ¼ Tasse geschälte Gurke in Scheiben • 1 EL Gojibeerenpulver • 1 EL Kokosöl

● Kokoswasser, Himbeeren, Mango, Gurke, Gojibeerenpulver und Kokosöl im Mixer cremig pürieren. Für eine flüssigere Konsistenz noch etwas Kokoswasser untermixen.

Tipp Gojibeerenpulver gibt es in Drogerien, Bioläden und Reformhäusern.

Smoothie mit Pfirsich, Ananas und Paprika

» Wie viele andere Rezepte in diesem Kapitel wurde auch dieses von Dr. Olivia entwickelt, als sie noch Studentin der Augenheilkunde war und als Praktikantin bei Eye Wellness arbeitete. Ihr Auftrag lautete, einen Smoothie zu entwickeln, der orangefarbene Paprika enthält und einfach lecker schmeckt – Auftrag mit Bravour gemeistert!

Lutein, Zeaxanthin, Vitamin C
1–2 Portionen

¼ Tasse (60 ml) Orangensaft • ¼ TL Limettensaft • ¼ Tasse orangefarbene Paprikaschote, gehackt • ¾ Tasse TK-Ananasstücke • ¼ Tasse TK-Pfirsichstücke

● ¾ Tasse (175 ml) Wasser, Orangensaft, Limettensaft, Paprika, Ananas und Pfirsich im Mixer cremig pürieren. Für eine flüssigere Konsistenz etwas mehr Wasser untermixen.

Möhren-Mango-Smoothie

» Dieser Smoothie ist toll für Kinder. Sie lieben die kräftige orange Farbe und werden nicht einmal merken, dass sich Gemüse hineingeschlichen hat!

Beta-Carotin, Vitamin C, Vitamin E
1–2 Portionen

½ Tasse (125 ml) ungesüßte Kokosmilch • ¼ Tasse (60 ml) Orangensaft • 1 EL Joghurt • 1 Tasse TK-Mangostücke • ¾ –1 Tasse gewürfelte Möhren

● Kokosmilch, Orangensaft, Mango und ¾ Tasse Möhren im Mixer cremig pürieren. Für eine dickflüssigere Konsistenz die restliche ¼ Tasse Möhren untermixen.

Kürbispüree-Smoothie

» Diese Leckerei ist eher ein Dessert als ein gesunder Smoothie. Sie erinnert an Kürbispastete und wird Ihre Lust auf Süßes garantiert stillen.

Beta-Carotin
1 Portion

1 Tasse (250 ml) ungesüßter Mandeldrink • 1 gefrorene Banane, in Stücke gebrochen • ½ Tasse Kürbispüree (erhältlich im gut sortierten Biomarkt, alternativ selbstgemacht, Seite 185) • ¼ Tasse Kürbisgewürz (siehe Tipp) • ½ Tasse Eiswürfel

● Mandeldrink, Banane, Kürbispüree, Kürbisgewürz und Eis im Mixer cremig pürieren. Für eine flüssigere Konsistenz weiteren Mandeldrink untermixen.

Tipp Kürbisgewürz (»Pumpkin Pie Spice«) ist eine Gewürzmischung, die in den USA unter anderem zum Würzen des traditionell zu Thanksgiving servierten Pumpkin Pie verwendet wird. Die Mischung lässt sich ganz einfach selber machen: Geben Sie 3 EL Zimt, 2 TL gemahlenen Ingwer, 2 TL geriebenen Muskat, 1 TL Piment und 1 TL gemahlene Gewürznelken in ein Glas und vermischen Sie alles gut miteinander. Sie können auch eine größere Menge zubereiten und diese im Schraub- oder Bügelglas aufbewahren.

Melonen-Trinkjoghurt

» Reichern Sie Ihren morgendlichen Joghurt mit Beta-Carotin und Vitamin C aus Cantaloupe-Melonenwürfeln an. Einfacher kann ein Smoothie nicht sein.

Beta-Carotin, Vitamin C
1 Portion

½ Tasse Joghurt oder Vanillejoghurt • ¼ Cantaloupe-Melone, gewürfelt (etwa 1 Tasse)

● Joghurt und Melone im Mixer cremig pürieren.

Augenfutter-Fokus Die Cantaloupe-Melone ist eine gute Quelle für Beta-Carotin und Vitamin C. Als sommerliche Erfrischung frieren Sie Cantaloupe-Melonenstückchen ein und geben Sie sie statt Eiswürfeln in ein Glas Mineralwasser.

Beta-Carotin-Kracher

» Dieser Drink ist eine leckere und nahrhafte Methode, mehr Beta-Carotin aufzunehmen. Die Säure der Grapefruit bildet einen angenehmen Kontrast zu der Süße der Möhren.

Beta-Carotin, Vitamin C
2 Portionen

3 Möhren (ungeschält) • 2 Pink Grapefruit, geschält und geviertelt • 1 Limette, geschält • Eiswürfel

● Gehen Sie wie in der Gebrauchsanweisung Ihres Entsafters vorgegeben vor und entsaften Sie Möhren, Grapefruit und Limette. Alles gut miteinander verrühren und auf Eis servieren.

Augenfutter-Fokus Beta-Carotin sollte man besser über die Nahrung und nicht über Nahrungsergänzungsmittel aufnehmen. Aus Studien weiß man, dass Beta-Carotin-Supplemente bei Rauchern und Menschen, die kürzlich mit dem Rauchen aufgehört haben, das Lungenkrebsrisiko erhöhen können. Beta-Carotin aus der Nahrung ist dagegen ungefährlich.

Zitrussaft

» Dieser angenehm säuerliche Saft ist eine hervorragende Erfrischung an einem heißen, schwülen Tag.

Vitamin C
2 Portionen

2 Orangen, geschält • 1 Grapefruit, geschält und geviertelt • 1 Limette, geschält • 1 Zitrone, geschält • frische Minzestängel (optional)

- Gehen Sie wie in der Gebrauchsanweisung Ihres Entsafters vorgegeben vor und entsaften Sie Orangen, Grapefruit, Limette und Zitrone, Grapefruit und Limette. Alles gut miteinander verrühren und auf Eis servieren, nach Wunsch mit Minze garniert.

Tipp Für dieses Rezept können Sie statt des elektrischen Entsafters auch eine Hand-Zitruspresse verwenden. Lassen Sie einfach die Schalen an den Früchten und halbieren Sie die Früchte quer vor dem Auspressen.

Birnen-Ingwer-Minz-Saft

» Dieser nahrhaft grüne Saft zeichnet sich durch das Zusammenspiel von angenehmer Säure der Grapefruit und leichter Schärfe des Ingwers aus.

Lutein, Zeaxanthin, Vitamin C
1 Portion

20 frische Minzeblättchen • 3 Grünkohlblätter mit Stiel • 1 Birne, gewürfelt • 1 Grapefruit, geschält und geviertelt • 5 cm Ingwer

- Gehen Sie wie in der Gebrauchsanweisung Ihres Entsafters vorgegeben vor und entsaften Sie Minze und Grünkohl zusammen. Anschließend entsaften Sie Birne, Grapefruit und Ingwer. Alles gut miteinander verrühren und auf Eis servieren.

SALATE UND DRESSINGS

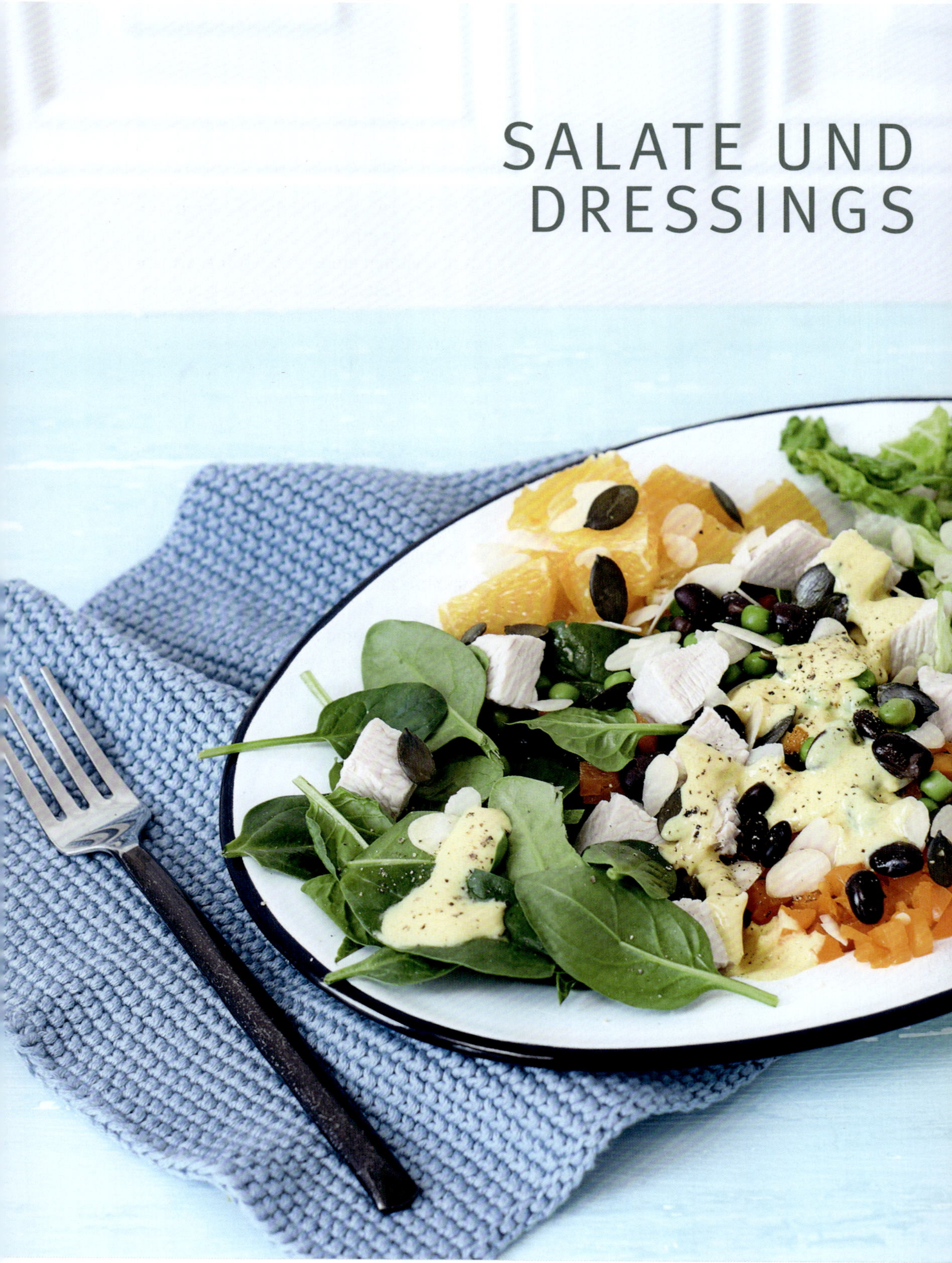

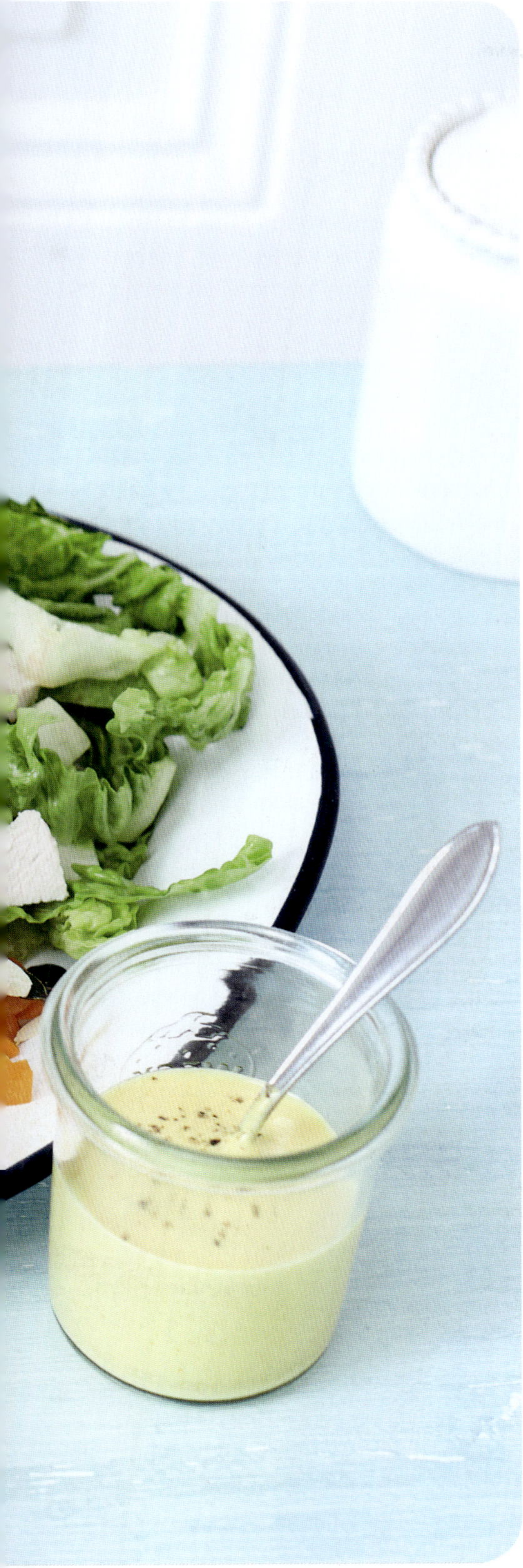

Salate machen einen wesentlichen Teil einer auf die Augengesundheit abgestimmten Ernährung aus, unter anderem weil rohes Gemüse eine gute Vitamin-C-Quelle ist. Vitamin C ist in jedem Teil des Auges vorhanden und Studien zeigen, dass eine antioxidantienreiche Ernährung, unter anderem mit Vitamin C, das Risiko für Katarakte und altersbedingte Makuladegeneration reduzieren kann. Und da der Vitamin-C-Gehalt durch Kochen abnimmt, sind Salate eine sehr gute Möglichkeit, den größten Nutzen aus den Zutaten zu ziehen.

Salate sind aber auch eine gute Gelegenheit, Vollkorngetreide, Bohnen und Linsen in die Ernährung zu integrieren. Probieren Sie es einfach aus und tauschen Sie gerne die in den Rezepten genannten Vollkorngetreide und Hülsenfrüchte gegen andere Ihrer Wahl aus.

Gesunde Salatdressings kann man sehr gut selber machen. Sie lassen sich gut vorbereiten und können im Kühlschrank in einem Gefäß aufbewahrt werden, sodass sie jederzeit griffbereit sind. Kombinieren Sie die Dressings und die Salate in den Rezepten nach Lust und Laune und kreieren Sie Ihren eigenen Salat.

Kreieren Sie Ihren eigenen Salat im Einmachglas

Mit Salaten im Glas packen Sie komplette und vollwertige Mittagessen zum Mitnehmen für die Arbeitswoche ein. Das Geheimnis knackiger Salate im Glas ist die Reihenfolge, in der die Zutaten eingefüllt werden. Für Ihre tägliche Lutein- und Zeaxanthin-Dosis wählen Sie mindestens drei luteinreiche Zutaten aus (LZ).

So gelingt Ihnen die perfekte Salatkreation im Glas:

1. Das Dressing direkt im Glas zubereiten: 1 EL natives Olivenöl extra, 1 TL Apfelessig und ¼ TL Dijonsenf in ein Glas geben, mit Salz und frisch gemahlenem schwarzem Pfeffer würzen. Dann den Deckel schließen und kräftig schütteln, bis das Dressing gut vermischt ist.
2. Getreide, eine proteinhaltige Zutat und ein knackiges Gemüse dazugeben, zum Beispiel:

- **Getreide:** Quinoa, Wildreis
- **Proteinhaltige Zutat:** hart gekochtes Ei, gehackt (LZ), gegarte Putenbrust, in Scheiben, Thunfisch aus der Dose, schwarze Bohnen
- **Knackiges Gemüse:** Brokkoli, zerkleinert (LZ), Möhren, zerkleinert, TK-Erbsen (LZ), orangefarbene, rote oder gelbe Paprika, zerkleinert (LZ), Zucchini, zerkleinert (LZ)

3. Extras wie Nüsse, Samen und Früchte darüberschichten, zum Beispiel:

- **Nüsse:** Mandeln, Walnüsse
- **Samen:** Chia-Samen, Kürbiskerne, Hanfsamen, Sonnenblumenkerne
- **Früchte:** Heidelbeeren, Himbeeren oder in Scheiben geschnittene Erdbeeren, getrocknete Aprikosen, gehackt, getrocknete Gojibeeren

4. Eine Handvoll grünes Blattgemüse (LZ) wie Babyspinat, Blattsalat, Romanasalat, Brunnenkresse, Baby-Grünkohl, Radicchio oder Mixsalat darauf geben.
5. Den Deckel gut schließen. So lässt sich das Glas bis zu 2 Tage im Kühlschrank aufbewahren.
6. Zum Servieren den Inhalt des Glases einfach auf einen Teller geben und die Zutaten herausschütteln. Alles mischen, um das Dressing gut zu verteilen. Nun können Sie Ihre eigene Augenfutter-Kreation genießen!

Tipp Wenn Ihnen roher Grünkohl zu bitter schmeckt, dann verpassen Sie ihm eine Abreibung: Kneten Sie die Blätter gründlich durch, so werden die harten Fasern und Zellwände aufgebrochen, was zu einem milderen Geschmack führt. Massieren Sie ihn entweder mit Olivenöl oder mit dem im Rezept angegebenen Dressing. Wenn Sie sich den Geschmack noch milder wünschen, dann lassen Sie den Kohl mindestens fünf Min. und bis zu 1 Tag nach der Massage stehen.

Grüner Salat mit Kräutern

» In diesem Salat treffen sich die besten grünen Gemüsesorten für eine gesunde Augenernährung. Die Kräuter verleihen dem Salat einen kräftigen, intensiven Geschmack. Für den besten Nährstoffgehalt empfiehlt sich die Verwendung regionaler Kräuter und Gewürze.

Beta-Carotin, Lutein, Zeaxanthin, Vitamin C, Vitamin E
4–6 Portionen

- 2 dicht gefüllte Tassen zerpflückter Romana- oder grüner Salat
- 2 dicht gefüllte Tassen Babyspinat
- 1 Tasse Brokkoliröschen, in mundgerechte Stücke geschnitten
- 1 Tasse grüne Paprikaschoten, in Streifen geschnitten
- 1 Tasse gedämpfte grüne Stangenbohnen, in Stücke geschnitten
- ½ Tasse gehacktes Basilikum
- ½ Tasse gehackter Dill
- ½ Tasse gehackte Petersilie
- 3 EL natives Olivenöl extra
- 1 EL Apfelessig
- 1 TL Dijon-Senf
- Salz
- frisch gemahlener schwarzer Pfeffer

● Salat, Spinat, Brokkoli, Paprika, Bohnen, Basilikum, Dill und Petersilie in einer großen Schüssel vermischen.

● Öl, Essig und Senf in einer kleinen Schüssel vermischen. Mit Salz und Pfeffer abschmecken. Das Dressing über den Salat träufeln und vermischen. Sofort servieren.

Tipp Die grünen Stangenbohnen sofort nach dem Dämpfen in Eiswasser geben, abgießen und die Bohnen trockentupfen. So können die Bohnen in einem luftdicht geschlossenen Gefäß im Kühlschrank aufbewahrt und im Laufe der Woche in Salaten verarbeitet werden.

Gemischter grüner Salat mit Beeren und Aprikosen

» Gojibeeren, Aprikosen und Heidelbeeren geben diesem wohlschmeckenden Salat, der eine ganze Horde satt macht, eine leichte Süße und eine angenehme Textur.

Beta-Carotin, Lutein, Zeaxanthin, Vitamin C, Vitamin E, Zink
6–8 Portionen

- 1 orangefarbene Paprikaschote, fein gehackt
- 1 Kopf Romanasalat, in mundgerechte Stücke zerzupft
- 2 dicht gefüllte Tassen Radicchio, in mundgerechte Stücke zerzupft
- ½ Tasse Heidelbeeren
- ¼ Tasse getrocknete Gojibeeren
- ¼ Tasse getrocknete Aprikosen, gehackt
- ¼ Tasse Sonnenblumenkerne
- 3 EL natives Olivenöl extra
- 1 EL Apfelessig
- 1 TL Dijon-Senf
- Salz
- frisch gemahlener schwarzer Pfeffer

● Paprika, Salat und Radicchio in einer großen Schüssel vermischen. Dann Heidelbeeren, Gojibeeren, Aprikosen und Sonnenblumenkerne zugeben.

● Öl, Essig und Senf in einer kleinen Schüssel vermischen. Mit Salz und Pfeffer abschmecken. Das Dressing über den Salat träufeln und vermischen. Sofort servieren.

Variante Wenn Sie es süßer mögen, probieren Sie ein Honig-Senf-Dressing. Ersetzen Sie den Essig durch frisch gepressten Zitronensaft und geben Sie 1 TL flüssigen Honig dazu.

Augenfutter-Fokus Der luteinreiche Radicchio stammt aus der norditalienischen Region Venetien. Obwohl wir ihn zu den grünen Blattgemüsen zählen, sind die verbreiteten Sorten rot und weiß. Radicchio wird bei kalten Temperaturen geerntet und hat einen leicht bitteren Geschmack.

Schnibbelsalat mit Rucola

» Dieser Schnibbelsalat ist eine wunderbare komplette Mahlzeit. Die Sardinen stellen eine fantastische Quelle für Protein und die Omega-3-Fettsäuren DHA und EPA dar. Wer Sardinen nicht mag, kann sie gegen Thunfisch aus der Dose oder Lachs austauschen.

Beta-Carotin, Lutein, Zeaxanthin, Vitamin C, Vitamin E, Omega-3-Fettsäuren (DHA und EPA)
2 Portionen

- 1 dicht gefüllte Tasse Rucola
- 1 dicht gefüllte Tasse Spinatblätter
- 1 Dose Sardinen, enthäutet, entgrätet, abgetropft und gehackt
- 6 Scheiben Gewürzgurken
- 2 EL abgetropfte Kapern
- 1 EL Senf

● Rucola, Spinat, Sardinen und Gurken in einer mittelgroßen Schüssel vermischen. Mithilfe von zwei scharfen Messern in der Schüssel durch das Schneiden in entgegengesetzte Richtungen zu einem Schnibbelsalat zerkleinern. Kapern und Senf zugeben und vorsichtig vermischen. Sofort servieren.

Tipp Das einfache Kleinschneiden der Zutaten wie in diesem Salat kann aus einem durchschnittlichen Salat eine Delikatesse machen. Hier ist ein Wiegemesser sehr hilfreich: Damit schneidet man die Zutaten zuerst in einer Richtung klein, dann dreht man es um 90 Grad und zerkleinert die Zutaten in der anderen Richtung.

Nizzasalat

» Dieser Nizzasalat ist eine kleine Abwandlung des klassischen Salade niçoise: mit Sardinen statt Sardellen und Thunfisch. Wer es lieber klassisch mag, kann stattdessen natürlich auch Thunfisch aus der Dose oder gegrillten frischen bzw. TK-Thunfisch verwenden.

Lutein, Vitamin C, Vitamin E, Omega-3-Fettsäuren (DHA und EPA)
2 Portionen

- 2 dicht gefüllte Tassen zerzupfter Romanasalat
- 2 dicht gefüllte Tassen Babyspinat
- 4 schwarze Oliven
- 1 Frühlingszwiebel, in dünne Ringe geschnitten
- 1 hartgekochtes Ei, halbiert
- 1 Dose Sardinen, enthäutet, entgrätet, abgetropft und gehackt
- ½ Tasse grüne Stangenbohnen, blanchiert (siehe Tipp)
- 1 EL abgetropfte Kapern, grob gehackt
- ½ Tasse Zitrusdressing (Seite 179)

● Salat und Spinat auf zwei Teller verteilen. Oliven, Frühlingszwiebeln, Ei, Sardinen, Stangenbohnen und Kapern darauf arrangieren. Mit Dressing beträufeln und sofort servieren.

Variante Statt Spinat oder Romanasalat eignet sich auch Grünkohl, damit wird der Salat luteinreicher.

Augenfutter-Fokus Um die Luteinaufnahme zu verbessern, essen Sie zusammen mit luteinreichen Lebensmitteln solche, die gesunde Fette enthalten. Hier machen das grüne Gemüse und das Ei, die beide reich an Lutein sind, zusammen mit den Omega-3-fettsäurehaltigen Sardinen den Salat zu einer sehr nährstoffreichen Mahlzeit.

Tipp Zum Blanchieren die Bohnen 2 Min. in kochendem Wasser garen, dann in eine Schüssel mit Eiswasser geben und anschließend trockentupfen. Bereiten Sie gleich eine größere Menge zu und bewahren Sie sie in einem luftdichtverschlossenen Gefäß im Kühlschrank auf, um sie im Laufe der Woche in Salaten zu verwenden.

Salat mit orangefarbener Paprika und Grünkohl

›› Die grünen Oliven geben diesem Salat eine angenehme Säure. Wenn Sie keine Oliven vorrätig haben, können Sie stattdessen auch Kapern verwenden.

Lutein, Zeaxanthin, Vitamin C, Vitamin E
2 Portionen

- 2 Tassen geputzte und fein gehackte Grünkohlblätter
- 1 Tasse fein gehackte orangefarbene Paprikaschoten
- ¼ Tasse entsteinte grüne Oliven, in Scheiben geschnitten
- 1 EL natives Olivenöl extra
- 1 TL Weißweinessig
- ¼ Tasse gehackte Pistazien
- Salz
- frisch gemahlener schwarzer Pfeffer

● Grünkohl, Paprika und Oliven in einer mittelgroßen Schüssel vermischen. Öl und Essig zugeben und gründlich unterrühren, bis alles benetzt ist. Mit Salz und Pfeffer abschmecken. Die Schüssel abdecken und den Salat mindestens 1 Std. bis zu 1 Tag im Kühlschrank durchziehen lassen. Vor dem Servieren mit Pistazien bestreuen.

Varianten Für einen »Regenbogensalat« geben Sie noch 1 Tasse fein gehackte rote oder gelbe Paprika dazu. Ersetzen Sie die Pistazien durch Kürbiskerne. Sie sind eine gute Zinkquelle.

Augenfutter-Fokus Grünkohl ist die beste Luteinquelle, daneben enthält er auch noch viel Vitamin C, Vitamin E und Beta-Carotin. Obwohl unser Körper Lutein aus gegarten luteinhaltigen Lebensmitteln besser aufnehmen kann, versorgt uns auch der rohe Grünkohl gut damit, da er so reich daran ist.

Grünkohlsalat mediterrane Art

» Dieser Grünkohlsalat gehört zu den Augenfutter-Rezepten, die Dr. Barb und ich gemeinsam entwickelt haben. Er ist ein echtes Lutein- und Zeaxanthin-Kraftpaket. Die sonnengetrockneten Tomaten bilden einen schönen Kontrast zum Grünkohl.

Beta-Carotin, Lutein, Zeaxanthin, Vitamin C, Vitamin E
4 Portionen

- 100 g Grünkohlblätter
- 4 Frühlingszwiebeln, in dünne Ringe geschnitten
- 1 orangefarbene Paprikaschote, gehackt
- ¼ Tasse abgetropfte sonnengetrocknete Tomaten in Öl, gehackt
- ¼ Tasse Balsamico-Vinaigrette (Seite 179)
- ¼ Tasse geröstete Pinienkerne

● Die Stiele von den Grünkohlblättern entfernen und den Grünkohl grob in mundgerechte Stücke schneiden.

● Grünkohl, Frühlingszwiebeln, orangefarbene Paprika und sonnengetrocknete Tomaten in einer großen Schüssel vermischen. Mit der Vinaigrette beträufeln und vermischen. Den Salat mindestens 1 Std. bis zu 1 Tag im Kühlschrank durchziehen lassen. Vor dem Servieren mit Pinienkernen bestreuen.

Tipp Wenn Sie zarteren Grünkohl bevorzugen, dann wählen Sie kleinere Blätter aus. Diese sind jünger und nicht so faserig. Sie können den Grünkohl auch über Nacht in dem Dressing ziehen lassen, dadurch wird er ebenfalls zarter.

Mango-Spinat-Salat

» Dieser Salat ist schnell gemacht und eine tolle Quelle für Vitamin E und Lutein.

Lutein, Zeaxanthin, Vitamin C, Vitamin E, Zink
4 Portionen

1 Mango, in Scheiben geschnitten • 4 dicht gefüllte Tassen Babyspinat • 1 Tasse TK-Erbsen, aufgetaut • 2 EL Kürbiskerne • 2 EL natives Olivenöl extra • 1 EL Apfelessig • Salz • frisch gemahlener schwarzer Pfeffer

- Mango, Spinat, Erbsen und Kürbiskerne in einer großen Schüssel vermischen. Öl und Essig zugeben und unterheben. Mit Salz und Pfeffer abschmecken. Sofort servieren.

Augenfutter-Fokus Vitamin E kommt hauptsächlich in Ölen und Fetten vor. Unter den Früchten sind Mangos eine gute Quelle für Vitamin E und daher eine gute Wahl für alle, die eine fettreduzierte Diät durchführen.

Tipp Ersetzen Sie den Babyspinat durch zerzupften Radicchio, Grünkohl oder Mixsalat.

Avocadosalat mit Radieschen

» Von dieser leckeren Kombination aus Gurke, Tomaten, Radieschen, Frühlingszwiebel und Avocado werden Sie einfach nicht genug bekommen!

Lutein, Vitamin C, Vitamin E, Omega-3-Fettsäuren (ALA)
2 Portionen

1 Avocado, gewürfelt • 1 kleine Salatgurke, in Scheiben geschnitten • 1 Tomate, gehackt • 1 Frühlingszwiebel, in dünne Ringe geschnitten • 1 Tasse Radieschen, in dünne Scheiben geschnitten • 2 EL frisch gepresster Zitronensaft • 1 EL natives Olivenöl extra • Salz • frisch gemahlener schwarzer Pfeffer

- Avocado, Gurke, Tomate, Frühlingszwiebel und Radieschen in einer großen Schüssel vermischen.

- Zitronensaft und Öl in einer kleinen Schüssel verquirlen und mit Salz und Pfeffer abschmecken. Das Dressing über den Salat träufeln und vorsichtig vermischen. Sofort servieren oder bis zu 2 Std. kühl stellen.

Augenfutter-Fokus Avocados zählen zum Obst. Sie sind eine Quelle pflanzlicher Omega-3-Fettsäuren (ALA), von Vitamin E und Zink und damit eine Grundlage für gesunde Fette bei einer vegetarischen oder veganen Ernährung.

Salat mit Brokkoli und orangefarbener Paprika

» Dieser einfache Salat ist in Nullkommanichts zubereitet. Noch ein Pluspunkt: Er kann schon am Vorabend gemacht werden und am nächsten Morgen in die Lunchboxen der Kinder wandern. Möhren und Paprika bilden einen schönen Kontrast zum Brokkoli, sowohl was die Farbe, als auch was die Knackigkeit betrifft.

Beta-Carotin, Lutein, Zeaxanthin, Vitamin C, Vitamin E
2 Portionen

- 1 orangefarbene Paprikaschote, in Streifen geschnitten
- 1 Möhre, in dünne Scheiben geschnitten
- 2 Tassen Brokkoliröschen, in mundgerechte Stücke zerteilt
- 2 EL natives Olivenöl extra
- 1 EL Apfelessig
- 1 EL Mayonnaise
- 1 EL flüssiger Honig
- Salz
- frisch gemahlener schwarzer Pfeffer

● Paprika, Möhren und Brokkoli in einer mittelgroßen Schüssel vermischen.

● Öl, Essig, Mayonnaise und Honig in einer kleinen Schüssel verquirlen und mit Salz und Pfeffer abschmecken. Das Dressing über den Salat träufeln und vorsichtig vermischen. Die Schüssel abdecken und den Salat im Kühlschrank mindestens 1 Std. bis zu 1 Tag durchziehen lassen.

Variante Als Proteinzugabe mischen Sie noch eine ¾ Tasse zerkleinerte Hähnchen- oder Putenbrust unter.

Augenfutter-Fokus Zwar haben Möhren und orangefarbene Paprika die Farbe gemeinsam, aber sie unterscheiden sich in ihrem Vitamingehalt: Während Möhren einen hohen Gehalt an Beta-Carotin aufweisen, sind orangefarbene Paprika reich an Zeaxanthin.

Quinoa-Erbsen-Salat

» Dieser Salat ist eine tolle Beilage zu gegrilltem oder pochiertem Lachsfilet. Wenn Sie frische Erbsen bekommen können, besonders im Frühjahr, nehmen sie die anstelle von TK-Erbsen.

Lutein, Zeaxanthin, Vitamin C, Vitamin E, Zink, Ballaststoffe
4 Portionen

- ½ Tasse sonnengetrocknete Tomaten in Öl
- 1 orangefarbene Paprikaschote, gehackt
- 2 Tassen TK-Erbsen, aufgetaut
- 2 Tassen gekochte Quinoa
- 2 EL Kürbiskerne
- 1 EL frisch gepresster Zitronensaft
- 1 TL Dijon-Senf
- 1 TL flüssiger Honig
- Salz
- frisch gemahlener schwarzer Pfeffer

● Die sonnengetrockneten Tomaten abtropfen lassen und 3 EL des Öls zurückbehalten. Tomaten hacken.

● Gehackte Tomaten, Paprika, Erbsen, Quinoa und Kürbiskerne in einer großen Schüssel vermischen.

● Das zurückbehaltene Öl, Zitronensaft, Senf und Honig in einer kleinen Schüssel verquirlen und mit Salz und Pfeffer abschmecken. Das Dressing über den Salat träufeln und vorsichtig vermischen. Sofort servieren oder die Schüssel abdecken und den Salat im Kühlschrank bis zu 2 Tage durchziehen lassen.

Variante Nehmen Sie statt Quinoa Gerste oder Weizenkörner.

Augenfutter-Fokus Das Protein aus Quinoa hat eine hohe biologische Wertigkeit, Quinoa ist daher besonders für Vegetarier und Veganer ein wertvolles Lebensmittel.

Salat mit Weizenkörnern und Aprikosen

» Durch die Weizenkörner erhält dieser Salat eine angenehm bissfeste Konsistenz. Getrocknete Aprikosen enthalten viel Beta-Carotin, Sie können sie aber je nach Geschmack auch durch getrocknete Cranberrys ersetzen.

Beta-Carotin, Vitamin E, Zink, Ballaststoffe
4–6 Portionen

- 1/4 Tasse sonnengetrocknete Tomaten in Öl
- 10 getrocknete Aprikosen, in Streifen geschnitten
- 2 Frühlingszwiebeln, gehackt
- 2 Tassen gegarte Weizenkörner (Seite 186)
- 1/3 Tasse gehackte Nüsse (Mandeln, Walnusskerne oder Cashewkerne)
- 1/4 Tasse gehackte Petersilie (oder 2 EL getrocknete)
- 1/4 Tasse natives Olivenöl extra
- 1/4 Tasse frisch gepresster Zitronensaft
- 1/4 Tasse flüssiger Honig
- Salz
- frisch gemahlener schwarzer Pfeffer

● Die sonnengetrockneten Tomaten abtropfen lassen und 2 EL des Öls zurückbehalten. Tomaten in dünne Streifen schneiden.

● Gehackte Tomaten, Aprikosen, Frühlingszwiebeln, Weizenkörner, Nüsse und Petersilie in einer großen Schüssel vermischen.

● Das zurückbehaltene Öl, Olivenöl, Zitronensaft und Honig in einer kleinen Schüssel verquirlen und mit Salz und Pfeffer abschmecken. Das Dressing über den Salat träufeln und vorsichtig vermischen. Sofort servieren oder die Schüssel abdecken und den Salat im Kühlschrank bis zu 2 Tage durchziehen lassen.

Variante Wenn es glutenfrei sein soll, ersetzen Sie die Weizenkörner durch Vollkornreis.

Augenfutter-Fokus Aprikosen sind eine gute Quelle für Beta-Carotin. Seien Sie sich aber darüber bewusst, dass der Zuckergehalt von Trockenfrüchten höher ist als der von frischen, da der Zucker durch das Trocknen konzentriert wird.

Maissalat griechische Art

» Dieser griechische Salat ist dank orangefarbener Paprika und Mais sehr reich an Zeaxanthin. Um Zeit zu sparen, können Sie statt des frischen Maises selbstverständlich auf TK-Mais zurückgreifen.

Lutein, Zeaxanthin, Vitamin C, Vitamin E, Zink, Ballaststoffe
8–10 Portionen

- 4 Maiskolben, gegrillt oder gekocht
- 1 rote Paprikaschote, gehackt
- 1 orangefarbene Paprikaschote, gehackt
- 1 rote Zwiebel, gehackt
- 1 Dose (400–540 ml) Kichererbsen, abgegossen und abgespült
- 1 Knoblauchzehe, gehackt
- 2 EL natives Olivenöl extra
- 2 EL Rotweinessig
- Salz
- frisch gemahlener schwarzer Pfeffer
- 125 g Feta, zerbröselt
- gehacktes frisches Basilikum

● Die Maiskörner über einer mittelgroßen Schüssel mit einem Sägemesser vom Kolben lösen. Paprika, Zwiebel und Kichererbsen zugeben.

● Knoblauch, Öl und Essig in einer kleinen Schüssel verquirlen. Das Dressing über den Salat träufeln und vorsichtig vermischen. Die Schüssel abdecken und den Salat im Kühlschrank mindestens 2 Std. bis zu 2 Tage durchziehen lassen.

● Den Salat vor dem Servieren etwa 30 Min. bei Zimmertemperatur etwas wärmer werden lassen. Mit Salz und Pfeffer abschmecken. Vor dem Servieren mit Feta und Basilikum bestreuen.

Variante Statt Kichererbsen schwarze Bohnen verwenden. Sie bilden einen schönen farblichen Kontrast, was den Salat auch optisch ansprechend macht.

Augenfutter-Fokus Mais ist zwar eine gute Zeaxanthinquelle, reicht aber nicht an orangefarbene Paprika und Gojibeeren heran.

Tipp Dieser Salat schmeckt bei Zimmertemperatur am besten, lassen Sie ihn also nach dem Durchziehen im Kühlschrank noch etwas wärmer werden.

Grünkohlsalat mit Kichererbsen

» Kichererbsen bringen einen angenehmen Biss in den Salat und sind eine gute Quelle für Protein, Ballaststoffe und Zink. Die Paprika sorgt für die Farbe und liefert Ihrem Körper wichtiges Vitamin C.

Beta-Carotin, Lutein, Zeaxanthin, Vitamin C, Vitamin E, Zink, Ballaststoffe
4 Portionen

- 100 g Grünkohlblätter, in mundgerechte Stücke geschnitten
- ¼ Tasse abgegossene und abgespülte Kichererbsen aus der Dose
- ¼ Tasse abgetropfte geröstete Paprika in Streifen
- ¼ Tasse gehackte getrocknete Aprikosen oder Rosinen
- 2 EL gehackte entsteinte schwarze Oliven
- 2 EL Mayonnaise
- 2 EL natives Olivenöl extra
- 2 TL Apfelessig, Weißweinessig oder ungewürzter Reisessig
- 2 TL flüssiger Honig oder Ahornsirup
- Salz
- frisch gemahlener schwarzer Pfeffer

● Grünkohl, Kichererbsen, geröstete Paprika, Aprikosen und Oliven in einer großen Schüssel vermischen.

● Mayonnaise, Öl, Essig und Honig in einer kleinen Schüssel verquirlen. Mit Salz und Pfeffer abschmecken. Das Dressing über den Salat träufeln und vorsichtig vermischen. Die Schüssel abdecken und den Salat im Kühlschrank mindestens 1 Std. bis zu 3 Std. durchziehen lassen.

Augenfutter-Fokus Alle Paprikasorten sind gute Vitamin-C-Lieferanten. Die orangefarbenen haben zwar den höchsten Gehalt, aber natürlich können Sie die ganze Farbpalette nutzen.

Tipp Für diesen Salat können Sie geröstete Paprika aus dem Glas verwenden, aber Sie können natürlich auch selber Paprika rösten. Dafür die Schoten längs halbieren, die Samen entfernen und die Schoten mit der Schnittfläche nach unten auf ein mit Alufolie belegtes Backblech legen. Dann etwa 10 Min. grillen, bis die Haut schwarz wird und Blasen wirft. Aus dem Ofen nehmen und mit der Alufolie bedeckt 15 Min. abkühlen lassen. Anschließend die Schalen entfernen.

Salat mit schwarzen Bohnen und Mango

» Dieser Salat ist auf meinen Dinnerpartys oder Grillfesten meistens mit dabei. Er kann gut am Vorabend zubereitet werden und seine kräftigen Aromen und Farben machen ihn zu einem Gaumen- und Augenschmaus

Lutein, Zeaxanthin, Vitamin C, Vitamin E, Zink, Ballaststoffe
4 Portionen

- 2 Frühlingszwiebeln, fein gehackt
- 1 Mango, gehackt
- 1 Jalapeño-Chili, entkernt und gehackt (optional)
- 1 orangefarbene Paprikaschote, gehackt
- ½ rote Paprikaschote, gehackt
- 1 Dose (400–540 ml) schwarze Bohnen, abgegossen und abgespült
- 3 EL frische gehackte Petersilie oder frischer Koriander (oder 1 ½ TL getrockneter)
- abgeriebene Schale von 1 Bio-Limette
- 3 EL natives Olivenöl extra
- 2 EL Apfelessig
- 1 EL frisch gepresster Limettensaft
- 1 TL Dijon-Senf
- Salz
- frisch gemahlener schwarzer Pfeffer

● Frühlingszwiebeln, Mango, Jalapeño-Chili nach Wunsch, Paprika, Bohnen, Petersilie und Limettenschale in einer großen Schüssel vermischen.

● Öl, Essig, Limettensaft und Senf in einer kleinen Schüssel verquirlen. Mit Salz und Pfeffer abschmecken. Das Dressing über den Salat träufeln und vorsichtig vermischen. Die Schüssel abdecken und den Salat im Kühlschrank mindestens 1 Std. oder über Nacht durchziehen lassen.

Tipp Wenn Sie es gerne scharf mögen, geben Sie einfach mehr Jalapeño-Chilis dazu. Lassen Sie die Samen in der Schote, auch das bringt mehr Schärfe. Oder geben Sie vor dem Servieren scharfe Chilisauce oder Chiliflocken dazu.

Augenfuttersalat als Abendessen

» Salate mag ich sehr gerne zum Abendessen. Dieser hier gehört zu meinen Favoriten, weil man ihn mit so vielen unterschiedlichen Zutaten leicht abwandeln kann. Er enthält alle drei Hauptnährstoffe – Kohlenhydrate, Protein und gesunde Fette – und ist eine vollständige Mahlzeit.

Lutein, Zeaxanthin, Vitamin C, Vitamin E, Zink
2 Portionen

- ½ orangefarbene Paprikaschote, sehr fein gehackt
- ½ Orange, kleingeschnitten
- 1 Tasse kleingeschnittener Romanasalat
- 1 dicht gefüllte Tasse Babyspinat
- ½ Tasse TK-Erbsen, aufgetaut
- ½ Tasse abgegossene und abgespülte schwarze Bohnen aus der Dose
- ¼ Tasse Mandelblättchen
- 1 EL Kürbiskerne
- ¼ Tasse Orangen-Curry-Dressing (Seite 181)

proteinhaltige Zutaten (eine auswählen):

- 4 hartgekochte Eier, gepellt und geviertelt
- 1 ½ Tassen gewürfelte gegarte Putenbrust
- 1 Dose (170 g) heller Thunfisch oder Lachs

● Orangefarbene Paprika, Orange, Romanasalat, Spinat, Erbsen, Bohnen, Mandeln, Kürbiskerne und proteinreiche Zutat nach Wahl in eine Schüssel geben. Das Dressing über den Salat träufeln und vermischen. Sofort servieren.

Varianten Ersetzen Sie den Romanasalat durch zerzupften Radicchio. Ersetzen Sie die Erbsen durch gewürfelte Zucchini oder gedämpfte grüne Stangenbohnen. Verwenden Sie statt der Mandeln gehackte Cashewkerne, Walnüsse oder Pistazien. Nehmen Sie Sonnenblumenkerne statt Kürbiskernen. Verwenden Sie ½ Tasse (125 ml) gewürfelte Mango oder Cantaloupe-Melone statt der Orange. Ersetzen Sie die schwarzen Bohnen durch Linsen, Cannellinibohnen oder Kichererbsen.

Augenfutter-Fokus Hartgekochte Eier steuern zu diesem Salat Lutein und Vitamin E bei, Putenbrust dagegen mehr Zink und Vitamin E, Thunfisch die Omega-3-Fettsäuren DHA und EPA.

Salat mit Möhren und grünen Stangenbohnen

» Die knackigen Möhren bilden in diesem Salat einen schönen Kontrast zu den leicht bissfesten Bohnen. Eine köstliche Art, die tägliche Ballaststoffzufuhr zu erhöhen!

Beta-Carotin, Vitamin C, Vitamin E, Zink, Ballaststoffe
2 Portionen

2 Möhren, in dünne Scheiben geschnitten • ½ rote Paprikaschote, in Streifen geschnitten • 1 Tasse abgegossene und abgespülte grüne Stangenbohnen oder Cannellinibohnen aus der Dose • 2 EL natives Olivenöl extra • 1 EL Apfelessig • 1 EL Mayonnaise • 1 EL Ahornsirup • Salz • frisch gemahlener schwarzer Pfeffer

- Möhren, Paprika und Bohnen in einer mittelgroßen Schüssel vermischen.

- Öl, Essig, Mayonnaise und Ahornsirup in einer kleinen Schüssel miteinander verquirlen. Mit Salz und Pfeffer vermischen. Das Dressing über den Salat träufeln und vorsichtig vermischen, bis alles gut vom Dressing umhüllt ist. Mindestens 1 Std. oder über Nacht im Kühlschrank durchziehen lassen.

Tipp Durch das Marinieren im Kühlschrank verbinden sich die Aromen besser und werden intensiver, weil das Dressing in das Gemüse einzieht. Wenn einmal keine Zeit ist, kann der Salat aber auch sofort genossen werden.

Grünkohlsalat wie aus dem Deli

» Dieses Rezept ist eine Augenfutter-Version des Brokkolisalats, den viele amerikanische Delis auf der Speisekarte stehen haben. Das cremige Dressing steuert eine milde Süße bei.

Beta-Carotin, Lutein, Zeaxanthin, Vitamin C, Vitamin E, Zink, Omega-3-Fettsäuren (ALA)
4 Portionen

100 g Grünkohlblätter • 4 Frühlingszwiebeln, in dünne Ringe geschnitten • 1 Möhre, geraspelt • ¼ Tasse gehackte getrocknete Feigen oder Aprikosen • ⅓ Tasse Cremiges Salatdressing (Seite 180) oder Cremiges Miso-Dressing (Seite 180) • ¼ Tasse geröstete Sojabohnen (siehe Tipp)

- Die Grünkohlblätter von den Stielen befreien und grob in mundgerechte Stücke schneiden.

- Grünkohl, Frühlingszwiebeln, Möhre und Feigen in einer großen Schüssel vermischen.

- Das Dressing über den Salat träufeln und vorsichtig vermischen, bis alles gut vom Dressing umhüllt ist. Mindestens 1–3 Std. im Kühlschrank durchziehen lassen. Vor dem Servieren mit Sojabohnen bestreuen.

Tipp Sojabohnen findet man im Asia-Regal in gut sortierten Supermärkten. Sie sind ein toller Protein-Snack und machen sich gut als Garnierung von Salaten.

Salat mit Edamame und Paprika

» Bereiten Sie diesen Salat schon am Vorabend zu und genießen Sie ihn am nächsten Tag zum Mittagessen – so schmeckt er besonders aromatisch. Auch beim Grillabend eine tolle Beilage!

Lutein, Zeaxanthin, Vitamin C, Vitamin E, Omega-3-Fettsäuren (ALA), Ballaststoffe
4 Portionen

1 orangefarbene Paprikaschote, sehr fein gehackt • 1 rote Paprikaschote, sehr fein gehackt • 1 Tasse gedämpfte geschälte Edamame, abgekühlt • 1 Tasse TK-Mais, aufgetaut • 1/4 Tasse gehackte Petersilie • 1/4 Tasse Kalamata-Oliven, in Scheiben geschnitten • 2 EL natives Olivenöl extra • 1 EL klarer Reisessig • Salz • frisch gemahlener schwarzer Pfeffer

● Paprika, Edamame, Mais, Petersilie und Oliven in einer großen Schüssel vermischen. Öl und Essig zugeben und vorsichtig vermischen, bis alles gut vom Dressing umhüllt ist. Mit Salz und Pfeffer abschmecken. Mindestens 1 Std. bis zu 1 Tag im Kühlschrank durchziehen lassen.

Augenfutter-Fokus Petersilie ist als Luteinquelle eine schöne Ergänzung in einem augenfreundlichen Kräutergarten. Ziehen Sie Petersilie im Topf, damit Sie immer eine leckere Salatzutat im Haus haben.

Linsen-Avocado-Salat

» Die Avocado verleiht dem Salat eine cremige Konsistenz und bringt gesunde Fette mit. Als Beilage zu gegrillter Regenbogenforelle oder Hähnchenbrust wird daraus eine sehr proteinreiche Mahlzeit.

Vitamin C, Vitamin E, Zink, Omega-3-Fettsäuren (ALA), Ballaststoffe
2 Portionen

1 Avocado, in Scheiben geschnitten • 1 rote Paprikaschote, fein gehackt • 1/4 rote Zwiebel, fein gehackt • 1 Tasse abgekühlte gekochte Linsen oder abgegossene und abgespülte Linsen aus der Dose • 1 EL natives Olivenöl extra • 1 EL Weißweinessig (weiß oder rot) • Salz • frisch gemahlener schwarzer Pfeffer

● Avocado, Paprika, Zwiebel und Linsen in einer mittelgroßen Schüssel vermischen. Öl und Essig zugeben und vorsichtig vermischen, bis alles gut vom Dressing umhüllt ist. Mit Salz und Pfeffer abschmecken. Mindestens 30 Min. bis zu 1 Std. im Kühlschrank durchziehen lassen.

Variante Statt der Linsen grüne Stangenbohnen verwenden.

Linsen-Orangen-Salat mit Kalamata-Oliven

» Diesen vielseitigen Salat bereitet man am besten schon einen Tag im Voraus zu, damit die Linsen das Dressing gut aufnehmen. Sie können die Orange auch durch eine Mango ersetzen, damit erhöhen Sie den Vitamin-E-Gehalt des Salats.

Vitamin C, Vitamin E, Zink, Ballaststoffe
2 Portionen

- abgeriebene Schale von ½ Bio-Orange
- 1 Orange, geschält und in Scheiben geschnitten
- ½ rote Paprikaschote, in Streifen geschnitten
- 1 Tasse abgekühlte gekochte grüne Linsen (siehe Tipp) oder abgegossene und abgespülte Linsen aus der Dose
- 1–2 gehackte frische Minze (oder 1 TL getrocknete)
- 2 EL natives Olivenöl extra
- 1 EL frisch gepresster Limettensaft
- 1 EL Apfelessig
- Salz
- frisch gemahlener schwarzer Pfeffer

● Orangenschale, Orangenscheiben, Paprika, Linsen und Minze nach Geschmack in einer mittelgroßen Schüssel vermischen.

● Öl, Limettensaft und Essig in einer kleinen Schüssel miteinander verquirlen. Mit Salz und Pfeffer abschmecken. Das Dressing über den Salat träufeln und vorsichtig vermischen, bis alles davon umhüllt ist. Sofort servieren oder bis zu 2 Tage im Kühlschrank aufbewahren.

Augenfutter-Fokus Linsen sind eine hervorragende und fettarme Proteinquelle.

Tipp Wenn Sie die Linsen für dieses Rezept frisch kochen möchten, dann bringen Sie eine ¾ Tasse Wasser zum Kochen. Geben Sie in das kochende Wasser knapp ½ Tasse getrocknete und gut abgespülte grüne Linsen und lassen Sie das Wasser wieder aufkochen. Dann auf schwache Hitze reduzieren, den Deckel einen Spaltbreit geöffnet und die Linsen 30 Min. köcheln lassen, bis sie weich sind und das Wasser aufgenommen ist.

Hähnchen-Linsen-Salat mit Minze

» Gegarte Linsen und gegartes Hähnchenfleisch habe ich häufig in meinem Kühlschrank oder dem Gefriergerät vorrätig, so kann ich immer mal eine schnelle und einfache Mahlzeit zusammenstellen. Wenn Sie beides frisch gekocht haben, schmeckt der Salat auch warm super!

Beta-Carotin, Vitamin E, Zink, Ballaststoffe
1–2 Portionen

1 EL natives Olivenöl extra • 1 EL Apfelessig • 1 EL frisch gepresster Limettensaft • 10–12 frische Minzezweige • 4 getrocknete oder frische gehackte Aprikosen • 1 Hähnchenbrust, gegart und in Scheiben geschnitten • 1 Tasse abgekühlte gekochte grüne Linsen (siehe Tipp auf Seite 177) oder abgetropfte und abgespülte Linsen aus der Dose • Salz • frisch gemahlener schwarzer Pfeffer

● Öl, Essig und Limettensaft in einer mittelgroßen Schüssel vermischen. Die Minze nach Geschmack, Aprikosen, Hähnchen und Linsen zugeben und vermischen. Mit Salz und Pfeffer abschmecken. Sofort servieren oder abdecken und bis zu 2 Tage im Kühlschrank aufbewahren.

Variante Statt der Linsen eignet sich Vollkornreis oder Gerste.

Basic-Salat-Dressing

» Ein Salatdressing ist so leicht gemacht und lässt sich im Kühlschrank gut aufbewahren. Die Zugabe der ganzen Knoblauchzehe in diesem Rezept verstärkt das Aroma, ohne es zu dominieren.

Vitamin C, Vitamin E
Ergibt etwa 1 Tasse

½ Tasse natives Olivenöl extra • 3 EL Apfelessig • abgeriebene Schale von ½ Bio-Zitrone • 1 EL frisch gepresster Zitronensaft • 1 EL Dijon-Senf • 1 EL flüssiger Honig • 1 TL Salz • 1 Knoblauchzehe

● Öl, 3 EL Wasser, Essig, Zitronenschale und -saft, Senf, Honig und Salz in ein Schraubdeckelglas (375–500 ml) geben. Das Glas verschließen und gründlich schütteln, bis das Dressing eine leicht cremige Konsistenz hat.

● Die Knoblauchzehe zugeben, das Glas wieder verschließen und im Kühlschrank bis zu 5 Tage aufbewahren.

Variante Tauschen Sie die Essigsorte gegen eine aus, die Ihrem Geschmack entspricht. Balsamessig verleiht dem Dressing ein süßeres Aroma, Weinessig macht es saurer und Reisessig ist milder und harmonischer

Tipp Zur Zubereitung dieses Dressings können Sie auch einen Mixer oder einen Pürierstab und einen schmalen Mixbecher verwenden.

Balsamico-Vinaigrette

» Dieses vielseitige Dressing schmeckt wunderbar in den meisten Salaten, egal ob die Hauptzutat aus grünem Blattgemüse, Bohnen oder Vollkorngetreide wie Quinoa oder Reis besteht.

Vitamin E
Ergibt etwa eine ¾ Tasse

6 EL natives Olivenöl extra • 3 EL Balsamessig • 1 EL flüssiger Honig oder Ahornsirup • 1 EL Dijon-Senf • Salz • frisch gemahlener schwarzer Pfeffer

● Öl, Essig, Honig und Senf in einer kleinen Schüssel verquirlen. Mit Salz und Pfeffer abschmecken.

● In ein Glas oder eine Quetschflasche füllen und bis zu 2 Wochen im Kühlschrank aufbewahren.

Zitrusdressing

» Zitronen- und Orangensaft verleihen diesem Dressing sowohl eine angenehme Säure als auch einen Vitamin-C-Kick.

Vitamin C, Vitamin E
Ergibt etwa ½ Tasse

¼ Tasse natives Olivenöl extra • 2 EL frisch gepresster Zitronensaft • 2 EL frisch gepresster Orangensaft • 1 TL Dijon-Senf • Salz • frisch gemahlener schwarzer Pfeffer

● Öl, Zitronensaft, Orangensaft und Senf in einer kleinen Schüssel verquirlen. Mit Salz und Pfeffer abschmecken.

● In ein Glas oder eine Quetschflasche füllen und bis zu 2 Wochen im Kühlschrank aufbewahren.

Cremiges Salatdressing

» Cremige Salatdressings passen gut zu Grünkohl- oder Brokkolisalaten, besonders wenn man ihnen mindestens 2 Std. oder über Nacht Zeit zum Marinieren lässt.

Vitamin E
Ergibt etwa 1 Tasse

6 EL Mayonnaise • 6 EL Joghurt • 2 EL Apfelessig, Weißweinessig oder klarer Reisessig • 2 EL flüssiger Honig oder Ahornsirup • Salz • frisch gemahlener schwarzer Pfeffer

- Mayonnaise, Joghurt, Essig und Honig in einer kleinen Schüssel verquirlen. Mit Salz und Pfeffer abschmecken.
- In ein Glas oder eine Quetschflasche füllen und bis zu 2 Wochen im Kühlschrank aufbewahren.

Cremiges Miso-Dressing

» Dieses Dressing ist dem aus japanischen Restaurants nachempfunden. Es verleiht Salaten eine leicht säuerliche Note.

Vitamin C, Vitamin E
Ergibt etwa 1 Tasse

6 EL Mayonnaise • ¼ Tasse Joghurt • 2 EL Miso • 2 EL frisch gepresster Orangensaft • 2 EL Agavendicksaft oder Ahornsirup

- Mayonnaise, Joghurt, Miso, Orangensaft und Agavendicksaft in einer kleinen Schüssel verquirlen.
- In ein Glas oder eine Quetschflasche füllen und bis zu 2 Wochen im Kühlschrank aufbewahren.

Orangen-Curry-Dressing

» Probieren Sie dieses Dressing zu einem Salat aus grünem Blattgemüse, Vollkorngetreide oder Bohnen. Die Mischung aus Orangensaft und Curry verleiht dem Salat eine angenehme Komplexität.

Vitamin C, Vitamin E
Ergibt etwa 1¼ Tassen

2 Knoblauchzehen, gehackt • 2 EL Curry • ½ Tasse griechischer Joghurt • ½ Tasse frisch gepresster Orangensaft • Salz • frisch gemahlener schwarzer Pfeffer

● Knoblauch, Curry, Joghurt und Orangensaft in einer kleinen Schüssel verquirlen. Mit Salz und Pfeffer abschmecken.

● In ein Glas oder eine Quetschflasche füllen und bis zu 5 Tage im Kühlschrank aufbewahren.

Kürbisdressing

» Der Kürbis bringt eine cremige Textur in dieses Dressing und dazu noch eine echten Beta-Carotin-Boost. Der Ahornsirup macht es angenehm süß und mildert die Säure des Apfelessigs.

Beta-Carotin, Vitamin C, Vitamin E
Ergibt etwa 1¾ Tasse

½ Tasse natives Olivenöl extra • ½ Tasse Kürbispüree (erhältlich im gut sortierten Biomarkt, alternativ selbstgemacht, Seite 185) • 6 EL Apfelessig • 3 EL frisch gepresster Zitronensaft • 1 EL Ahornsirup • 1 EL Dijon-Senf • 1 TL Salz • frisch gemahlener schwarzer Pfeffer

● Öl, Kürbispüree, Essig, Zitronensaft, Ahornsirup, Senf, Salz und Pfeffer nach Geschmack in ein Schraubdeckelglas (500 ml) geben und das Glas verschließen. Gründlich schütteln, bis das Dressing eine leicht cremige Konsistenz hat.

● Das Dressing lässt sich im Kühlschrank bis zu 2 Wochen aufbewahren.

Tipp Sie können zur Zubereitung dieses Dressings auch einen Mixer oder einen Pürierstab und einen schmalen Mixbecher verwenden.

VORSPEISEN, BEILAGEN UND SAUCEN

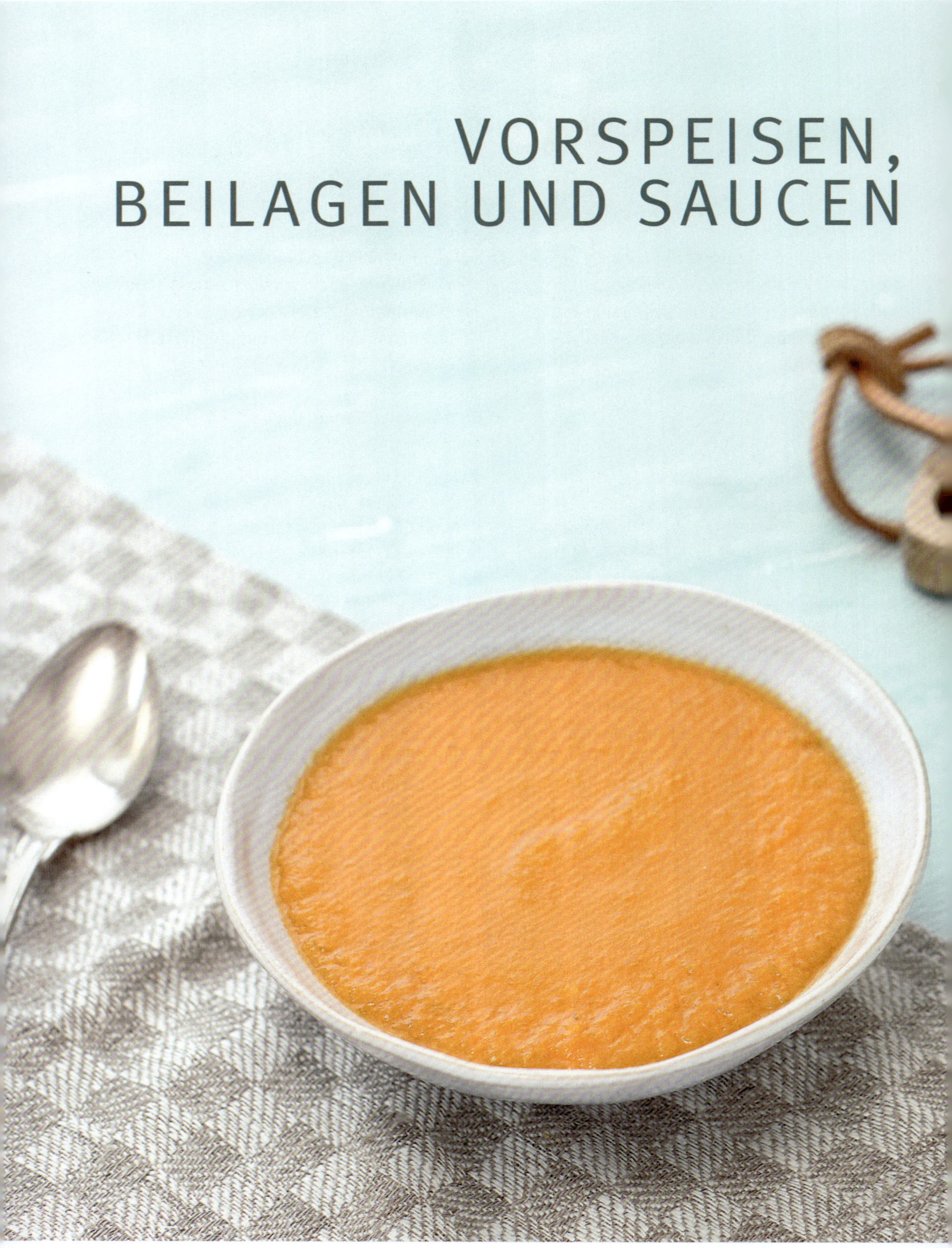

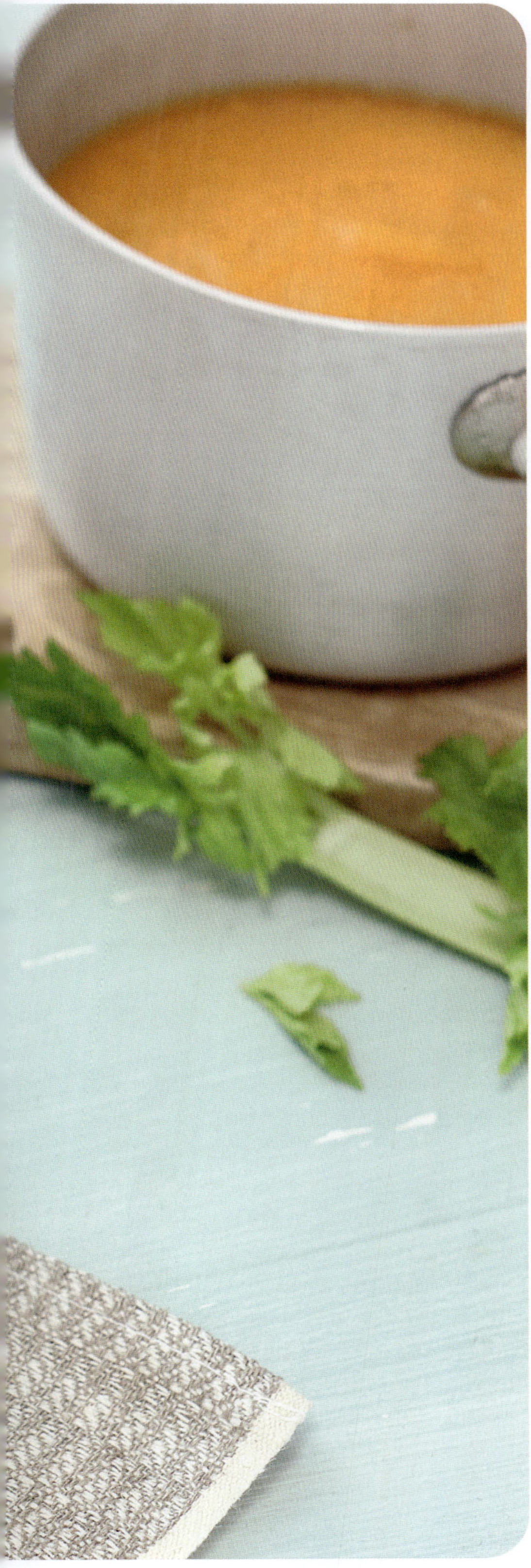

Um eine ausgewogene Mahlzeit zusammenzustellen, müssen Sie bei den Beilagen kreativ werden. Zu einer augenfreundlichen Ernährung gehört eine Menge Gemüse. Machen Sie es sich daher zur Gewohnheit, es auch in Vorspeisen, Beilagen und Saucen zu verwenden. So können Sie Ihr Ziel erreichen, die täglich empfohlenen Mengen augengesunder Lebensmittel aufzunehmen.

Der Augenfutter-Plan empfiehlt, sowohl rohes als auch gegartes Gemüse zu essen, da rohes Gemüse eine bessere Vitamin-C-Quelle ist, während es gegart besser verfügbares Lutein bietet. Viel rohes Gemüse liefern die Salate aus dem vorhergehenden Kapitel (Seite 158). Dieses Kapitel legt den Schwerpunkt auf gegartes Gemüse. Bevor wir zu den Rezepten kommen, gebe ich Ihnen erst einmal einige grundsätzliche Hinweise zum Dünsten verschiedener grüner Blattgemüse, zum Rösten einer ganzen Bandbreite von Gemüsesorten und zum Garen unterschiedlicher Getreide.

Mix-and-Match: Gedünstetes Blattgemüse

Es ist wichtig, viele verschiedene grüne Blattgemüse zu essen, da jedes seine eigene Nährstoffzusammensetzung für die Augengesundheit mitbringt. Leckeres Grüngemüse zuzubereiten ist einfach – Sie brauchen nur den folgenden vier Zubereitungsschritten zu folgen:

1. Dünsten Sie in einer großen Pfanne 1 gehackte Knoblauchzehe 1 Min. in 1 EL Olivenöl, bis es duftet.
2. Geben Sie 8 Tassen grünes Blattgemüse und 2 EL Wasser dazu, rühren Sie um und dämpfen Sie das Gemüse mit einem spaltbreit geöffnetem Deckel 30 Sek., bis es zusammenfällt.
3. Geben Sie Toppings nach Wunsch in die Pfanne.
4. Genießen Sie das Gemüse pur oder auf einer Grundlage, beträufelt mit Balsamessig, Reisessig oder Chili-Olivenöl.

Grünes Blattgemüse	Toppings	Grundlage
Blätter von Roter Bete Pak Choi Blattkohl Löwenzahnblätter Endivie Grünkohl Rübstiel Spinat Mangold Blätter von Rüben und Senfpflanzen	Nüsse (Mandelsplitter, Pinienkerne, gehackte Walnüsse, gemahlener Augenfutter-Nussmix, Seite 230) Samen (Kürbiskerne, Sesam, Sonnenblumenkerne) dünn geschnittene Paprikastreifen (orangefarben, rot oder gelb) gegarte Canellinibohnen oder Kichererbsen Vollkorn-Semmelbrösel gehackte sonnengetrocknete Tomaten Ingwerstifte (mit dem Knoblauch dünsten oder als Topping darübergeben) abgeriebene Zitronenschale und -saft gehackte getrocknete Aprikosen	getoastetes Vollkornbaguette Vollkornpita getoastete Maistortilla gebratene Polenta gebackene Süßkartoffel

Bewährte Kombinationen

- Rübstiel und 2 EL gemahlener Augenfutter-Nussmix (Seite 230)
- Babyspinat, 4 gehackte getrocknete Aprikosen und 3 EL Pinienkerne
- Mangold, 2 EL gemahlener Augenfutter-Nussmix (Seite 230) und 2 EL sonnengtrocknete Tomaten

Tipps

- 8 Tassen rohes grünes Blattgemüse ergeben etwa 1 Tasse gegartes Grüngemüse bzw. 2 Portionen.
- Grünkohl, Blattkohl und Pack Choi benötigen in der Regel eine längere Garzeit als anderes grünes Blattgemüse, etwa 2 Min.

Kreative Kombinationen

- Für Bruschetta auf besondere Art ein Vollkornbaguette toasten, mit Olivenöl beträufeln und gedünstetes Blattgemüse daraufgeben.
- Für eine gesunde Pizza eine Vollkornpita mit Olivenöl beträufeln, das gedünstete Blattgemüse daraufgeben und mit geriebenem Mozzarella bedecken.
- Fertige Polenta in Scheiben schneiden, auf einem Backblech verteilen und mit Olivenöl bepinseln. Mit dem gedünsteten Blattgemüse und geriebenem Käse toppen. Bei 180 °C backen, bis der Käse geschmolzen ist.

Röstgemüse

Rösten ist eine der einfachsten Methoden, gesundes Gemüse als Beilage zu einer Mahlzeit zuzubereiten. Bei Röstgemüse denken wir in der Regel an Wurzelgemüse wie Süßkartoffeln und Rote Bete, dabei lässt sich fast jedes Gemüse sehr gut auf dem Backblech zubereiten. Mit den folgen Schritten lässt sich eine Vielzahl leckerer und nährstoffreicher Röstgemüsesorten zubereiten:

1. Den Ofen auf 190 °C vorheizen und ein Backblech mit Backpapier belegen.
2. 2–3 Gemüsesorten (siehe Tipp) auswählen, in gleich große Stücke schneiden (ca. 4 cm groß) und in eine große Schüssel geben. Mit 1 EL Olivenöl pro 2 Tassen Gemüse und Gewürzen nach Wahl vermischen, bis alles gut umhüllt ist.
3. Das Gemüse gleichmäßig auf dem Blech verteilen und 25–45 Min. backen, abhängig von der Gemüsesorte, bis das Gemüse weich ist. Für eine gleichmäßige Bräunung nach der Hälfte der Zeit wenden.

Gemüse mit längerer Garzeit (30–45 Min.)	Gemüse mit kürzerer Garzeit (25–30 Min.)	Gewürz
Rote Bete	Spargel	Anis
Rosenkohl	Paprika (orange, rot oder gelb)	schwarzer Pfeffer
Möhren	Brokkoli	gemahlener Chili
Pastinaken	Blumenkohl	gemahlener Koriander
Süßkartoffeln	Auberginen	gemahlener Kreuzkümmel
Rüben	Zwiebeln	Knoblauchpulver
	Zucchini	Paprikagewürz
		Salz
		gemahlene Kurkuma

Tipps

- Wenn Sie festere Gemüsesorten mit zarteren kombinieren, dann schneiden Sie die festeren Sorten kleiner als die zarten, damit sie dieselbe Garzeit benötigen.
- Bereiten Sie zu Beginn der Woche eine größere Menge Röstgemüse vor und bewahren Sie es in einem luftdichten Behälter im Kühlschrank auf. So vorbereitet ist es eine tolle Ergänzung in Salaten und Suppen.

Kürbispüree selber machen

1. Backofen auf 200 °C vorheizen. Kürbis halbieren, Kerne entfernen und die Kürbishälften mit der Schnittfläche nach unten auf ein mit Backpapier belegtes Blech legen.
2. Im vorgeheizten Backofen bei 200 °C etwa 40–60 Min. backen, bis das Kürbisfleisch weich ist. Kürbishälften aus dem Ofen nehmen, abkühlen lassen.
3. Das Fleisch mit einem Esslöffel von der Schale lösen, in einer Küchenmaschine oder in einem hohen Gefäß mit dem Pürierstab mixen.

Das Kürbispüree lässt sich portionsweise einfrieren und bei Bedarf schnell auftauen.

Ganzes Getreide garen

Der Augenfutter-Plan empfiehlt, ½ Tasse gegartes Getreide 4-mal wöchentlich und so viele verschiedene Sorten wie möglich zu genießen. Die folgende Tabelle bietet einen Überblick, wie man einige der gesündesten Getreidearten zubereitet. Ich suche mir gerne ein oder zwei Getreidesorten für die Woche aus, die ich dann in einer Menge vorbereite, die in der Woche für die ganze Familie ausreicht. Das gekochte Getreide hält sich in einem luftdicht geschlossenen Behälter im Kühlschrank bis zu 5 Tage.

Getreide (1 Tasse, trocken)	**Wasser**	**Garmethode**	**ergibt**
Gerste (entspelzt)	3 Tassen	Gerste in kochendes Wasser geben. Auf schwache Hitze reduzieren, mit einem Deckel schließen und 1 Std. köcheln lassen, bis das Getreide weich ist. Restliches Wasser abgießen.	3 Tassen
Perlgerste	2 Tassen	Gerste in kochendes Wasser geben. Auf schwache Hitze reduzieren, mit einem Deckel schließen und 30–40 Min. köcheln lassen, bis das Getreide weich ist. Restliches Wasser abgießen.	3 ½ Tassen
Vollkorn-Basmatireis	2 Tassen	Reis und Wasser aufkochen. Auf schwache Hitze reduzieren, mit einem Deckel schließen und 35–40 Min. köcheln lassen, bis das Wasser komplett aufgenommen ist. Vom Herd nehmen und mit Deckel 5 Min. ruhen lassen, dann mit einer Gabel auflockern.	3 Tassen
Vollkornreis (Rund-, Mittel- oder Langkorn)	2 Tassen	Reis und Wasser aufkochen. Auf schwache Hitze reduzieren, mit einem Deckel schließen und 30–45 Min. köcheln lassen, bis das Wasser komplett aufgenommen ist. Vom Herd nehmen und mit Deckel 5 Min. ruhen lassen, dann mit einer Gabel auflockern.	3 Tassen
Bulgur (grob)	2 Tassen	Bulgur und Wasser aufkochen. Auf schwache Hitze reduzieren, mit einem Deckel schließen und 12–15 Min. köcheln lassen, bis der Bulgur weich ist. Restliches Wasser abgießen.	2 ½ Tassen
Farro (ganz)	3 Tassen	Farro in kochendes Wasser geben. Auf schwache Hitze reduzieren, mit einem Deckel schließen und 40–60 Min. köcheln lassen, bis das Getreide weich ist. Restliches Wasser abgießen.	2 Tassen
Quinoa	2 Tassen	Quinoa gründlich abspülen und in kochendes Wasser geben. Auf schwache Hitze reduzieren, mit einem Deckel schließen und 15– 18 Min. köcheln lassen, bis das Wasser aufgenommen ist.	3 Tassen
Weizenkörner	3 Tassen	Weizenkörner und Wasser aufkochen. Auf schwache Hitze reduzieren und mit halboffenem Deckel etwa 1 Std. köcheln lassen, bis das Wasser aufgenommen ist.	2 ½ Tassen

Paprikaschiffchen mit Pute und Mango

» Diese Schiffchen gehören zu meinen Lieblingsappetizern, die ich auf meinen Dinnerpartys serviere. Mit ihren kräftigen Farben erfreuen sie nicht nur die Augen, sondern sind auch gut für sie!

Lutein, Zeaxanthin, Vitamin C, Vitamin E, Zink, Omega-3-Fettsäuren (ALA)
4–8 Portionen

- 375 g Putenbrust ohne Haut und Knochen, in ½–1 cm große Stücke geschnitten
- Salz
- frisch gemahlener schwarzer Pfeffer
- 1 EL Olivenöl
- 1 Tasse geschälte TK-Edamame
- 2 Frühlingszwiebeln, gehackt
- 1 Mango, in Scheiben geschnitten
- ¼ Tasse gehackte Petersilienblättchen
- 4 orangefarbene Paprikaschoten, längs geviertelt
- ¼ Tasse gehackte Cashewkerne

Für das Dressing:

- 1 EL Olivenöl
- 1 EL klarer Reisessig
- 1 TL salzreduzierte Sojasauce
- 1 TL frisch gepresster Limettensaft
- 1 Spritzer Chilisauce
- 1 Spritzer Sesamöl
- frisch gemahlener schwarzer Pfeffer

● Putenfleisch mit Salz und Pfeffer würzen. Das Öl in einer großen Pfanne bei mittlerer Hitze erhitzen. Putenfleisch hineingeben und unter Rühren 10–12 Min. braten, bis das Fleisch innen nicht mehr rosa ist. Von der Platte nehmen.

● In der Zwischenzeit in einem Topf Wasser zum Kochen bringen und Edamame 2–3 Min. darin kochen, bis sie zur Wasseroberfläche aufsteigen. Abgießen und unter fließend kaltem Wasser abschrecken.

● Edamame, Frühlingszwiebeln, Mango und Petersilie in einer großen Schüssel mischen. Putenfleisch zugeben und vorsichtig unterheben.

● Für das Dressing Olivenöl, Essig, Sojasauce, Limettensaft, Chilisauce, Sesamöl und Pfeffer in einer kleinen Schüssel verquirlen. Das Dressing über die Putenfleischmischung geben und unterheben.

● Die Paprikaschiffchen auf einer Platte arrangieren. Die Putenfleischmischung daraufgeben und mit Cashewkernen toppen.

Variante Die Pute durch 2 Hähnchenbrüste ohne Haut und Knochen (à ca. 175 g) ersetzen.

Augenfutter-Fokus Edamame ist eine Quelle für die pflanzenbasierte Fettsäure ALA und damit eine gute Wahl für alle, die keinen Fisch essen.

Brokkoli-Spinat-Suppe

» Diese gesündere Version einer traditionellen Brokkolicremesuppe bringt mit Brokkoli und Spinat richtig viel Lutein ins Spiel. Zitronenschale und Brandy sorgen für ein komplexes Aroma.

Beta-Carotin, Lutein, Zeaxanthin, Vitamin C
4 Portionen

- 2 EL Olivenöl
- 2 Selleriestangen, gehackt
- 2 Möhren, gehackt
- ½ große Zwiebel, gehackt
- 1 Brokkoli, Röschen und Stiele gehackt (etwa 3 ½ Tassen)
- 2 EL gehackte Petersilie (oder 2 TL getrocknete)
- abgeriebene Schale von ½ Bio-Zitrone
- ½ Tasse Brandy, Weißwein oder weißer Wermut
- 4 Tassen fertige Hühnerbrühe
- ½ Pck. gehackter TK-Spinat (ca. 280g)
- 1 Tasse Milch oder ungesüßter Sojadrink
- Mandelblättchen oder Pinienkerne zum Garnieren

● Olivenöl in einem großen Topf erhitzen. Sellerie, Möhren und Zwiebel hineingeben und unter Rühren 3–5 Min. dünsten, bis die Zwiebel glasig ist. Brokkoli, Petersilie, Zitronenschale und Brandy zugeben und unter Rühren weitere 2 Min. dünsten.

● Brühe zugeben und zum Kochen bringen. Die Hitze reduzieren und alles 10–15 Min. köcheln lassen, bis der Brokkoli weich ist. Den Spinat zugeben und weitere 2–3 Min. köcheln lassen, bis der Spinat aufgetaut und weich ist. Von der Platte nehmen.

● Die Suppe – wenn nötig portionsweise – in den Mixer geben und glatt pürieren (oder einen Pürierstab verwenden und die Suppe im Topf mixen.).

● Die Suppe ggf. wieder in den Topf geben, auf schwacher Hitze erwärmen und die Milch sowie nach Bedarf weitere Brühe oder Wasser zugeben, bis die gewünschte Konsistenz erreicht ist. Weitere 2–3 Min. köcheln lassen, nach Wunsch mit Mandelblättchen oder Pinienkernen garnieren.

Augenfutter-Fokus Mit diesem Rezept erreichen Sie Ihr Wochenziel für gleich zwei Gemüsesorten: grünes Gemüse (Brokkoli) und grünes Blattgemüse (Spinat).

Tipp Verwenden Sie wirklich den ganzen Brokkoli inklusiver der Stängel, auch wenn diese nichts so hübsch wie die Röschen sind. Sie stecken voller guter Nährstoffe und schmecken püriert ebenso gut.

Süßkartoffel-Paprika-Suppe

» Eine farbenfrohe Suppe, die ebenso gut schmeckt, wie sie aussieht. Sie eignet sich toll als festliche Vorspeise im Herbst oder Winter.

Beta-Carotin, Lutein, Zeaxanthin, Vitamin C
6 Portionen

- 2 EL Olivenöl
- 2 Selleriestangen, gehackt
- 2 Möhren, gehackt
- ½ große Zwiebel, gehackt
- 500 g Süßkartoffeln, geschält und gehackt
- 2 orangefarbene Paprikaschoten, gehackt
- 1 Orange, geschält und kleingeschnitten
- 2 EL gehackter Ingwer (oder 2 TL gemahlener)
- ¾ Tasse trockener Weißwein
- 4 Tassen fertige Hühnerbrühe

● Olivenöl in einem großen Topf erhitzen. Sellerie, Möhren und Zwiebel hineingeben und unter Rühren 3–5 Min. dünsten, bis die Zwiebel glasig ist. Süßkartoffeln, Paprika, Orange, Ingwer und Wein zugeben und unter Rühren weitere 5 Min. dünsten.

● Brühe zugeben und zum Kochen bringen. Die Hitze reduzieren und alles 30–40 Min. köcheln lassen, bis die Süßkartoffeln weich sind. Von der Platte nehmen.

● Die Suppe – wenn nötig portionsweise – in den Mixer geben und glatt pürieren (oder einen Pürierstab verwenden und die Suppe im Topf mixen.)

● Die Suppe ggf. wieder in den Topf geben, auf schwacher Hitze erwärmen und nach Bedarf weitere Brühe oder Wasser zugeben, bis die gewünschte Konsistenz erreicht ist. Weitere 2–3 Min. köcheln lassen, bis alles durcherhitzt ist.

Augenfutter-Fokus Zitrusfrüchte aufgepasst! Eine halbe orangefarbene Paprika hat mehr als doppelt so viel Vitamin C wie eine mittelgroße Orange.

Tipp Noch mehr Nährstoffe gefällig? Hacken Sie etwas Babyspinat und geben Sie ihn in die leeren Suppenteller. Darüber die Suppe verteilen und bis zum Servieren ein paar Minuten stehen lassen, damit der Spinat weich wird.

Gedünstetes Grüngemüse mit Süßkartoffel und Birne

» Süßkartoffeln und Birne verleihen dieser Beilage eine süße Note, die hervorragend mit der Putenbrust harmoniert. Am liebsten verwende ich als grünes Blattgemüse hier Löwenzahnblätter, aber jedes andere geht ebenso.

Beta-Carotin, Lutein, Zeaxanthin, Vitamin C, Vitamin E, Zink, Ballaststoffe
2 Portionen

- 1 mittelgroße Süßkartoffel, geschält und gehackt
- 1 ½ EL Olivenöl
- 1 Kaiser-Alexander-Birne (oder andere süßsaure, saftige Birne), in Scheiben geschnitten
- 8 dicht gefüllte Tassen Spinatblätter, Löwenzahnblätter oder anderes grünes Blattgemüse
- Salz
- frisch gemahlener schwarzer Pfeffer
- Ahornsirup oder Balsamessig

● Den Backofen auf 190 °C vorheizen. Süßkartoffel in einer kleinen Schüssel mit 1½ TL Öl vermischen. Die Süßkartoffel gleichmäßig in einer flachen Ofenform verteilen. 30–35 Min. backen, bis sie weich ist.

● Das restliche Öl in einer großen Pfanne bei mittlerer Hitze erhitzen. Birne hineingeben und unter häufigem Rühren 2–3 Min. garen, bis die Birne weich ist.

● Süßkartoffel, Spinat und Salz und Pfeffer nach Geschmack dazugeben. Den Deckel einen Spaltbreit geöffnet auflegen und alles 1–2 Min. garen, bis der Spinat beginnt zusammenzufallen. Den Deckel abnehmen und alles unter Rühren 3–4 Min. garen, bis der Spinat weich ist, aber noch seine kräftig grüne Farbe besitzt. Von der Platte nehmen und mit Ahornsirup beträufeln.

Tipps Grünes Blattgemüse hält sich im Kühlschrank drei Tage bis eine Woche frisch. Löwenzahnblätter, Rucola und Spinat schmecken besser, wenn sie nicht länger als drei Tage nach dem Kauf gegessen werden. Grünkohl, Blattkohl und Rübstiel dagegen haben robustere Blätter und halten sich bis zu einer Woche.

Die Süßkartoffel können Sie auch in der Mikrowelle zubereiten. Dazu einfach die gewürfelte Süßkartoffel mit 2 EL Wasser statt des Öls in ein mikrowellengeeignetes Gefäß geben und 5 Min. auf hoher Stufe garen.

Rübstiel mit weißen Bohnen und roter Paprika

» Die Cannellinibohnen steuern zu diesem Gericht Protein und Ballaststoffe bei. Servieren Sie es als herzhafte Komponente einer leichten Vorspeise!

Beta-Carotin, Lutein, Zeaxanthin, Vitamin C, Vitamin E, Zink, Ballaststoffe
2 Portionen

- 2 EL Olivenöl
- 1 Knoblauchzehe, gehackt
- ½ TL Chiliflocken (optional)
- 8 dicht gefüllte Tassen Rübstiel, geputzt und gehackt, nicht abgetropft
- ½ rote Paprikaschote, in lange, dünne Streifen geschnitten
- 1 Dose (400–540 ml) Cannellinibohnen, abgegossen und abgespült
- Salz
- frisch gemahlener schwarzer Pfeffer
- zusätzliches Olivenöl oder Balsamessig (optional)

● Das Olivenöl in einer großen Pfanne bei mittlerer Hitze erhitzen. Knoblauch und Chili (falls verwendet) hineingeben und unter Rühren 1 Min. vorsichtig dünsten, damit der Knoblauch nicht verbrennt. Tropfnassen Rübstiel und Paprika zugeben und den Deckel einen Spaltbreit geöffnet auflegen. Unter häufigem Rühren 5–7 Min. garen, bis der Rübstiel beginnt zusammenzufallen.

● Die überschüssige Flüssigkeit abgießen, dann die Bohnen unterrühren und mit Salz und Pfeffer abschmecken. Ohne Deckel 1 Min. garen, von der Platte nehmen. Nach Wunsch mit weiterem Öl oder dem Essig beträufeln.

Variante Statt des Rübstiels können Sie ebenso anderes grünes Blattgemüse verwenden wie Löwenzahnblätter, Mangold oder die Blätter von Roter Bete.

Tipps Blanchieren oder dämpfen Sie den Rübstiel zu Beginn, das mildert den Geschmack und reduziert die Garzeit in Schritt 1 auf 3–5 Min.

Die Mischung eignet sich hervorragend als Füllung für Panini – geben Sie Käse darüber, grillen und genießen Sie!

Gedünsteter Wirsing

» Wirsing ist milder und süßer im Geschmack als Rotkohl oder anderes grünes Blattgemüse, deshalb ist er ein großartiges Anfängergemüse, mit dem Sie sich langsam an grünes Blattgemüse mit intensiverem Aroma herantasten können.

Beta-Carotin, Lutein, Vitamin C, Vitamin E, Zink, Ballaststoffe
4 Portionen

1 EL Olivenöl • 5 Pancettascheiben (oder 4 Scheiben ungeräucherter Schinken), zerkleinert • 1 kleine rote Zwiebel, gehackt • 1 Knoblauchzehe, gehackt • ½ TL Chiliflocken • ½ Wirsing

- Das Olivenöl in einer großen Pfanne bei mittlerer Hitze erhitzen. Pancetta, Zwiebel, Knoblauch und Chiliflocken zugeben und unter Rühren 2–3 Min. dünsten, bis die Zwiebel glasig ist.

- Wirsing und 2 EL Wasser zugeben und unter Rühren 5–10 Min. garen, bis der Wirsing glasig aussieht und weich ist.

Variante Für dieses Rezept eignet sich auch jede andere Kohlsorte.

Augenfutter-Fokus Kohl enthält zwar nicht so viel Lutein wie anderes Blattgemüse, liefert aber viel Ballaststoffe und Vitamin C. Geben Sie statt Salat zerkleinerten Kohl auf Ihr Sandwich oder verwenden Sie Kohlblätter zum Einwickeln statt Tortillas oder Wraps.

Möhrenpommes

» Dieses schnelle und einfache Rezept ist eine gute Alternative zu Pommes aus Kartoffeln oder Süßkartoffeln. Die Möhrenpommes schmecken gut als Beilage oder leckerer Snack zu einem Dip aus Honig und Dijon-Senf.

Beta-Carotin, Vitamin C, Vitamin E, Zink, Ballaststoffe
2–3 Portionen

4 Möhren, in 10 x ½ cm große Stifte geschnitten • 2 EL Olivenöl • 1 TL Chili- oder Paprikapulver • Salz • frisch gemahlener schwarzer Pfeffer

- Backofen auf 200 °C vorheizen. Möhren, Öl, Chilipulver und Salz und Pfeffer nach Geschmack in einer großen Schüssel vermischen. Die Möhren gleichmäßig auf ein mit Backpapier belegtes Backblech verteilen.

- 20–25 Min. backen, bis die Pommes innen weich und außen knusprig sind.

Augenfutter-Fokus Orangefarbenes Gemüse, darunter Möhren, Süßkartoffeln und Butternusskürbis, sind eine hervorragende Quelle für Beta-Carotin, ein Carotinoid, das der Körper in Vitamin A umwandelt. Diese Pommes und der geröstete Kürbis im folgenden Rezept sind Beta-Carotin-Superstars!

Gerösteter Butternusskürbis und Blumenkohl

» In Herbst und Winter, wenn es kaum anderes frisches Gemüse gibt, ist dieses Röstgemüsegericht eine echte Leckerei. Servieren Sie es auf einer feinen Dinnerparty zu Rinderfilet.

Beta-Carotin, Lutein, Vitamin E, Ballaststoffe
6–8 Portionen

Gewürzmischung:
- 1 EL Paprikapulver
- 1 TL gemahlene Kurkuma
- 1 TL gemahlener Koriander
- 1 TL gemahlener Kreuzkümmel
- 1 TL Zimt
- 1 TL frisch gemahlener schwarzer Pfeffer
- ⅛ TL Cayennepfeffer

- 1 Butternusskürbis (etwa 1,5 kg), kleingeschnitten
- 1 Blumenkohl, in Röschen getrennt (etwa 4 Tassen)
- 1 Fenchel, in Scheiben geschnitten
- 2 EL Olivenöl
- Salz

● Für die Gewürzmischung Paprika, Kurkuma, Koriander, Kreuzkümmel, Pfeffer und Cayennepfeffer in einer kleinen Schüssel vermischen.

● Den Backofen auf 190 °C vorheizen. Kürbis, Blumenkohl, Fenchel, Öl, Gewürzmischung und Salz nach Geschmack in einer großen Schüssel vermischen, bis alles gut von Öl umhüllt ist. Das Gemüse gleichmäßig auf ein mit Backpapier ausgelegtes Blech verteilen.

● 30–40 Min. backen, bis das Gemüse weich ist.

Variante Der Kürbis kann durch die gleiche Menge Süßkartoffeln oder Möhren ersetzt werden.

Augenfutter-Fokus Blumenkohl ist ein Lieferant für die Augennährstoffe Lutein, Vitamin C und Ballaststoffe.

Tipp Mischen Sie gleich größere Gewürzmengen in denselben Proportionen zusammen, damit Sie immer welches für dieses Gericht zur Hand haben. In einem luftdicht geschlossenen Behälter hält es sich bis zu 6 Monate.

Zitrus-Minz-Salsa

» Servieren Sie diese Salsa zu gegrilltem Lachs, Regenbogenforelle, Heilbutt, Hähnchen- oder Putenbrust. Oder geben Sie noch eine Dose schwarze Bohnen dazu und genießen Sie die Mischung als Salat.

Vitamin C
Ergibt etwa 2 Tassen

1 Grapefruit, geschält und in ½ cm große Stücke geschnitten • 1 kleine Orange, geschält und in ½ cm große Stücke geschnitten • ½ Fenchel, gehackt • ¼ Tasse gehackte frische Minze • abgeriebene Schale und Saft von 1 Bio-Limette • 1 EL Olivenöl • Salz • frisch gemahlener schwarzer Pfeffer

• Grapefruit, Orange, Fenchel, Minze, Limettenschale und -saft sowie das Öl in einer kleinen Schüssel vermischen. Mit Salz und Pfeffer abschmecken.

Tipp Die Salsa hält sich in einem luftdicht geschlossenen Behälter im Kühlschrank bis zu 2 Tage.

Röstpaprika-Coulis

» Diese herrliche Sauce zu Eiern Benedikt (Seite 136) schmeckt ebenso zu gegrillter Puten- oder Hähnchenbrust, als Sauce zu Fisch, Gnocchi oder Pasta.

Lutein, Zeaxanthin, Vitamin C, Vitamin E, Ballaststoffe
Ergibt etwa 1 Tasse

1 orangefarbene Paprikaschote • 1 gelbe Paprikaschote • 1 EL Knoblauch-Olivenöl (siehe Tipp) • 1 EL Olivenöl • 1 TL Balsamicoessig oder frisch gepresster Zitronensaft • Salz • frisch gemahlener schwarzer Pfeffer

• Den Backofengrill vorheizen. Paprika halbieren und die Stiele, Samen und Scheidewände entfernen. Mit der Schnittfläche nach unten auf ein mit Alufolie belegtes Backblech legen und etwa 10 Min. grillen, bis die Schale schwarz verbrannt ist und Blasen wirft. Aus dem Ofen nehmen, mit Alufolie bedecken und 10 Min. ruhen lassen. Dann die Schalen entfernen und wegwerfen.

• Die Paprika in der Küchenmaschine zu einer fast glatten Sauce pürieren. Knoblauchöl, Olivenöl, Essig und Salz und Pfeffer nach Geschmack zugeben und ganz glatt pürieren.

Tipp Die Coulis kann in einem luftdicht geschlossenen Behälter im Kühlschrank bis zu 7 Tage aufbewahrt werden.

Grünkohlpesto

» In meiner Pesto-Version gebe ich zu den traditionell verwendeten Zutaten Basilikum und Pinienkerne noch Grünkohl dazu. Damit wird es zu einer tollen Quelle für Lutein, Zeaxanthin und Vitamin C. Genießen Sie es zu Vollkornpasta oder geben Sie es über gegrillte Puten- oder Hähnchenbrust.

Beta-Carotin, Lutein, Zeaxanthin, Vitamin C, Vitamin E, Zink, Ballaststoffe
Ergibt etwa 2 Tassen

- 4 Knoblauchzehen, gehackt
- 4 dicht gefüllte Tassen Grünkohl (etwa 100 g) mit Stielen, in mundgerechte Stücke geschnitten
- ½ dicht gefüllte Tasse Basilikumblättchen
- ½ Tasse Pinienkerne
- Saft von ½ Zitrone
- ¼ Tasse Olivenöl

● Knoblauch, Grünkohl, Basilikum, Pinienkerne und Zitronensaft in der Küchenmaschine fein zerkleinern. Bei laufendem Motor das Öl nach und nach durch die Einfülltülle geben und alle Zutaten zu einer pastenähnlichen Konsistenz mixen.

Variante Nehmen Sie Walnusskerne statt der Pinienkerne, damit steuern Sie Omega-3-Fettsäuren (ALA) und einen erdigeren Geschmack bei.

Tipps Das Pesto kann in einem luftdicht geschlossenen Behälter im Kühlschrank bis zu 4 Tage aufbewahrt werden.

Wenn Sie Grünkohl und Basilikum in Ihrem Garten anbauen, dann können Sie von diesem Pesto auch gleich größere Mengen zubereiten. Frieren Sie es portionsweise in Eiswürfelbehältern ein und geben Sie anschließend die gefrorenen Würfel in Gefrierbeutel. Jeder Würfel ergibt etwa 2 EL.

HAUPTGERICHTE

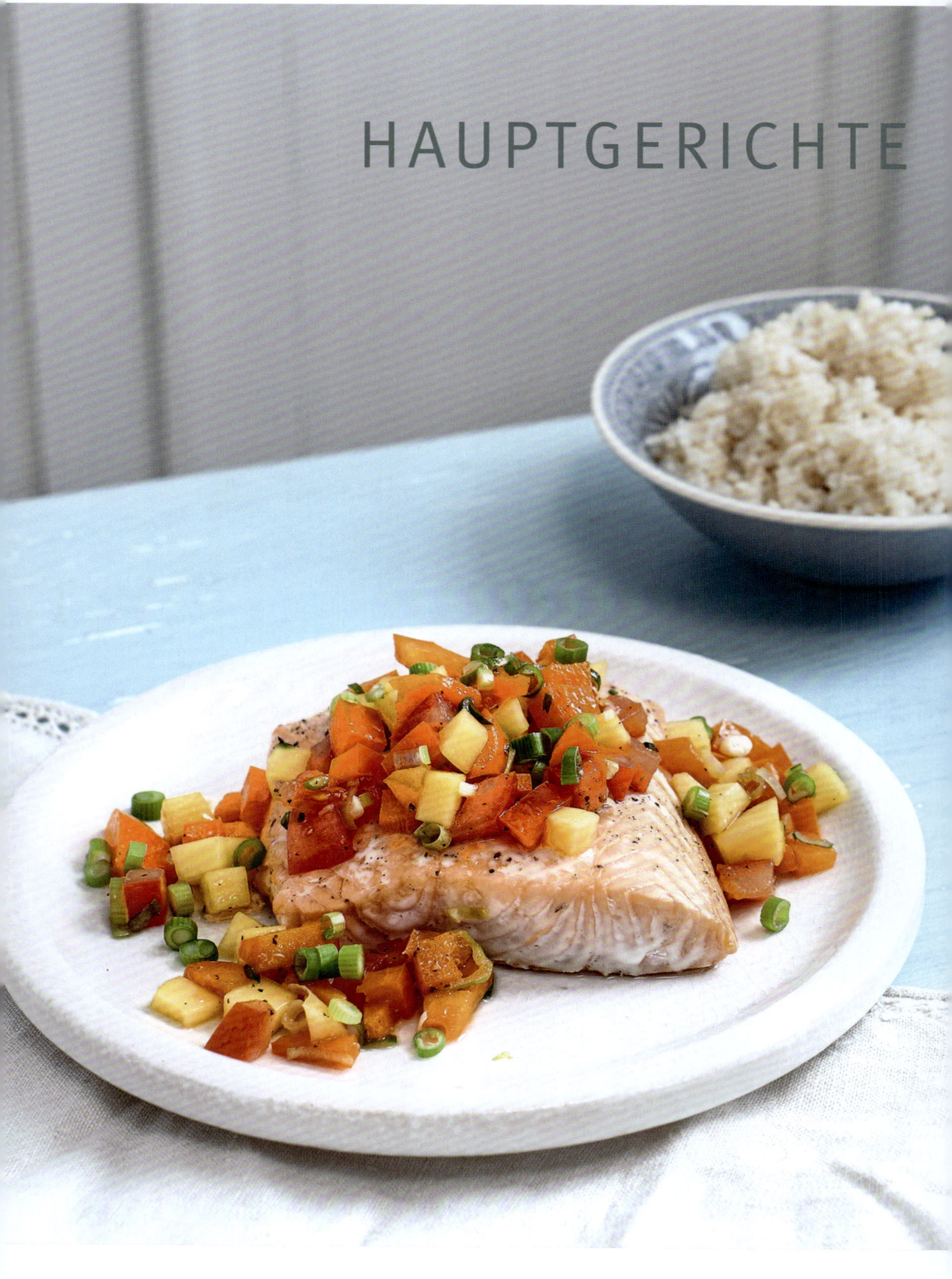

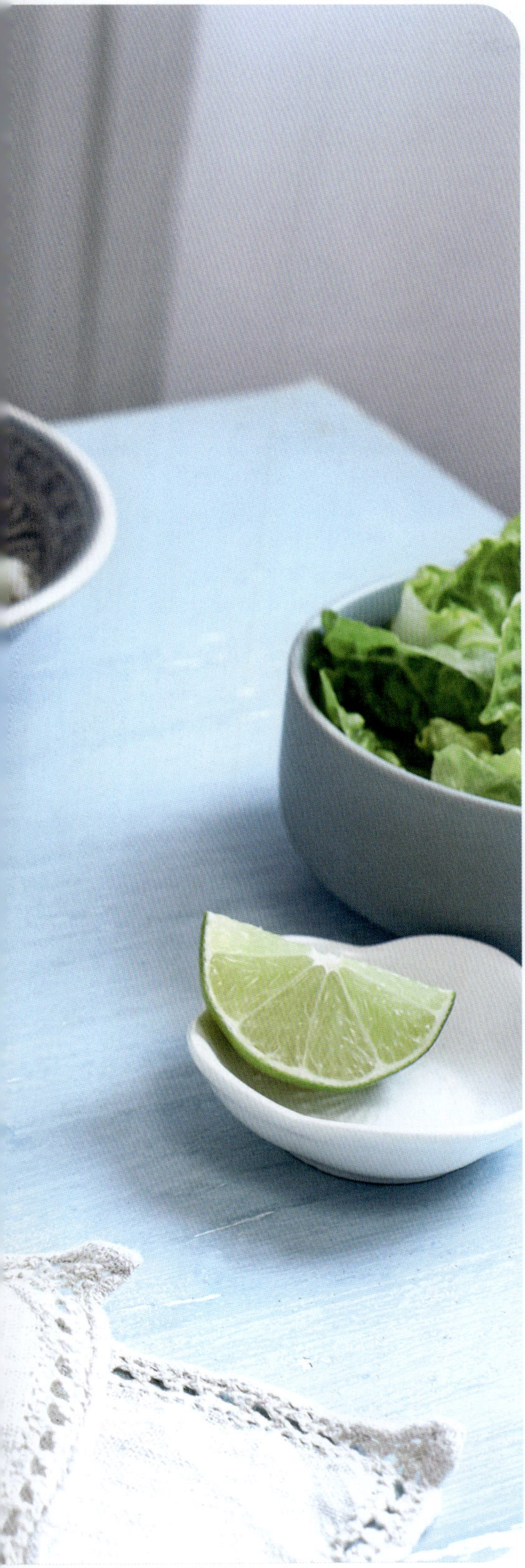

Hier finden Sie leckere Hauptgerichte, die einfach zuzubereiten sind und voller Augennährstoffe stecken. Sie werden den roten Faden erkennen, der sich durch die Rezepte zieht: Viele von ihnen enthalten grünes Blattgemüse, Paprika, Erbsen und Brokkoli wegen ihres Gehalts an Lutein und Zeaxanthin.

Wohlig wärmende und köstliche Suppen und Eintöpfe machen den Anfang. Zu fast jeder Suppe oder fast jedem Eintopf können Sie Grünkohl oder Spinat hinzufügen und damit eine besonders augengesunde Mahlzeit kreieren. Ich bereite häufig gleich größere Mengen zu und friere sie portionsweise ein, damit ich immer eine gesunde Mahlzeit parat habe.

Weiter geht es mit einer großen Vielfalt von Rezepten mit Getreide, Putenfleisch, magerem Rindfleisch und Kaltwasserfisch, inklusive einiger Vorschläge für den Veggie-Day.

Grünkohl-Bohnen-Suppe

» Zusätzlich zu den augengesunden Nährstoffen enthält diese herzhafte Suppe Protein aus den weißen Bohnen. Sie können die Suppe am Schluss auch mit dem Pürierstab zu einer Cremesuppe mixen.

Beta-Carotin, Lutein, Zeaxanthin, Vitamin E, Zink
8 Portionen

- 2 EL Olivenöl
- 2 Möhren, gehackt
- 2 Selleriestangen, gehackt
- ½ große Zwiebel, gehackt
- ½ Tasse trockener Weißwein
- 4 Stängel frischer Estragon (oder 2 TL getrockneter)
- 1 Dose (400–540 ml) Cannellinibohnen
- 6 Tassen fertige Hühnerbrühe (oder alternativ Gemüsebrühe)
- 1⅔ Tassen Kürbispüree (erhältlich im gut sortierten Biomarkt, alternativ selbstgemacht Seite 185)
- 4 Tassen geputzter und gehackter Grünkohl
- ⅓ Tasse Vollkorn-Basmatireis

● Das Öl in einem großen Topf bei mittlerer Hitze erhitzen. Möhren, Sellerie und Zwiebel zugeben und unter Rühren 4–5 Min. dünsten, bis das Gemüse weich ist. Wein und Estragon zugeben und 2 Min. garen, dabei den braunen Ansatz gelegentlich vom Topfboden kratzen.

● Bohnen, Brühe und Gemüse zugeben und zum Kochen bringen. Grünkohl und Reis einrühren, Hitze reduzieren und 35–40 Min. köcheln lassen, bis der Reis weich ist.

Augenfutter-Fokus Grünkohl gehört zur Familie der Kreuzblütengewächse (Brassicaceae), die auch Weißkohl, Rosenkohl, Pastinaken, Brunnenkresse, Rettich und Wasabi umfasst.

Tipp Übriggebliebene Suppe kann in einem luftdicht geschlossenen Behälter im Kühlschrank bis zu 3 Tage oder im Gefriergerät bis zu 6 Monate aufbewahrt werden.

Linsensuppe

» Diese Suppe ist so nahrhaft, dass sie als komplette Mahlzeit ihre Berechtigung hat. Als Beilage eignet sich eine Scheibe Vollkorntoast mit Olivenöl beträufelt.

Lutein, Vitamin E, Zink, Ballaststoffe
4–6 Portionen

- 2 EL Olivenöl
- 1 kleine bis mittelgroße Zwiebel, gehackt
- 1 Knoblauchzehe, gehackt
- ½ TL Senfmehl
- ½ TL Koriandersamen
- ½ TL gemahlener Kreuzkümmel
- ½ TL gemahlene Kurkuma
- 2 Möhren, gehackt
- 2 Selleriestangen, gehackt
- ½ Tasse trockener Weißwein
- 1 große Dose (800 ml) stückige Tomaten, mit dem Saft
- 4 Tassen fertige Gemüse- oder Hühnerbrühe
- ½ Tasse Kürbispüree (erhältlich im gut sortierten Biomarkt, alternativ selbstgemacht, Seite 185)
- ½ Tasse getrocknete rote Linsen, abgespült
- ½ Tasse getrocknete grüne Linsen, abgespült
- frisch gemahlener schwarzer Pfeffer
- 1 Tasse gehackter TK-Spinat (100 g), aufgetaut und überschüssiges Wasser ausgedrückt
- Cayennepfeffer

● Das Öl in einem mittelgroßen Topf bei mittlerer Hitze erhitzen. Zwiebel, Knoblauch, Senf, Koriander, Kreuzkümmel und Kurkuma zugeben und unter Rühren etwa 1 Min. rösten. Möhren und Sellerie zugeben und unter Rühren 4–5 Min. dünsten, bis das Gemüse beginnt weich zu werden. Den Wein zugeben und den braunen Ansatz gelegentlich vom Topfboden kratzen.

● Tomaten, Brühe und Kürbis zugeben und zum Kochen bringen. Rote und grüne Linsen sowie Pfeffer nach Geschmack zugeben. Auf mittlere Hitze reduzieren, den Deckel einen Spaltbreit geöffnet auflegen und die Suppe unter gelegentlichem Rühren 20–25 Min. garen, bis die Linsen weich sind.

● Den Spinat sowie Cayennepfeffer nach Geschmack hineingeben und ohne Deckel 5 Min. köcheln lassen.

Tipps Wenn Sie die Suppe cremiger mögen, dann pürieren Sie sie vorsichtig mit dem Pürierstab. Schon das leichte Pürieren vereint die Aromen auf angenehme Weise.

Übriggebliebene Suppe kann in einem luftdicht geschlossenen Behälter im Kühlschrank bis zu 4 Tage oder im Gefriergerät bis zu 6 Monate aufbewahrt werden.

Grünkohlsuppe mit Pute und Wildreis

» Diese Suppe wärmt herrlich an kalten Winterabenden und sie nährt Ihre Augen. Wenn Sie übriggebliebenes Putenfleisch aufbewahren, können Sie Ihre eigene Brühe kochen. Die ist viel aromatischer als gekaufte Brühe.

Lutein, Zeaxanthin, Vitamin E, Zink
10 Portionen

- 2 EL Olivenöl
- ½ Tasse in feine Ringe geschnittene Frühlingszwiebeln
- ¼ Tasse Wildreis
- 2 EL gehackte Petersilie
- 2 EL Schnittlauchröllchen
- 8 Tassen fertige Hühnerbrühe oder Putenbrühe
- 4 Tassen geputzter und fein gehackter Grünkohl
- 2 Tassen gegartes Putenbrustfleisch
- frisch geriebener Parmesan

● Das Öl in einem großen Topf bei mittlerer Hitze erhitzen. Frühlingszwiebeln, Wildreis, Petersilie und Schnittlauch zugeben und unter häufigem Rühren 2 Min. dünsten, bis die Frühlingszwiebeln weich sind.

● Die Brühe angießen und bei starker Hitze zum Kochen bringen. Temperatur reduzieren und alles 45 Min. köcheln lassen, bis der Wildreis gar ist.

● Grünkohl und Putenfleisch hinzufügen und ohne Deckel 5 Min. garen, bis die Putenbrust durcherhitzt ist. Mit Käse garniert servieren.

Augenfutter-Fokus Wildreis ist gar kein Reis, sondern eine Grassorte. Er ist glutenfrei und enthält viele Ballaststoffe, Protein und Zink.

Tipps Wenn Sie ungesalzene Putenbrühe verwenden, geben Sie 1–2 TL Salz nach Geschmack dazu.

Bereiten Sie die Zutaten schon vor dem Kochen vor und wiegen und messen Sie sie ab, das vereinfacht das Kochen.

Übriggebliebene Suppe kann in einem luftdicht geschlossenen Behälter im Kühlschrank bis zu 3 Tage oder im Gefriergerät bis zu 6 Monate aufbewahrt werden.

Süßkartoffel-Linsen-Eintopf

» Die Gewürze in diesem Eintopf verleihen dem Ganzen einen Hauch von Asien. Statt Kreuzkümmel und Kurkuma können Sie aber auch mediterrane Kräuter verwenden wie Rosmarin, Thymian und Lorbeerblätter.

Beta-Carotin, Lutein, Zeaxanthin, Vitamin C, Vitamin E, Zink, Ballaststoffe
6 Portionen

- 2 EL Olivenöl
- 1 Knoblauchzehe, gehackt
- ½ große Zwiebel (oder 1 kleine), gehackt
- 2 TL gemahlener Kreuzkümmel
- 1 TL Senfmehl
- ½ TL gemahlene Kurkuma
- 1 Prise Cayennepfeffer (optional)
- Wasser oder fertige Gemüsebrühe
- 1 Möhre, gehackt
- 1 Süßkartoffel, geschält und gehackt
- 1 rote Paprikaschote, gehackt
- 1 orangefarbene Paprikaschote, gehackt
- 1 große Dose (800 ml) stückige Tomaten, mit dem Saft
- ½ Tasse trockener Weißwein oder Apfelsaft ohne Zuckerzusatz
- ½ Tasse fertige Gemüsebrühe
- 1 Tasse Kürbispüree (erhältlich im gut sortierten Biomarkt, alternativ selbstgemacht, Seite 185)
- ½ Tasse getrocknete rote Linsen, abgespült
- 1 Tasse gehackter TK-Spinat (100 g), aufgetaut und überschüssiges Wasser ausgedrückt
- Salz
- frisch gemahlener schwarzer Pfeffer

● Das Öl in einem großen Topf bei mittlerer Hitze erhitzen. Knoblauch und Zwiebel hineingeben und unter Rühren 2–3 Min. dünsten, bis die Zwiebel glasig ist. Kreuzkümmel, Senf, Kurkuma, Cayennepfeffer (wenn verwendet) und etwas Wasser nach Bedarf zugeben und unter Rühren 1 Min. garen.

● Möhre, Süßkartoffel, Paprika, Tomaten, Wein, Brühe und Kürbispüree unterrühren und zum Kochen bringen. Die Linsen zugeben und auf mittlere Hitze erhitzen. Den Deckel einen Spaltbreit offen auflegen und die Suppe unter gelegentlichem Rühren 45–60 Min. garen, bis das Gemüse weich ist.

● Den Spinat einrühren und unter gelegentlichem Rühren etwa 2 Min. köcheln lassen, bis der Spinat durcherhitzt ist. Mit Salz und Pfeffer abschmecken.

Augenfutter-Fokus Linsen haben wenig Fett und Kalorien, aber sind eine gute Quelle für Protein und Ballaststoffe. ½ Tasse gegarte Linsen enthält etwa 30 Prozent des Tagesziels für Augenfutter.

Puten-Paprika-Chili mit Limette

» Ob Sie vorhaben, eine große Party zu schmeißen, oder ob Sie einfach nur eine leckere Mahlzeit für Ihre Familie vorbereiten wollen – dieses herzhafte Chili macht eine ganze Meute satt oder füllt Ihr Gefriergerät für Tage an denen es mal schnell gehen muss. Man bereitet es am besten einen Tag vorher vor, damit die Aromen gut durchziehen können.

Lutein, Zeaxanthin, Vitamin C, Vitamin E, Zink, Ballaststoffe
16 Portionen

- 4 EL Oliven- oder Traubenkernöl
- 2 kg Putenhackfleisch
- 3 mittelgroße Zwiebeln, fein gehackt
- 6 EL Chilipulver
- ¼ Tasse ungesüßtes Kakaopulver
- Salz
- frisch gemahlener schwarzer Pfeffer
- 4 orangefarbene Paprikaschoten, fein gehackt
- 2 große Dosen (à 800 ml) stückige Tomaten, mit Saft
- 2 Dosen (à 400–540 ml) Kidneybohnen, abgegossen und abgespült
- abgeriebene Schale und Saft von 3 Bio-Limetten

● 1 EL Olivenöl in einem großen Topf bei mittlerer Hitze erhitzen. Putenfleisch in kleinen Portionen hineingeben und garen, bis es innen nicht mehr rosa ist, dabei mit einer Gabel zerkrümeln. Wenn das Fleisch gebräunt ist, in eine Schüssel umfüllen, und die übrigen Portionen ebenso braten. Nach Bedarf weiteres Öl zugeben und die Temperatur anpassen.

● 2 EL Öl und Zwiebeln in den Topf geben und unter Rühren dünsten, bis die Zwiebeln weich sind.

● Das Putenfleisch mit den gesammelten Säften in den Topf geben und gründlich verrühren. Chilipulver, Salz und Pfeffer nach Geschmack zugeben und unter Rühren 2–3 Min. garen, damit sich die Aromen verbinden.

● Paprika und Tomate unterrühren und zum Kochen bringen. Auf schwache Hitze reduzieren und unter gelegentlichem Rühren 30 Min. köcheln lassen.

● Die Bohnen dazugeben und ohne Deckel unter gelegentlichem Rühren 30 Min. weiterköcheln lassen, bis das Chili eine dickflüssige Konsistenz hat. Von der Platte nehmen und Limettenschale und -saft unterrühren.

Augenfutter-Fokus Putenfleisch ist eine gute Quelle für Zink, einen wichtigen Nährstoff für die Augengesundheit. Es wird für den Transport von Vitamin A und E aus der Leber in unsere Retina benötigt.

Tipp Übriggebliebenes Chili kann in einem luftdicht geschlossenen Behälter im Kühlschrank bis zu 3 Tage oder im Gefriergerät bis zu 6 Monate aufbewahrt werden.

Vollkornpenne mit Spinat

» Dieses Pastagericht ist schnell gemacht und ein tolles Feierabendessen. Das Garen des Spinats im Nudelkochwasser macht es zu einem One-Pot-Meal, so sparen Sie sich einen großen Abwasch!

Beta-Carotin, Lutein, Zeaxanthin, Vitamin C, Vitamin E, Ballaststoffe
2 Portionen

- 2 Tassen ungekochte Vollkornpasta
- 1 ½ Tassen gehackter TK-Spinat (150 g)
- 2 EL frisch geriebener Parmesan
- 2 EL natives Olivenöl extra
- Salz
- frisch gemahlener schwarzer Pfeffer

● Die Penne in einem mittelgroßen Topf in kochendem Salzwasser nach Herstellerangaben kochen. Den gefrorenen Spinat zugeben und etwa 2 Min. garen, bis die Penne al dente sind und der Spinat durcherhitzt. Abgießen.

● Penne und Spinat in eine Schüssel füllen und mit Käse und Öl vermischen. Mit Salz und Pfeffer abschmecken. Sofort servieren.

Varianten Nehmen Sie für eine glutenfreie Version Buchweizen-, Kichererbsen- oder Quinoa-Pasta. Diese Alternativen bekommt man heute in fast jedem Supermarkt oder im Reformhaus. Ersetzen Sie den Spinat durch Brokkoliröschen.

Pasta mit Rübstiel

» Dieses Gericht gehört zu meinen Standardgerichten. Es geht schnell, schmeckt gut und steckt voller guter Nährstoffe. Statt des Rübstiels machen sich auch Löwenzahnblätter sehr gut. Beide verleihen dem Pastagericht eine schöne grüne Farbe.

Beta-Carotin, Lutein, Zeaxanthin, Vitamin C, Vitamin E, Ballaststoffe
4 Portionen

- Salz
- 4 Tassen ungekochte Vollkornpasta
- 4 EL natives Olivenöl extra
- 1 Knoblauchzehe, gehackt (oder 1 TL Knoblauchpulver)
- ¼ TL Chiliflocken
- 400 g Rübstiel, geputzt
- ¼ Tasse in Scheiben geschnittene schwarze Oliven
- frisch gemahlener schwarzer Pfeffer
- frisch geriebener Parmesan

● Die Penne in einem großen Topf mit Salzwasser in etwa 10 Min. al dente kochen.

● In der Zwischenzeit 2 EL Olivenöl bei mittlerer Hitze erhitzen. Knoblauch und Chiliflocken hineingeben und unter Rühren dünsten, bis es duftet. Rübstiel und 2 EL Wasser zugeben, den Topf schließen und 2 Min. garen, bis der Rübstiel zusammengefallen ist. Oliven, Salz und Pfeffer nach Geschmack zugeben und unter Rühren 3 Min. garen.

● Die Pasta abgießen und zu der Rübstielmischung geben. Restliches Öl hinzufügen und verrühren. Sofort mit Käse bestreut servieren.

Tipp Kochen Sie den Rübstiel nicht zu lange, um die schöne grüne Farbe zu erhalten.

Reis-Bowl mit Brokkoli, Edamame und Nüssen

» Dieses glutenfreie Gericht kann warm oder kalt genossen werden. Lassen Sie es im Kühlschrank über Nacht ziehen, wenn Sie es am nächsten Tag als Salat genießen wollen. Es ist eine wunderbare vegetarische Mahlzeit, der Sie aber auch gegartes Putenfleisch oder Hühnerbrust zugeben können, um den Proteingehalt zu erhöhen.

Lutein, Zeaxanthin, Vitamin C, Vitamin E, Zink, Omega-3-Fettsäuren (ALA), Ballaststoffe
6 Portionen

- 1 Tasse Vollkornreis, abgespült
- 1 Brokkoli, in Röschen geteilt
- 3 ½ Tassen geschälte TK-Edamame
- ¼ Tasse ungesalzene Cashewkerne
- ¼ Tasse Walnusshälften
- 2 EL Sojasauce
- 1 TL Speisestärke
- ½ Tasse fertige Hühnerbrühe
- Saft von 1 Limette
- 1 EL Olivenöl
- 1 EL geriebener Ingwer

● Reis und 2 Tassen Wasser in einem mittelgroßen Topf bei starker Hitze zum Kochen bringen. Hitze reduzieren und 40–45 Min. köcheln lassen, bis das Wasser aufgenommen ist. Von der Platte nehmen und abgedeckt 5 Min. ruhen lassen, dann mit einer Gabel auflockern. Warm halten.

● In der Zwischenzeit Brokkoli und Edamame zusammen in einem Dämpfkorb über einem Topf mit kochendem Wasser 3 Min. dämpfen, bis er bissfest ist.

● Cashewkerne und Walnüsse in einer kleinen Pfanne ohne Öl bei mittlerer Hitze und unter ständigem Schwenken rösten, bis sie hellbraun sind. Von der Platte nehmen, 1 EL Sojasauce unterrühren.

● Speisestärke, Brühe, Limettensaft und die restliche Sojasauce in einer kleinen Schüssel verquirlen, bis die Stärke aufgelöst ist.

● Öl in einer mittelgroßen Pfanne bei mittlerer Hitze erhitzen. Den Ingwer hineingeben und 30 Sek. unter Rühren dünsten. Brokkoli und Edamame zugeben und unter Rühren 1 Min. dünsten. Die Sauce zugeben und noch einmal 20 Sek. rühren, bis alles durcherhitzt und angedickt ist.

● Den Reis auf Schälchen verteilen und die Brokkolimischung darübergeben. Mit der Nussmischung bestreuen.

Variante Statt Vollkornreis Quinoa oder Wildreis verwenden, die Kochzeit anpassen.

Tipp Sie können den Brokkoli auch schon früher vorbereiten, wenn Sie ihn blanchieren. Dafür den Brokkoli in kochendes Wasser geben, etwa 3 Min. garen und sofort in kaltem Wasser abschrecken. Im Kühlschrank aufbewahren.

Süßkartoffel-Grünkohl-Auflauf

» Dieses Gericht ist eine gesunde Lasagne-Alternative. Es kann schon im Voraus vorbereitet und erst dann gebacken werden, wenn es auf den Tisch kommen soll.

Beta-Carotin, Lutein, Zeaxanthin, Vitamin C, Vitamin E, Ballaststoffe
4 Portionen

- 2 Tassen geputzte Grünkohlblätter
- 1 EL Olivenöl
- 1 Knoblauchzehe, gehackt (oder 1 TL Knoblauchpulver)
- ½ mittelgroße Zwiebel, fein gehackt
- 13 frische Salbeiblättchen, gehackt
- 1 Tasse Ricotta
- Salz
- frisch gemahlener schwarzer Pfeffer
- 1¾ Tassen Tomatensauce
- 3–4 mittelgroße Süßkartoffeln (850 g), geschält und längs in ½ cm dicke Scheiben geschnitten
- ½ Tasse geraspelter Mozzarella oder frisch geriebener Parmesan

● Backofen auf 190 °C vorheizen. 3 EL Wasser in einer Pfanne bei starker Hitze zum Kochen bringen. Den Grünkohl hineingeben und 5 Min. garen, bis er weich ist, aber noch seine kräftige grüne Farbe hat. Grünkohl abgießen und leicht abkühlen lassen.

● In der Zwischenzeit das Öl in die Pfanne geben und bei mittlerer Hitze erhitzen. Knoblauch und Zwiebel zugeben und unter Rühren 2–3 Min. dünsten, bis die Zwiebel glasig ist.

● Das überschüssige Wasser aus dem Grünkohl ausdrücken, Grünkohl hacken und in eine mittelgroße Schüssel geben. Die Zwiebelmischung, Salbei und Ricotta hinzufügen. Mit Salz und Pfeffer abschmecken.

● Eine ¾ Tasse (175 ml) Tomatensauce auf dem Boden einer Auflaufform (33 × 23 cm) verteilen. Die Hälfte der Süßkartoffelscheiben darauflegen und mit etwas Salz und Pfeffer bestreuen. Die Ricottamischung darüber verteilen, mit der Hälfte des Mozzarellas bestreuen. ¼ Tasse (60 ml) Tomatensauce darübergeben. Mit einer Lage Süßkartoffeln abschließen, mit Salz und Pfeffer würzen und übrige Tomatensauce und Mozzarella darauf verteilen. Mit Alufolie abdecken.

● 45–60 Min. backen, bis die Süßkartoffeln weich sind. Alufolie entfernen und den Auflauf vor dem Servieren 15 Min. abkühlen lassen.

Augenfutter-Fokus Süßkartoffeln sind das Lebensmittel mit dem höchsten Gehalt an Beta-Carotin, das der Körper in Vitamin A umwandelt. Vitamin A wird von den Stäbchen und Zapfen in der Retina zur Umwandlung von Lichtreizen in elektrische Impulse benötigt.

Quiche ohne Boden

» Eier sind nicht nur etwas fürs Frühstück! Mit diesem fleischlosen Hauptgericht genießt man eine Quiche auf gesunde Art, da sie ohne Teigboden auskommt. Die Quiche kann gut vorbereitet und auch kalt als Mittag- oder Abendessen genossen werden, zusammen mit einem gemischten grünen Salat.

Lutein, Zeaxanthin, Vitamin C, Vitamin E, Zink
4 Portionen

- 1 EL Olivenöl
- 2 Frühlingszwiebeln, gehackt
- 1 rote oder orangefarbene Paprikaschote, gehackt
- 3 Tassen geputzter und gehackter Grünkohl (mundgerechte Stücke)
- ½ Tasse geriebener Cheddar oder Gouda
- 6 Omega-3-Eier (Größe L)
- ½ Tasse Milch
- Salz
- frisch gemahlener schwarzer Pfeffer
- 1 EL gehackte Petersilie (oder 1 TL getrocknete)
- 1 EL gehackter frischer Estragon (oder 1 TL getrockneter)

● Backofen auf 190 °C vorheizen. Das Öl in einer großen Pfanne bei mittlerer Hitze erhitzen. Frühlingszwiebeln, Paprika und Grünkohl dazugeben und unter Rühren 3–5 Min. dünsten, bis die Paprika weich ist. In eine gefettete quadratische Backform (20 cm) geben und mit Käse bestreuen.

● Eier und Milch in einer großen Schüssel verquirlen. Mit Salz und Pfeffer würzen, dann Petersilie und Estragon zugeben. Über die Gemüsemischung gießen und vorsichtig vermischen, um alles gleichmäßig zu verteilen.

● 18–25 Min. backen, bis die Quiche gestockt ist.

Variante Statt Frühlingszwiebeln, Paprika und Grünkohl können Sie beispielsweise auch 2 Tassen Brokkoli, ½ Tasse sonnengetrocknete Tomaten und ½ Tasse in Scheiben geschnittene Kalamata-Oliven probieren. Statt Cheddar eignet sich auch Feta.

Tipp Diese Quiche lässt sich einfach vorab vorbereiten: wie vorgesehen backen, komplett abkühlen lassen, mit Frischhaltefolie abdecken. So hält sie sich im Kühlschrank bis zu 3 Tage.

Pochierter Lachs

» Pochieren ist eine gesunde Art der Zubereitung für Lachs. Mit Dill, Koriander und Fenchel bekommt der Sud ein angenehm würziges Aroma. Genießen sie das Gericht warm oder kalt.

Omega-3-Fettsäuren (DHA und EPA)
4 Portionen

- 2 Frühlingszwiebeln, grob gehackt
- ½ Zitrone, in Scheiben geschnitten
- ¼ Fenchelknolle
- ½ dicht gefüllte Tasse Dill
- ½ dicht gefüllte Tasse Koriander
- 2 TL schwarze Pfefferkörner
- 1 TL Salz
- 8 Tassen Wasser
- ½ Tasse trockener Weißwein
- 600 g Lachsfilet ohne Haut, in Stücke geschnitten

● Frühlingszwiebeln, Zitrone, Fenchel, Dill, Koriander, Pfefferkörner, Salz, Wasser und Wein in einem mittelgroßen Topf bei mittlerer Hitze köcheln lassen. Temperatur reduzieren und alles 30 Min. köcheln lassen. Dann die festen Bestandteile mit einem Sieblöffel herausnehmen.

● Die Flüssigkeit wieder zum Köcheln bringen und den Lachs hineingeben. 7–10 Min. köcheln lassen, bis der Lachs glasig wirkt und beim Einstechen mit einer Gabel in Segmente zerfällt.

Augenfutter-Fokus Lachs gehört zu den wenigen Lebensmitteln, die natürlicherweise einen hohen Vitamin-D-Gehalt besitzen. Das Vitamin erhalten wir üblicherweise hauptsächlich durch Sonnenlicht.

Tipp Genießen Sie übriggebliebenen Lachs am nächsten Tag in einem Salat mit Romanasalat oder Spinat.

Überbackenes Lachsfilet

» In dieser gesunden Version eines überbackenen Lachsfilets sind Weizenkeime, Haferkleie und Mandeln Lieferanten für Vitamin E, Zink und Ballaststoffe. Servieren Sie die Filets auf einem Bett aus grünen Linsen zusammen mit gedämpftem grünem Spargel.

Vitamin E, Zink, Omega-3-Fettsäuren (DHA und EPA), Ballaststoffe
4 Portionen

- 2 EL Weizenkeime
- 2 EL Haferkleie
- 2 EL gemahlene Mandeln
- Salz
- frisch gemahlener schwarzer Pfeffer
- 2 EL Dijon-Senf
- 1 EL Ahornsirup
- 1 EL frisch gepresster Zitronensaft
- 600 g Lachsfilet ohne Haut, in Stücke geschnitten

● Backofen auf 200 °C vorheizen. Weizenkeime, Haferkleie, Mandeln, Salz und Pfeffer nach Geschmack in einer kleinen Schüssel vermischen.

● Senf, Ahornsirup und Zitronensaft in einer weiteren kleinen Schüssel gründlich verrühren.

● Den Lachs auf ein mit Alufolie belegtes Backblech geben, darauf die Senfmischung streichen und die Weizenkeimmischung darüberstreuen. Leicht andrücken und den Lachs gut damit bedecken.

● Im vorgeheizten Ofen 15–20 Min. backen, bis der Lachs glasig wirkt und beim Einstechen mit einer Gabel in Segmente zerfällt.

Augenfutter-Fokus Kaltwasserfisch enthält mehr von den Omega-3-Fettsäuren DHA und EPA als jedes andere Lebensmittel. Andere Lebensmittel, wie beispielsweise Eier, können mit DHA angereichert sein, doch man müsste 15 Eier essen um auf die gleiche Menge Omega-3-Fettsäuren wie in 100 g Lachsfilet zu kommen.

Mango-Tango-Lachs

» Die Mango-Salsa verleiht diesem Gericht ein tropisches Aroma. Ich mag Fisch mit Früchte-Salsas sehr! Servieren Sie dazu Vollkornreis und einen grünen Salat.

Lutein, Zeaxanthin, Vitamin C, Vitamin E, Omega-3-Fettsäuren (DHA und EPA)
4 Portionen

- 600 g Lachsfilet ohne Haut, in Stücke geschnitten
- 1 EL Olivenöl
- Salz
- frisch gemahlener schwarzer Pfeffer

Mango-Salsa:
- 1 Frühlingszwiebel, fein gehackt
- ½ orangefarbene Paprikaschote, in ½ cm große Stücke geschnitten
- 1 Tasse frische oder aufgetaute TK-Mangostücke, in ½ cm große Stücke geschnitten
- 1 Tasse Strauchtomaten, in ½ cm große Stücke geschnitten
- abgeriebene Schale und Saft von 1 Bio-Limette
- 1 EL Olivenöl
- Salz
- frisch gemahlener schwarzer Pfeffer

● Backofen auf 200 °C vorheizen. Den Lachs auf ein mit Alufolie belegtes Backblech geben, mit Öl bepinseln und mit Salz und Pfeffer bestreuen. Im Ofen 15–20 Min. backen, bis der Lachs glasig wirkt, an der Oberfläche gebräunt ist und beim Einstechen mit einer Gabel in Segmente zerfällt.

● In der Zwischenzeit Frühlingszwiebel, orangefarbene Paprika, Mango, Tomaten, Limettenschale und -saft sowie das Öl in einer mittelgroßen Schüssel gründlich vermischen. Mit Salz und Pfeffer würzen.

● Den Lachs mit der Salsa darauf servieren.

Variante Anstelle des Lachses Regenbogenforelle verwenden und 10–12 Min backen.

Augenfutter-Fokus Lachs enthält Omega-3-Fettsäuren, die die Augen gesund halten, indem sie die Symptome von trockenem Auge reduzieren. Es wird vermutet, dass sie die Retina vor der altersbedingten Makuladegeneration schützen und den Körper bei der Aufnahme von Lutein und Zeaxanthin unterstützen.

Regenbogenforellen-Päckchen

» Ich bereite Fisch am liebsten in Päckchen gewickelt zu. Das ist schnell gemacht und es muss nicht viel gespült werden. In diesem Rezept habe ich Regenbogenforelle verwendet, aber Lachs und Heilbutt gehen ebenso gut.

Lutein, Zeaxanthin, Vitamin C, Vitamin E, Zink, Omega-3-Fettsäuren (DHA und EPA)
4 Portionen

- 4 Stück Pergament- oder Backpapier zum Einwickeln der Forellen
- 4 Tassen geputzter und gehackter Grünkohl
- 1 Zwiebel, in dünne Ringe geschnitten
- 600 g Regenbogenforellenfilets, in Stücke geschnitten
- ½ Tasse gehackter Koriander oder Petersilie
- ¼ Tasse frisch gepresster Zitronensaft
- 1 EL Olivenöl
- Salz
- frisch gemahlener schwarzer Pfeffer
- 2 kleine Bio-Orangen, mit der Schale in dünne Scheiben geschnitten
- 2 Bio-Limetten, mit der Schale in dünne Scheiben geschnitten

● Backofen auf 180 °C vorheizen. In der Mitte von jedem Stück Pergamentpapier ein Bett aus 1 Tasse Grünkohl schaffen. Mit den Zwiebeln und je 1 Stück Forelle belegen. Mit Koriander bestreuen und mit Zitronensaft und Öl beträufeln. Mit Salz und Pfeffer würzen und mit Orangen- und Limettenscheiben belegen.

● Die langen Enden des Permanentpapiers übereinanderlegen und falten, bis die Päckchen geschlossen sind. Dann die offenen Enden ebenfalls falten und zu Päckchen verschließen. Die Päckchen auf einem Backblech verteilen.

● Im vorgeheizten Ofen 20–30 Min. backen, bis der Fisch glasig wirkt und beim Einstechen mit einer Gabel in Segmente zerfällt.

Tipps Öffnen sie die Päckchen vorsichtig, damit Sie sich nicht an dem austretenden Dampf verbrennen.

Sie können die Päckchen bis einschließlich Schritt 2 vorbereiten und in Frischhaltefolie gewickelt oder in einen Gefrierbeutel oder einem luftdicht geschlossenen Behälter bis zu 3 Monte einfrieren. Wenn Sie sie im gefrorenen Zustand in den Ofen geben, verlängert sich die Backzeit um 5–10 Min.

Orecchiette mit Erbsen und Krebsfleisch

» Für dieses Gericht eignet sich jede Pastasorte, ich mag es aber besonders mit Orecchiette. Die Kombination aus Gemüse und Krebsfleisch macht es zu einem augengesunden Kraftpaket, die Zitrone gibt dem Ganzen einen Schuss säuerliche Frische und Vitamin C.

Lutein, Zeaxanthin, Vitamin C, Vitamin E, Omega-3-Fettsäuren (DHA und EPA), Ballaststoffe
2 Portionen

- 2 EL Olivenöl
- ½ Zwiebel, gehackt
- 1 orangefarbene oder rote Paprikaschote, in Streifen geschnitten
- 1 Tasse TK-Erbsen
- 1 Dose (170 g) Krebsfleisch (crab meat)
- 1 EL gehackte Petersilie oder Minze (oder 1 TL getrocknete)
- 1 EL abgetropfte Kapern
- abgeriebene Schale und Saft von 1 Bio-Zitrone
- Salz
- frisch gemahlener schwarzer Pfeffer
- 2 Tassen Vollkorn-Orecchiette, ungekocht (175 g)
- Zitronen-Olivenöl (optional)

● Das Öl in einem großen Topf bei mittlerer Hitze erhitzen. Die Zwiebel zugeben und unter Rühren 3–4 Min. dünsten, bis sie glasig sind. Orangefarbene Paprika und Erbsen zugeben und unter Rühren wieder 3–4 Min. dünsten, bis die Paprika weich sind. Krebsfleisch, Petersilie und Kapern hineingeben und unterrühren. Von der Platte nehmen und Zitronenschale und -saft einrühren.

● In der Zwischenzeit die Orecchiette in einem Topf mit kochendem Wasser in 10 Min. al dente kochen. Abgießen und ½ Tasse der Kochflüssigkeit aufbewahren.

● Die Pasta zu der Krebsfleischmischung geben und vermischen, dabei nach Bedarf etwas Nudelkochwasser zugeben, wenn es nicht feucht genug ist. Mit Zitronenöl nach Wunsch beträufeln.

Variante Ersetzen Sie die Kapern durch ¼ Tasse Frühlingszwiebelringe.

Tipps Das Gericht schmeckt heiß, kalt oder zimmerwarm.

Wenn Sie es säuerlicher mögen, nehmen Sie einfach mehr Zitronensaft und -schale.

Gegrillte Jakobsmuschel-Ananas-Spieße

» Jakobsmuscheln und Ananas für sich können zwar nicht zum Augenfutter gezählt werden, da sie nicht genug Augennährstoffe enthalten, aber das Gericht ist dennoch eine gute Quelle für Omega-3-Fettsäuren, Zink, Vitamin E und Vitamin C. Eine tolle Abwechslung beim Grillen!

Vitamin C, Vitamin E, Zink, Omega-3-Fettsäuren (DHA und EPA)
4 Portionen

Marinade:
- ½ Tasse Olivenöl
- 2 EL klarer Reisessig
- 2 EL frisch gepresster Zitronensaft
- 1 EL Rye-Whiskey (oder Bourbon)
- ¼ TL frisch gemahlener schwarzer Pfeffer

Spieße:
- Holz- oder Bambusspieße, mind. 30 Min. eingeweicht
- 4 Scheiben Parmaschinken
- 5 cm große Ananaswürfel
- 12 Jakobsmuscheln, seitliche Muskeln abgetrennt

Gewürzmischung:
- 1 TL Salz
- 1 TL frisch gemahlener schwarzer Pfeffer
- ½ TL Chilipulver
- ¼ TL Knoblauchpulver
- ¼ TL Paprikagewürz

● Für die Marinade Öl, Essig, Zitronensaft, Whiskey und Pfeffer in einer kleinen Schüssel vermischen.

● Ein Ende des Schinkens auf jeden Spieß stecken, dann 4 Ananasstücke und 3 Jakobsmuscheln abwechselnd aufspießen und den Schinken wellenförmig wie ein Band dazwischenfädeln. Die Spieße auf ein Glasgefäß oder in einen verschließbaren Plastikbeutel geben und die Marinade darübergießen. Abdecken bzw. verschließen und 30 Min. kühl stellen.

● Für die Gewürzmischung in der Zwischenzeit Salz, Pfeffer, Chilipulver, Knoblauchpulver und Paprika in einer kleinen Schüssel vermischen.

● Die Spieße aus dem Kühlschrank nehmen, die Marinade weggießen und die vorbereiteten Spieße mit den Gewürzen einreiben. Bei Zimmertemperatur 15 Min. einziehen lassen.

● Den Grill bei mittlerer Hitze anheizen. Die Spieße 8–10 Min. grillen, bis die Muscheln fest und glasig wirken, dabei einmal wenden.

Variante Nehmen Sie statt der Muscheln 12 extragroße küchenfertige Shrimps oder ein 4 cm dickes Lachsfilet, 15 cm lang und 7,5 cm breit, das Sie in 12 Stücke schneiden.

Shrimpspfanne

» Das Vorgaren des Brokkolis in diesem Rezept garantiert, dass er seine schöne grüne Farbe behält und nicht verkocht. Die Sobanudeln, die in der japanischen Küche sehr beliebt sind, bieten eine hervorragende glutenfreie Alternative zu Pasta.

Lutein, Zeaxanthin, Vitamin C, Vitamin E, Zink, Omega-3-Fettsäuren (DHA und EPA)
4 Portionen

- 375 g Sobanudeln oder Vollkorn-Linguine, ungekocht
- Olivenöl
- 2 Tassen Brokkoliröschen
- 750 g große küchenfertige Shrimps (geschält und entdarmt)
- 2 orangefarbene Paprikaschoten, in Streifen geschnitten
- 1 Knoblauchzehe, gehackt
- 1 EL geriebener Ingwer
- 4 Baby-Pak-Choi, die Enden abgeschnitten und die Blätter abgetrennt
- 2 Frühlingszwiebeln, diagonal in Ringe geschnitten

Sauce:
- ¼ Tasse fertige Gemüsebrühe
- ¼ Tasse Sojasauce
- 3 EL klarer Reisessig
- 2 EL Ahornsirup
- 1 EL frisch gepresster Limettensaft
- 1 EL Speisestärke
- Salz
- frisch gemahlener schwarzer Pfeffer

● Sobanudeln in einem großen Topf mit kochendem Salzwasser nach Packungsanweisung kochen. Abgießen, wieder in den Topf geben, mit etwas Öl beträufeln und vermischen. Warm halten.

● In der Zwischenzeit Brühe, Sojasauce, Essig, Ahornsirup und Limettensaft in einem kleinen Topf aufkochen.

● Speisestärke in einer kleinen Schüssel mit ¼ Tasse kaltem Wasser verrühren, bis sich die Stärke aufgelöst hat. Zur Sauce geben, unter Rühren aufkochen und unter weiterem Rühren 2 Min. kochen, bis die Sauce angedickt ist. Beiseitestellen.

● Brokkoli in einem Topf mit kochendem Wasser 1 Min. blanchieren. In einer Schüssel mit Eiswasser abschrecken, bis er abgekühlt ist. Abgießen und beiseitestellen.

● 1 EL Öl in einem Wok stark erhitzen. Die Shrimps portionsweise hineingeben und 2–3 Min. pfannenrühren, bis die Shrimps rosa, fest und glasig sind. Mit den übrigen Shrimps ebenso verfahren und nach Bedarf weiteres Öl dazugeben.

● 1 EL Öl in den Wok geben und orangefarbene Paprika, Knoblauch, Ingwer und Pak Choi hineingeben. 1 Min. pfannenrühren, dann den Brokkoli hineingeben und 1 weitere Min. pfannenrühren. Sobanudeln und Sauce zugeben, die Shrimps hinzufügen und alles gründlich verrühren. Mit Frühlingszwiebeln garniert servieren.

Hähnchen Cacciatore

» Cacciatore ist italienisch und heißt »Jäger«. Traditionell wird dieses Jägergulasch mit Zwiebeln und Kräutern zubereitet, oft auch mit Tomaten und Paprika. Servieren Sie es zu Vollkornpenne, einem knusprigen Vollkornbrot oder Polenta.

Beta-Carotin, Lutein, Zeaxanthin, Vitamin C, Vitamin E, Zink
4 Portionen

- 2 EL Mehl
- 2 Hähnchenbrüste ohne Haut und Knochen (à 300 g), in Würfel geschnitten
- 3 EL Olivenöl
- 1 orangefarbene Paprikaschote, in Streifen geschnitten
- 1 rote Paprikaschote, in Streifen geschnitten
- 1 Knoblauchzehe, gehackt
- ½ Zwiebel, gehackt
- ¾ Tasse in Ringe geschnittene schwarze Oliven
- ½ Tasse trockener Rotwein
- 2 EL gehackte Petersilie
- 1 EL Chiliflocken (siehe Tipp)
- 1 große Dose (800 ml) stückige Tomaten, mit dem Saft
- 3 EL Kürbispüree (erhältlich im gut sortierten Biomarkt, alternativ selbstgemacht, Seite 185)
- 2 EL Tomatenmark
- Salz
- frisch gemahlener schwarzer Pfeffer

● Mehl in eine große Schüssel geben. Hähnchenfleisch dazugeben und darin wenden, bis es gut bemehlt ist. Restliches Mehl wegwerfen.

● 2 EL Öl in einem großen Topf bei mittlerer Hitze erhitzen. Das Hähnchenfleisch hineingeben und auf beiden Seiten etwa 5 Min. goldbraun anbraten, dabei einmal wenden. Auf einen Teller geben.

● Das restliche Öl in den Topf geben. Paprika, Knoblauch, Zwiebel und Oliven hineingeben und unter Rühren 3–5 Min. dünsten, bis die Paprika weich sind. Den Wein angießen und den braunen Ansatz vom Topfboden kratzen.

● Das Fleisch mit den gesammelten Säften wieder in den Topf geben. Petersilie, Chiliflocken, Tomaten, Kürbispüree und Tomatenmark einrühren und abgedeckt unter gelegentlichem Rühren 18–20 Min. leise köcheln lassen, bis ein in den dicksten Teil des Fleisches eingestecktes Fleischthermometer eine Temperatur von 74 °C anzeigt. Mit Salz und Pfeffer würzen.

Augenfutter-Fokus Gegarte Tomaten sind eine gute Lycopinquelle. Dieses hellrote Carotinoid hat antioxidative Wirkungen. Andere Quellen sind zum Beispiel Wassermelone und Papayas.

Tipp Wenn Sie es milder mögen, dann nehmen sie nur ½ TL Chiliflocken oder erhöhen Sie die Menge nach Geschmack.

Hähnchen-Mandel-Salatwraps

» Dieses einfache Gericht eignet sich als Hauptmahlzeit zu Mittag oder als Appetizer auf einer Dinnerparty. Wenn jeder seinen eigenen Wrap zusammenstellen darf, ist der Spaß garantiert.

Lutein, Zeaxanthin, Vitamin C, Vitamin E, Zink
4 Portionen

- 600 g Hähnchenbrust ohne Haut und Knochen, gegart und in mundgerechte Stücke gezupft
- 2 Frühlingszwiebeln, gehackt
- 1 große Orange, geschält, geviertelt und in Scheiben geschnitten
- 1 orangefarbene Paprikaschote, gehackt
- 1 Tasse TK-Erbsen, aufgetaut
- ¼ Tasse Mandelblättchen
- ¼ Tasse gehackter Koriander
- 8–12 Blätter Romanasalat oder Grünkohl

Dip:
- ¼ Tasse reines Mandel- oder Erdnussmus
- 4 TL Sojasauce
- 1 EL flüssiger Honig
- 2 TL klarer Reisessig
- 1 Spritzer Chilisauce

● Hähnchen, Frühlingszwiebeln, Orange, Paprika, Erbsen, Mandeln und Koriander in einer großen Servierschüssel vermischen.

● Für den Dip Mandelmus, Sojasauce, Honig, Essig und Chilisauce in einer kleinen Schüssel vermischen. 2 EL heißes Wasser zugeben und gründlich verrühren. Der Dip sollte die Konsistenz eines dickflüssigen Salatdressings haben, bei Bedarf noch mehr Wasser zugeben.

● 2 EL des Dips zu der Hähnchenmischung geben und gründlich vermischen.

● Den restlichen Dip für jede Person in kleine Schälchen oder Förmchen füllen.

● Für jeden Wrap etwas Hähnchenmischung auf ein Salatblatt geben und das Blatt aufrollen. Mit dem Dip genießen.

Augenfutter-Fokus Wer sich immer für vollwertige Lebensmittel entscheidet, nimmt sehr wahrscheinlich weniger Kalorien auf. So hat beispielsweise eine orangefarbene Paprikaschote etwa 30 Kilokalorien und enthält außerdem viele Mikronährstoffe wie Vitamin C, Zeaxanthin und Lutein. Ein Bagel dagegen hat etwa 300 Kilokalorien und einen viel geringeren Nährwert.

Varianten Verwenden Sie eine Mango statt der Orange und Minze statt des Korianders. Als Dip eignet sich auch eine Erdnusssauce (Seite 218).

Tipps Als Appetizer reichen die Wraps für 8 Personen. Nehmen Sie dann 8 Grünkohlblätter und servieren Sie 1 Wrap pro Person.

Mit Gojibeeren garniert machen Sie aus den Wraps eine Zeaxanthin-Bombe.

Hähnchen-Bohnen-Reisbowl mit Wasabi-Limetten-Sauce

» Bowls findet man mittlerweile auf den Speisekarten vieler Restaurants. Diese Version erhält durch die Wasabisauce einen würzig-scharfen Geschmack, Erbsen, Brokkoli, Spinat und orangefarbene Paprika machen aus der Bowl einen Augenfutter-Superstar.

Lutein, Zeaxanthin, Vitamin C, Vitamin E, Zink, Ballaststoffe
4 Portionen

Wasabi-Limetten-Sauce:
- 2 EL Mehl oder Speisestärke
- 2 EL Wasabipulver
- frisch gemahlener schwarzer Pfeffer
- abgeriebene Schale von 1 Bio-Limette
- 2 EL frisch gepresster Limettensaft
- 2 EL flüssiger Honig
- 2 EL salzreduzierte Sojasauce
- 2 EL klarer Reisessig oder Apfelessig

Bowls:
- 2 EL Olivenöl
- ½ Zwiebel, gehackt
- 1 kleine Knoblauchzehe, gehackt (oder ¼ TL Knoblauchpulver)
- 600 g Hähnchenbrust ohne Haut und Knochen, gehackt
- 1 orangefarbene Paprikaschote, in Streifen geschnitten
- 1 Tasse Brokkoliröschen
- 1 Tasse TK-Erbsen, aufgetaut
- 1 Dose schwarze Bohnen, abgegossen und abgespült
- 4 dicht gefüllte Tassen Spinatblätter
- 2 Tassen frisch gegarter Vollkorn-Basmatireis (Seite 186)

● Für die Sauce Mehl, Wasabipulver, Pfeffer nach Geschmack, Limettenschale und -saft, Honig, Sojasauce und Essig in einer kleinen Schüssel verrühren.

● Das Öl in einem großen Topf bei mittlerer Hitze erhitzen. Zwiebel und Knoblauch 2–3 Min. dünsten, bis die Zwiebel glasig ist. Hähnchenfleisch hineingeben und 8–10 Min. braten, bis es innen nicht mehr rosa ist. Paprika, Brokkoli und Erbsen hinzufügen und 2 Min. garen, bis der Brokkoli bissfest ist.

● Die Bohnen unterrühren. Die Sauce noch einmal verrühren und in den Topf geben. Unter Rühren 5 Min. köcheln lassen, bis sie angedickt ist. Den Spinat dazugeben und rühren, bis er zusammengefallen ist (nicht verkochen).

● Den Reis auf 4 Schälchen verteilen und die Hähnchenmischung darübergeben

Variante Ersetzen Sie den Reis durch gekochte Gerste, Quinoa, Bulgur oder Sobanudeln.

Tipp Salzen Sie dieses Gericht nicht, denn selbst salzreduzierte Sojasauce ist noch recht salzig. Dosieren Sie das Wasabipulver nach Geschmack, es ist ganz schön scharf.

Putenpfanne mit Erdnusssauce

» Durch die Erdnusssauce bekommt dieses Pfannengericht eine thailändische Note. Damit es so gesund wie möglich ist, nehmen Sie reine Erdnussbutter, die aus nichts weiter als Erdnüssen besteht. Servieren Sie das Gericht auf einem Bett aus Vollkornreis oder Sobanudeln.

Lutein, Vitamin C, Vitamin E, Zink
2 Portionen

Erdnusssauce:
- ¼ Tasse reine Erdnussbutter
- 4 TL Sojasauce
- 4 TL flüssiger Honig
- 2 TL klarer Reisessig
- 1 Spritzer Chilisauce

Pfannengerührtes:
- 2 EL Olivenöl
- 600 g Putenbrust ohne Haut und Knochen, in Streifen geschnitten
- ½ rote Zwiebel, in Spalten geschnitten
- 1 rote Paprikaschote, in Streifen geschnitten
- 2 Tassen Brokkoliröschen
- 1 Tasse geputzte Zuckererbsen
- 2 EL gehackte ungesalzene Erdnüsse

● Für die Sauce Erdnussbutter, Sojasauce, Honig, Essig und Chilisauce in einer kleinen Schüssel vermischen. 1 EL heißes Wasser gründlich unterrühren. Wenn die Sauce zu dick ist, 1 weiteren EL Wasser unterrühren.

● Für das Pfannengerührte: Das Öl in einem Wok oder einer großen Pfanne bei mittlerer Hitze erhitzen. Putenfleisch, wenn nötig portionsweise, zugeben und etwa 5 Min. pfannenrühren, bis es innen nicht mehr rosa ist. Das gegarte Fleisch mit einem Sieblöffel herausnehmen.

● Die Zwiebel in den Wok geben und 3 Min. pfannenrühren, bis sie weich ist. Paprika, Brokkoli und Zuckererbsen hineingeben und weitere 3–5 Min. pfannenrühren, bis das Gemüse bissfest ist und seine kräftigen Farben noch nicht eingebüßt hat.

● Putenfleisch mit den gesammelten Säften in den Wok geben und gründlich verrühren. Den Wok von der Platte nehmen und die Erdnusssauce einrühren. Mit den Erdnüssen garniert servieren.

Variante Ersetzen Sie den Reisessig durch frisch gepressten Limettensaft.

Tipps In der thailändischen Küche ist Erdnusssauce sehr verbreitet. Sie schmeckt als Dip für Hähnchenfleisch oder als Sauce zu Pfannengerichten hervorragend.

Eine Low-Carb-Version erhalten Sie, wenn Sie das Pfannengericht auf einem Spinatbett servieren. Durch die Hitze des Gerichts wird der Spinat ganz leicht gegart und fällt zusammen.

Puten-Fajitas

» Fajitas gibt es bei mir zu Hause häufig. Es macht Spaß, sie zusammenzustellen und zu essen, und nährstoffreich sind sie außerdem. Die Putenbrust liefert eine Menge Zink und Vitamin E, Frühlingszwiebeln enthalten Lutein. Sie können Paprika in allen Farben verwenden, denken Sie aber daran, dass die orangefarbenen das meiste Zeaxanthin und Lutein besitzen.

Lutein, Zeaxanthin, Vitamin C, Vitamin E, Zink
4 Portionen

- 1 EL Olivenöl
- 750 g Putenbrust ohne Haut und Knochen, in lange Streifen geschnitten
- ¼ Tasse fertige Hühnerbrühe oder Wasser (optional)
- ¼ Zwiebel, in lange Streifen geschnitten
- 3 TL Chilipulver
- 1 TL gemahlener Kreuzkümmel
- 2 EL frisch gepresster Limettensaft
- 1 orangefarbene Paprikaschote, längs in Streifen geschnitten
- ½ rote Paprikaschote, längs in Streifen geschnitten
- 1 Tasse TK-Mais
- ½ Tasse abgegossene und abgespülte schwarze Bohnen aus der Dose
- 4 Frühlingszwiebeln, in lange Streifen geschnitten
- Salz
- frisch gemahlener schwarzer Pfeffer
- Cayennepfeffer oder Chilisauce (optional)
- 8 Vollkorntortillas (∅ 30 cm), erwärmt

Garnierung:
- gehackter Koriander
- saure Sahne
- geriebener Cheddar oder Gouda
- Salsa
- gehackte Jalapeño-Chilis

● Das Öl in einer großen Pfanne bei starker Hitze erhitzen. Das Putenfleisch hineingeben und unter Rühren 2 Min. braten. Wenn es anzusetzen beginnt, etwas Brühe zugeben, dabei den braunen Ansatz vom Topfboden kratzen. Zwiebel zugeben und unter Rühren 5–7 Min. dünsten, bis das Fleisch innen nicht mehr rosa und die Zwiebel weich ist. Chilipulver, Kreuzkümmel und Limettensaft dazugeben und gründlich verrühren.

● Paprika, Mais und Bohnen dazugeben und unter Rühren 3–5 Min. garen, bis die Paprika weich sind. Mit Salz, Pfeffer und Cayennepfeffer (wenn verwendet) würzen. In eine Servierschüssel geben.

● Die Zutaten zum Garnieren auf Schälchen verteilen und die gewärmten Tortillas auf einen Teller legen. Alle Zutaten für die Fajitafüllung auf den Tisch stellen, sodass sich jeder seine eigenen Fajitas zusammenstellen kann.

Variante Ersetzen Sie die Putenbrust durch mageres Rindfleisch.

Bowl mit Pute, Erbsen und Möhren

» Dieses Rezept ist eine moderne Variante des klassischen Erbsen-Möhren-Gemüses. Es bietet ein tolle Verwertungsmöglichkeit für bei einem Festessen übriggebliebenes Puten- oder Hähnchenfleisch.

Beta-Carotin, Lutein, Vitamin C, Vitamin E, Zink, Ballaststoffe
2 Portionen

- 1 EL Olivenöl
- 600 g Putenbrust ohne Haut und Knochen, in Streifen geschnitten
- 3 Möhren, gehackt
- 1 Tasse TK-Erbsen, aufgetaut
- 1 EL geriebener Ingwer (oder 2 TL gemahlener Ingwer)
- Salz
- frisch gemahlener schwarzer Pfeffer
- 1 Tasse frisch gegarte Gerste (Seite 186)

● Öl in einem großen Topf bei mittlerer Hitze erhitzen. Putenfleisch hineingeben und unter Rühren 8–10 Min. braten, bis es innen nicht mehr rosa ist. Möhren, Erbsen und Ingwer zugeben und unter Rühren 5 Min. dünsten, bis die Möhren weich sind. Mit Salz und Pfeffer abschmecken.

● Die gekochte Gerste auf 2 Schälchen verteilen und die Putenmischung daraufgeben.

Variante Statt der Gerste eignet sich auch jede andere Getreidesorte, zum Beispiel Quinoa, Vollkornreis oder Buchweizen.

Tipps Wenn Sie für dieses Gericht Reste verwenden, dann erhitzen Sie nur das Öl, braten darin alle rohen Zutaten und geben dann die Reste dazu, die Sie nur noch durcherhitzen.

Weitere geeignete Reste sind Süßkartoffeln oder Butternusskürbis anstatt der Möhren und Rosenkohl oder Blumenkohl statt der Erbsen.

Shepherd's Pie mit Augenfutter

» Statt Rind- oder Lammfleisch werden in dieser augenfreundlichen Version des traditionellen Sheperd's Pie Putenfleisch und statt der Kartoffeln Süßkartoffeln verwendet. Damit hat es einen hohen Gehalt an Beta-Carotin und Zink, Spinat und Erbsen steuern Lutein bei.

Beta-Carotin, Lutein, Zeaxanthin, Vitamin C, Vitamin E, Zink, Ballaststoffe

4–6 Portionen

- 2 Süßkartoffeln (etwa 275 g), geschält und geviertelt
- 2 EL Olivenöl
- 1 kleine Zwiebel, gehackt
- 1 Knoblauchzehe, gehackt
- 500 g besonders mageres Putenhackfleisch
- 1 Tasse gehackter TK-Spinat (100 g)
- 2 Tassen TK-Erbsen, aufgetaut
- 1 EL gehackte Petersilie (oder 1 TL getrocknete)
- 1 EL gehackter frischer Salbei (oder 1 TL getrockneter)
- ¼ TL Cayennepfeffer (optional)
- Salz
- frisch gemahlener schwarzer Pfeffer
- ¼ Tasse trockener Weißwein
- 1 EL Dijon-Senf
- ¼ Tasse Milch
- 2 EL Ahornsirup
- ¼ TL Zimt
- ¼ Tasse geriebener Cheddar oder Gouda (optional)

● Süßkartoffeln in einem mittelgroßen Topf mit Wasser bedecken. Den Topf schließen und das Wasser bei starker Hitze zum Kochen bringen. Dann den Deckel abnehmen und 20–30 Min. kochen, bis die Süßkartoffeln weich sind. Backofen auf 190 °C vorheizen.

● In der Zwischenzeit in einem großen Topf Öl bei mittlerer Hitze erhitzen. Zwiebel und Knoblauch hineingeben und 1–2 Min. dünsten, bis die Zwiebel weich ist. Das Fleisch zugeben und 8 Min. garen, bis es innen nicht mehr rosa ist, dabei mit dem Löffel zerkleinern. TK-Spinat zugeben und so lange garen, bis der Spinat aufgetaut ist und sich mit der Fleischmischung verbindet. Erbsen, Petersilie, Salbei, Cayennepfeffer (wenn verwendet), Salz und Pfeffer nach Geschmack, Wein und Senf dazugeben. Die Hitze reduzieren, unter gelegentlichem Rühren 10 Min. garen. In eine quadratische Backform (23 cm) füllen.

● Süßkartoffeln abgießen, wieder in den Topf geben und Milch, Ahornsirup, Zimt und Salz und Pfeffer nach Geschmack dazugeben, mit dem Kartoffelstampfer zu einem glatten Püree stampfen. Über der Fleischmischung verteilen und mit Alufolie abdecken.

● Im vorgeheizten Ofen 25 Min. backen, dann die Folie abnehmen, den Auflauf mit Käse bestreuen (wenn verwendet) und weitere 5 Min. backen, bis der Käse geschmolzen ist.

Putenburger mit gerösteten orangefarbenen Paprika

» Diese leckeren Putenburger machen aus Ihrem Wochenende-Barbecue eine augengesunde Schlemmerei. Putenfleisch hat einen hohen Zinkgehalt und orangefarbene Paprika sowie Frühlingszwiebeln liefern dazu Lutein und Zeaxanthin.

Lutein, Zeaxanthin, Vitamin C, Vitamin E, Zink, Ballaststoffe
4 Portionen

- 500 g besonders mageres Putenhackfleisch
- 1 Omega-3-Ei (Größe L), verquirlt
- ½ Tasse gehackte Frühlingszwiebeln
- 4 Tassen Vollkorn-Semmelbrösel oder Haferkleie
- ¼ Tasse gehackte glatte Petersilie
- Salz und frisch gemahlener schwarzer Pfeffer
- 4 Stücke Pergament- oder Backpapier
- 2 orangefarbene Paprikaschoten
- 3 EL grober Dijon-Senf
- 4 Vollkornweizen-Burgerbrötchen, aufgeschnitten
- Blattsalat

● Putenfleisch, Ei, Frühlingszwiebeln, Semmelbrösel und Petersilie in einer großen Schüssel vermischen. Mit Salz und Pfeffer würzen. Zu 1 cm dicken Patties formen. Jeden Pattie auf ein Stück Pergamentpapier legen und kühl stellen, während die Paprika zubereitet werden.

● Paprikaschoten auf den vorbereiteten Grill legen und 15–20 Min. grillen, bis sie auf allen Seiten verbrannt sind. Vom Grill nehmen und in einer fest verschlossenen Papiertüte 10 Min. abkühlen lassen (so lässt sich die Schale nachher leichter lösen). Die Temperatur des Grills auf mittlere Hitze reduzieren.

● Paprika – über einer Schüssel, um die abtropfende Flüssigkeit aufzufangen – schälen und die Haut wegwerfen. Paprika in Spalten schneiden und Stiele, Samen und Scheidewände entfernen.

● 1 EL der Paprikaflüssigkeit mit dem Senf verrühren.

● Puten-Patties vom Papier auf den Grill stürzen und das Papier entfernen. 5–6 Min. auf jeder Seite grillen, dabei einmal wenden, bis ein waagerecht eingestecktes Fleischthermometer 74 °C zeigt.

● Burgerbrötchen auf dem Grill rösten, wenn die Patties fast fertig sind.

● Die Senfmischung auf den Schnittflächen der Brötchen verstreichen. Geröstete Paprikaspalten auf einer Hälfte der Brötchenhälften verteilen, auf jede einen Pattie und Salat geben und die zweite Brötchenhälfte darauflegen.

Variante Für eine leichtere Version wickeln Sie die Burger in Salatblätter statt Brötchen. Als Topping eignen sich karamellisierte Zwiebeln.

Puten-Hackbällchen in Tomatensauce

» Mag sein, dass ich voreingenommen bin, aber ich bin ganz sicher, dass meine Mutter die allerbesten Hackbällchen macht. Ich bat sie um eine augenfreundliche Version ihres Rezepts und sie präsentierte mir diese Variante, die eine ernsthafte Konkurrenz zu ihrem Original ist. Statt Rind und Schwein verwendet sie Putenfleisch und das Rezept enthält Weizenkeime, die Ballaststoffe und Vitamin E liefern. Die Hackbällchen schmecken fantastisch auf gegarter Vollkornpasta oder in Vollkorn-Sandwichbrötchen.

Beta-Carotin, Lutein, Zeaxanthin, Vitamin C, Vitamin E, Zink, Ballaststoffe
4 Portionen

- 500 g besonders mageres Putenhackfleisch
- 2 Omega-3-Eier (Größe L), verquirlt
- 1 Knoblauchzehe, gehackt
- ¼ Tasse Weizenkeime
- ¼ Tasse Vollkorn-Semmelbrösel
- ¼ Tasse frisch geriebener Parmesan
- 2 EL gehackte Petersilie (oder 1 EL getrocknete)
- Salz und frisch gemahlener schwarzer Pfeffer
- 1 EL Olivenöl
- 3 Tassen Pasta-Tomatensauce

● Putenfleisch, Eier, Knoblauch, Weizenkeime, Semmelbrösel, Käse und Petersilie in einer großen Schüssel vermischen. Mit Salz und Pfeffer würzen und zu 12 großen Hackbällchen formen.

● Das Öl in einem großen Topf bei starker Hitze erhitzen. Die Hackbällchen hineingeben und unter häufigem Wenden 2–3 Min. auf allen Seiten goldbraun anbraten.

● Die Tomatensauce dazugeben, die Hitze reduzieren und 15–20 Min. köcheln lassen, bis die Hackbällchen innen nicht mehr rosa sind.

Tipps Wenn Sie kleine Party-Hackbällchen zubereiten wollen, dann formen Sie aus der Hackfleischmasse 20 kleine Bällchen. Geben Sie die Hackbällchen nach Schritt 1 auf ein mit Backpapier belegtes Backblech und backen Sie sie im Ofen bei 200 °C 20–25 Min., bis sie innen nicht mehr rosa sind.

Die gegarten Hackbällchen eignen sich gut zum Einfrieren. Machen Sie eine größere Portion und frieren Sie sie, mit oder ohne die Nudelsauce, ein. So halten sie sich drei Monate.

Gefüllte orangefarbene Paprika

» In meiner augengesunden Version von gefüllten Paprika kommt statt Reis Gerste zum Einsatz. Mit den orangefarbenen Paprika wird diese Version zu einer hervorragenden Quelle für Zeaxanthin und Vitamin C, und Spinat und Eier tragen Lutein bei.

Vitamin E, Zink, Ballaststoffe
4 Paprikaschoten

- 1 EL Olivenöl
- 250 g besonders mageres Puten- oder Rinderhackfleisch
- 1–2 Knoblauchzehen, gehackt
- 1 Möhre, gehackt
- 1 Selleriestange, gehackt
- ¼ Zwiebel, gehackt
- ¼ Tasse gehackter TK-Spinat (bzw. 1½ Würfel)
- 1 TL italienische Kräutermischung
- 1 TL getrockneter Salbei
- 1 Tasse gegarte Gerste (Seite 186)
- 1 Omega-3-Ei (Größe L), verquirlt
- 4 orangefarbene Paprikaschoten
- 2 Tassen Tomatensauce
- ¾ Tasse fertige Hühnerbrühe
- Salz
- frisch gemahlener schwarzer Pfeffer

● Öl in einem großen Topf bei mittlerer Hitze erhitzen. Fleisch zugeben und 3–5 Min. garen, bis es nicht mehr rosa ist, dabei mit dem Löffel zerteilen.

● Knoblauch nach Geschmack, Möhre, Sellerie und Zwiebel zugeben und 5 Min. unter Rühren dünsten, bis alles weich ist. Gefrorenen Spinat, Kräutermischung und Salbei zugeben und unter weiterem Rühren garen, bis der Spinat aufgetaut ist. Das überschüssige Fett abgießen und die Gerste unterrühren. Von der Platte nehmen und abkühlen lassen, dann das Ei zugeben und gründlich unterrühren.

● Backofen auf 190 °C vorheizen. »Deckel« und Samen von den orangefarbenen Paprika entfernen und die Schoten mit der Fleischmischung füllen.

● Die Tomatensauce und die Brühe in einer ofenfesten 1,5-l-Kasserolle gut verrühren. Die Paprikaschoten aufrecht in die Kasserolle stellen und mit Alufolie abdecken.

● Etwa 1 Std. im vorgeheizten Ofen garen, bis die Schoten weicher sind.

Varianten Für eine vegetarische Füllung: 1 Tasse schwarze Bohnen oder Kichererbsen (frisch gegart oder aus der Dose) statt Fleisch und statt Spinat 1 Tasse geputzten und gehackten Grünkohl verwenden. ¼ Tasse Pinienkerne oder gehackte getrocknete Aprikosen in die Füllung geben.

Tipp Die Paprikaschoten sind bei dieser Zubereitung noch relativ fest. Wenn Sie die Schoten weicher mögen, dann garen Sie sie 10 Min. im auf 180 °C geheizten Ofen vor, bevor Sie sie füllen.

Mom's augenfreundlicher Hackbraten

» Als ich meine Mutter nach einem Hackbratenrezept fragte, das Augenfutter beinhaltet, überraschte sie mich mit diesem leckeren Rezept. Es ist ein guter Lieferant für Vitamin E und Zink und es gelang ihr sogar durch das Hinzufügen von Spinat, noch etwas Lutein einzubauen.

Beta-Carotin, Lutein, Zeaxanthin, Vitamin E, Zink
8 Portionen

- 250 g mageres Rindfleisch
- 250 g besonders mageres Putenhackfleisch
- 2 Omega-3-Eier (Größe L), verquirlt
- ½ Pck. (250 g) gehackter TK-Spinat, aufgetaut und überschüssige Flüssigkeit ausgedrückt
- ½ Zwiebel, gehackt
- ½ Tasse gehackte Möhren
- ½ Tasse frisch geriebener Parmesan
- ½ Tasse Vollkorn-Semmelbrösel

● Den Backofen auf 180 °C vorheizen. Rind- und Putenhackfleisch, Eier, Spinat, Zwiebel, Möhren, Käse und Semmelbrösel in einer großen Schüssel vermischen. Eine Kastenform (23 × 12,5 cm) mit leicht geöltem Backpapier auslegen, die Hackmischung einfüllen.

● 1 ½ Std. im vorgeheizten Ofen backen, bis ein hineingestochenes Fleischthermometer 74 °C anzeigt.

Tipps Sparen Sie Zeit, nehmen Sie gleich die doppelte Menge und machen Sie zwei Hackbraten. Den zweiten können Sie im Laufe der Woche im Zuge der Resteverwertung verarbeiten. Zum Beispiel als Hackbraten-Sandwich mit dünn geschnitten Scheiben dieses Hackbratens, Vollkornbrot, Dijon-Senf und Romanasalat.

Übriggebliebene Scheiben können in einem luftdicht geschlossenen Behälter im Kühlschrank bis zu 3 Tage aufbewahrt werden.

Rindfleisch und Brokkoli mit Gerste

» Wenn Sie die Gerste vorab zubereiten, ist das ein leckeres und schnell gemachtes Feierabendessen. Ich mag es gerne würzig-scharf, aber Sie können die Menge des Wasabipulver ganz nach Geschmack dosieren. Ich mische gerne Sojasauce und Wasabi in einem Extra-Schüsselchen, sodass jeder sich am Tisch bedienen kann. Falls Sie das auch so machen möchten, lassen Sie in Schritt 1 das Wasabi weg.

Lutein, Zeaxanthin, Vitamin C, Vitamin E, Zink, Ballaststoffe
2 Portionen

- 2 EL Sojasauce
- 2 EL fertige salzreduzierte Rinderbrühe
- 2 EL frisch gepresster Limettensaft
- ¼ TL Wasabipulver
- 2 EL Olivenöl
- 250 g mageres Rindfleisch (z. B. Filet oder Rumpsteak), in Streifen geschnitten
- 4 Tassen Brokkoliröschen und gehackte geschälte Stiele
- 1 EL geriebener Ingwer
- 1 EL gehackter Koriander
- 2 Tassen frisch gegarte Gerste (Seite 186), warm

● Sojasauce. Brühe, Limettensaft und Wasabi in einer mittelgroßen Schüssel vermischen und beiseitestellen.

● Das Öl in einem großen Topf bei starker Hitze erhitzen. Das Fleisch hineingeben und unter Rühren 1–2 Min. braten, bis es auf allen Seiten gebräunt, innen aber noch rosa ist. Dann Brokkoli, Ingwer, Koriander und Sojasauce dazugeben, auf mittlere Hitze reduzieren und unter Rühren 3–5 Min. garen, bis der Brokkoli weich ist, aber noch seine kräftige grüne Farbe hat. Die Gerste dazugeben und 1 Min. unter Rühren garen.

Tipp Planen Sie ein paar Stunden in der Woche für Meal Prep ein: Blanchieren Sie Gemüse wie Brokkoli und grüne Bohnen, garen Sie Vollkorngetreide wie Gerste, Vollkornreis oder Quinoa und braten Sie Streifen von magerem Rindfleisch oder Putenbrust. Mit diesen vorbereiteten Zutaten griffbereit im Kühlschrank geht das Zubereiten Ihrer Feierbandmahlzeiten schnell und einfach.

Rindfleisch-Mango-Pfanne

» Pfannengerührte Gerichte sind eine tolle Möglichkeit, eine Menge Gemüse zu verzehren, also packen Sie den Wok aus! Falls Sie keinen Wok besitzen, tut es auch eine große Pfanne. Das Geheimnis pfannengerührter Gerichte ist es, bei starker Hitze zu braten und die Pfanne nicht zu überfrachten.

Lutein, Zeaxanthin, Vitamin C, Vitamin E, Zink
4 Portionen

Sauce:
- 1–2 EL geriebener Ingwer
- 2 EL salzreduzierte Sojasauce
- 2 EL Orangensaft
- 1 EL klarer Reisessig
- 1 EL frisch gepresster Zitronensaft
- 1 EL Ahornsirup
- 1 TL Chilisauce

Pfannengerührtes:
- 1 EL Olivenöl
- 250 g mageres Rindfleisch (z. B. Filet oder Rumpsteak), in Streifen geschnitten
- 4 Frühlingszwiebeln, in Ringe geschnitten
- 2 orangefarbene Paprikaschoten, längs in Streifen geschnitten
- 2 Mangos, längs in Scheiben geschnitten
- 1/4 Tasse gehackte Petersilie
- 1/4 Tasse gehacktes Thai-Basilikum (siehe Tipp)

● Für die Sauce: Sojasauce, Orangensaft, Essig, Zitronensaft, Ahornsirup und Chilisauce in einer kleinen Schüssel verquirlen und beiseitestellen.

● Für das Pfannengerührte: Das Öl in einem Wok oder einer großen Pfanne bei mittlerer Hitze erhitzen. Rindfleisch, wenn nötig portionsweise, hineingeben und 5–8 Min. pfannenrühren, bis es nach Wunsch gegart ist. Mit einem Schaumlöffel in eine Schüssel geben.

● Frühlingszwiebeln und orangefarbene Paprika in den Wok geben und 3–5 Min. pfannenrühren, bis die Paprika schon weicher, aber noch knackig und kräftig in der Farbe sind.

● Das Fleisch mit den gesammelten Säften in den Wok geben und gut unterrühren. Die Sauce unterrühren und 2 Min. garen. Zum Schluss Mangos, Petersilie und Thai-Basilikum zugeben.

Tipps Thai-Basilikum hat schlanke, spitze, ovale Blätter und ein deutliches Anisaroma. Statt Thai-Basilikum können Sie auch Koriander verwenden. Er schmeckt zwar ganz anders als Thai-Basilikum, aber passt auch sehr gut in dieses Gericht.

Dieses Pfannengericht passt sehr gut zu Vollkorn-Basmatireis.

GESUNDE SNACKS UND DESSERTS

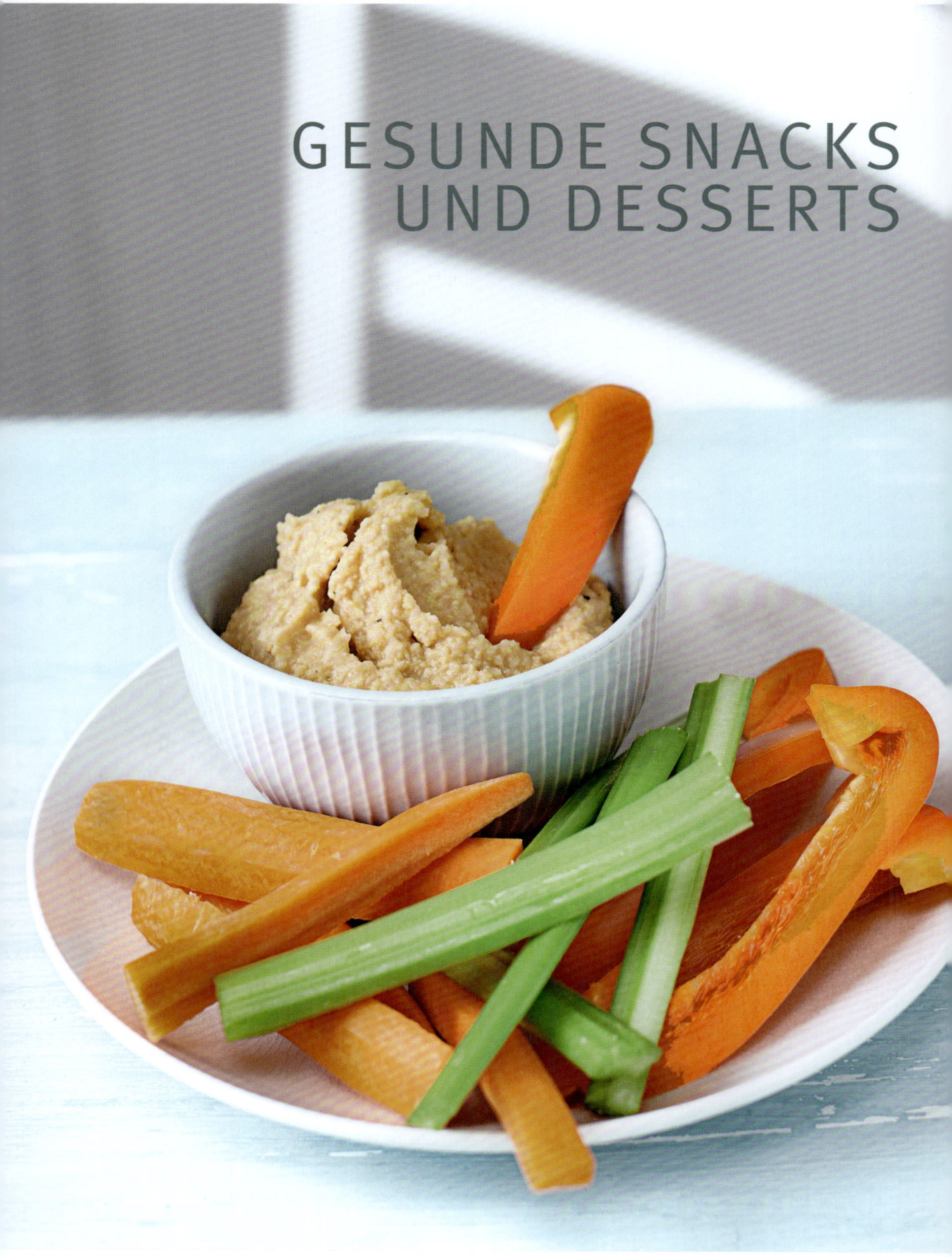

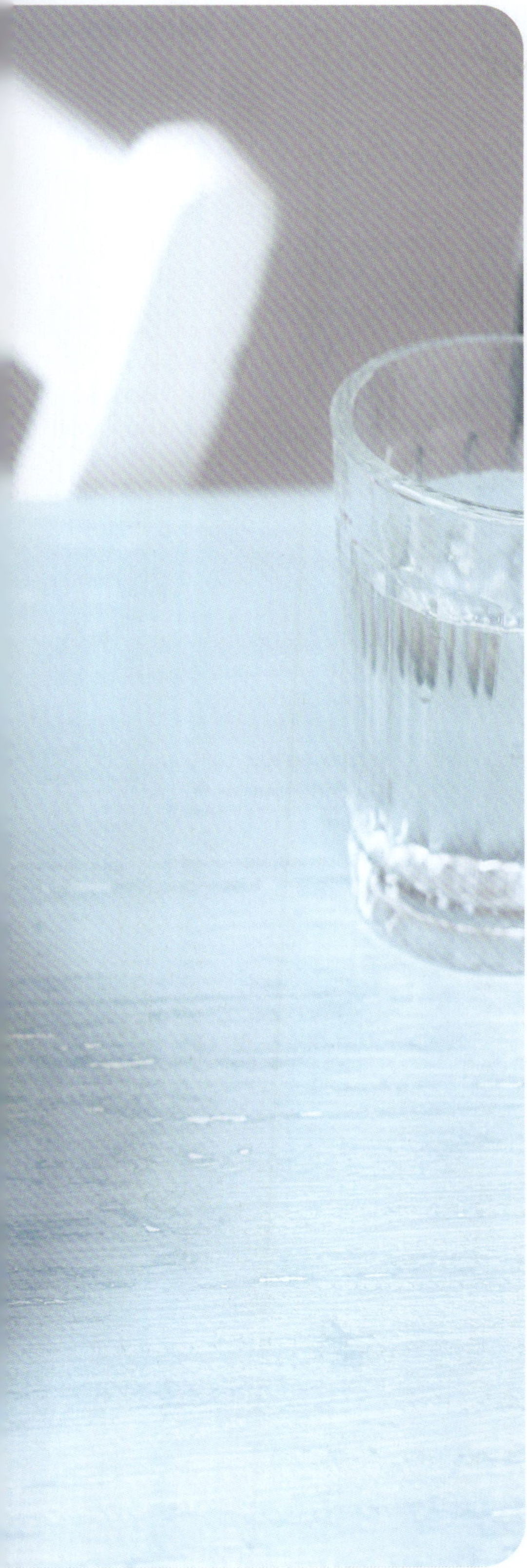

In Sachen Snacks eine gesunde Wahl zu treffen, ist nicht immer einfach. Sie können es sich aber etwas leichter machen, indem Sie stets vorbereitete augenfreundliche Snacks in der Speisekammer oder dem Kühlschrank vorrätig halten. Ich habe zusätzlich zu einigen Mischungen mit Nüssen, Samen und getrockneten Früchten drei Rezepte für Grünkohlchips aufgenommen – ein sehr beliebter Snack und eine schöne Möglichkeit, Kinder an das Gemüse heranzuführen. Ich bin immer wieder überrascht, wie viele Kinder Grünkohlchips lieben.

Wenn Sie dem Augenfutter-Plan folgen, essen Sie deutlich mehr Gemüse, darunter Brokkoli, orangefarbene Paprika, Möhren und Zucchini. In diesem Kapitel finden Sie gesunde Dips, die rohes Gemüse aufpeppen.

Die Dessertrezepte enthalten wenig Zucker, dafür aber umso mehr augengesunde Nährstoffe. Die Kürbismousse ist eine gute Beta-Carotin-Quelle, während Sabayon ein hervorragender Lieferant für Lutein ist.

Augenfutter-Nussmix

» Dieser schnelle, einfache Snack enthält eine ausbalancierte Augennährstoffmischung aus Nüssen. In ein großes Glas gepackt, können Sie täglich eine Handvoll davon genießen. Der Mix ist auch ein toller Partysnack und außerdem die Grundlage für den Studentenfutter-Mix (rechte Spalte) und das Augenfutter-Granola (Seite 231).

Vitamin E, Zink, Omega-3-Fettsäuren (ALA)
Ergibt 3½ Tassen

1 Tasse Kürbiskerne • 1 Tasse gehackte Mandeln • 1 Tasse gehackte Cashewkerne • ½ Tasse gehackte Walnusskerne

● Kürbiskerne, Mandeln, Cashewkerne und Walnüsse in einem großen Glas oder einem Vorratsbehälter mischen. An einem kühlen, trockenen Ort bis zu 2 Wochen aufbewahren.

Augenfutter-Fokus Nüsse sind zwar ein gesunder Snack, aber sie sind auch kalorienreich und können zur Gewichtszunahme führen, wenn Sie zu viel davon essen. Eine Handvoll täglich ist ein gutes Maß.

Tipp Nehmen Sie ungesalzene Nüsse, das ist am gesündesten.

Augenfutter-Studentenfutter

» Verleihen Sie Ihrem Nussmix noch etwas Pepp und stellen Sie Ihren süßen Zahn zufrieden, indem Sie ein bisschen Obst dazugeben. Ein toller Snack für eine Wanderung oder eine lange Autofahrt.

Beta-Carotin, Zeaxanthin, Vitamin E, Zink, Omega-3-Fettsäuren (ALA)
Ergibt 3½ Tassen

2 Tassen Augenfutter-Nussmix (linke Spalte) • 1 Tasse getrocknete Aprikosen, gehackt • ½ Tasse getrocknete Gojibeeren

● Nussmix, Aprikosen und Gojibeeren in einem großen Glas oder einem Vorratsbehälter mischen. An einem kühlen, trockenen Ort bis zu 2 Wochen aufbewahren.

Augenfutter-Granola

» Genießen Sie dieses Granola als Snack, zum Frühstück oder zum Dessert. Wie auch das Augenfutter-Studentenfutter (Seite 230) ist es einfach aufzubewahren und eignet sich hervorragend zum Mitnehmen auf eine Wanderung, zum Camping oder auf Rucksackreisen.

Beta-Carotin, Zeaxanthin, Vitamin E, Zink, Omega-3-Fettsäuren (ALA), Ballaststoffe
Ergibt 8 Tassen

- 4 Tassen grobe Haferflocken
- 1 Tasse Ahornsirup
- 2 EL Butter
- 1 Tasse Weizenkeime
- 2 Tassen Augenfutter-Studentenfutter (Seite 230)

● Den Backofen auf 180 °C vorheizen. Die Haferflocken auf einem Backblech verteilen und im Ofen 10 Min. rösten. Umrühren und weitere 5 Min. rösten.

● In der Zwischenzeit Ahornsirup und Butter in einem kleinen Topf bei starker Hitze zum Kochen bringen. 10 Min. kochen, bis ein Zuckerthermometer 112 °C anzeigt.

● Geröstete Haferflocken, Weizenkeime und Studentenfuttermix in einer großen Schüssel vermischen. Die heiße Ahornsirupmischung unterrühren.

● Ein Backblech mit Backpapier belegen und das Granola darauf verteilen. Bei Zimmertemperatur abkühlen lassen, dann in mundgerechte Stücke brechen.

● In einem luftdicht geschlossenen Behälter an einem kühlen, trockenen Ort bis zu 2 Wochen aufbewahren.

Tipp Genießen Sie das Granola mit Milch zum Frühstück oder streuen Sie es über Joghurt, geben Sie frisches Obst dazu und machen Sie daraus ein leckeres Parfait, das Sie zum Frühstück oder als Dessert genießen.

Nussige Grünkohlchips

» Diese Grünkohlchips haben ein nussiges Aroma und eine knackige Konsistenz. Der Cayennepfeffer ist optional, gibt den Chips aber, wenn Sie es etwas schärfer mögen, einen tollen Dreh.

Beta-Carotin, Lutein, Zeaxanthin, Vitamin C, Vitamin E, Zink
2–4 Portionen

Würzmischung:
- 2 EL Pistazien
- 2 EL Mandelblättchen
- ⅓ Tasse Nährhefe
- 2 EL Weizenkeime
- 1 EL Paprikapulver
- 1 Prise Cayennepfeffer (optional)
- fein abgeriebene Schale von 1 Bio-Limette

Grünkohlchips:
- 6 Tassen geputzte Grünkohlblätter (etwa 150 g)
- ¼ TL grob gemahlener schwarzer Pfeffer
- ⅛ TL Salz
- 2 TL frisch gepresster Limettensaft

● Für die Gewürzmischung Pistazien und Mandeln in einer Kaffeemühle zu einem feinen Mehl mahlen.

● Gemahlene Nüsse, Hefe, Weizenkeime, Paprika, Cayennepfeffer (wenn verwendet) und Limettenschale in einer kleinen Schüssel vermischen und beiseitestellen.

● Die Stiele von den Grünkohlblättern entfernen und den Grünkohl grob in mundgerechte Stücke schneiden.

● Backofen auf 120 °C vorheizen. Grünkohl in eine große Schüssel geben und mit Salz, Pfeffer und Limettensaft bestreuen und beträufeln. Mit den Händen leicht durchmassieren, bis er gleichmäßig umhüllt ist. ¼ Tasse der Gewürzmischung dazugeben und vermischen. Den Grünkohl gleichmäßig auf einem mit Backpapier belegten Backblech verteilen und mit der übrigen Gewürzmischung bestreuen.

● Im Ofen 35–45 Min. knusprig backen. Sofort genießen oder in einem luftdicht geschlossenen Behälter bis zu eine Woche aufbewahren.

Augenfutter-Fokus Grünkohl ist nicht nur für die Augen gut, sondern schützt auch vor kardiovaskulären Erkrankungen und Krebs.

Tipp Nährhefe ist eine deaktivierte Hefe, die man in Form von Flocken oder als Pulver in Reformhäusern und Drogerien bekommt. In der veganen und vegetarischen Ernährung wird sie auch als Ersatz für Käse eingesetzt. Sie hat ein nussiges, käseähnliches Aroma und kann als Topping für Popcorn oder Kartoffelpüree verwendet werden.

Grünkohlchips mit Samen

» Sonnenblumenkerne, Kürbiskerne und Weizenkleie verleihen diesen Grünkohlchips einen gewissen Crunch und erhöhen den Vitamin E- und Zinkgehalt.

Beta-Carotin, Lutein, Zeaxanthin, Vitamin C, Vitamin E, Zink
2–4 Portionen

6 Tassen geputzte Grünkohlblätter (etwa 150 g) • 2 EL Sonnenblumenkerne • 2 EL Kürbiskerne • 2 EL Weizenkleie • 2 EL Nährhefe • 1 EL Olivenöl

- Die Stiele von den Grünkohlblättern entfernen und den Grünkohl grob in mundgerechte Stücke schneiden.

- Sonnenblumenkerne, Kürbiskerne, Weizenkeime und Nährhefe in der Küchenmaschine zu einer grießartigen Mischung mixen.

- Backofen auf 120 °C vorheizen. Grünkohl in eine große Schüssel geben, mit Öl beträufeln und mit der Samenmischung bestreuen. Mit den Händen leicht durchmassieren, bis er gleichmäßig umhüllt ist. Den Grünkohl gleichmäßig auf einem mit Backpapier belegten Backblech verteilen.

- Im Ofen 35–45 Min. knusprig backen. Sofort genießen oder in einem luftdicht geschlossenen Behälter bis zu 1 Woche aufbewahren.

Grünkohlchips

» Diese gesunde Alternative zu Kartoffelchips wird selbst von den wählerischsten Kindern und Erwachsenen geliebt!

Beta-Carotin, Lutein, Zeaxanthin, Vitamin C, Vitamin E, Zink
2–4 Portionen

6 Tassen geputzte Grünkohlblätter (etwa 150 g) • 1 EL natives Olivenöl extra • Salz • frisch gemahlener schwarzer Pfeffer

- Die Stiele von den Grünkohlblättern entfernen und den Grünkohl grob in mundgerechte Stücke schneiden.

- Backofen auf 125 °C vorheizen. Grünkohl in eine große Schüssel geben, mit dem Öl beträufeln und mit Salz und Pfeffer abschmecken. Mit den Händen leicht durchmassieren, bis er gleichmäßig von dem Öl umhüllt ist. Den Grünkohl gleichmäßig auf einem mit Backpapier belegten Backblech verteilen.

- Im Ofen 35–45 Min. knusprig backen. Sofort genießen oder in einem luftdicht geschlossenen Behälter bis zu 1 Woche aufbewahren.

Tipp Das Geheimnis dieses Rezeptes ist es, die Grünkohlchips langsam bei schwacher Hitze zu backen, damit sie nicht verbrennen.

Eingelegte Paprika

» Diese eingelegten Paprika sind eine schöne Alternative zu Essiggurken und stecken voller Vitamin C. Sie eignen sich als Snack, als Sandwich-Topping, als Würzmittel oder als Beilage in einem Salat.

Lutein, Zeaxanthin, Vitamin C, Vitamin E
2–4 Portionen

2 orangefarbene Paprikaschoten, in Streifen geschnitten • 1 rote Paprikaschote, in Streifen geschnitten • 1 gelbe Paprikaschote, in Streifen geschnitten • 1 EL Salz • 1½ Tassen Apfelessig

- Paprika, Salz, Essig und 1½ Tassen Wasser in ein Glas oder einen Edelstahlbehälter geben, die Paprikaschoten sollten vollständig bedeckt sein. Abdecken und über Nacht oder bis zu 3 Tage ziehen lassen.

- In einen luftdicht geschlossenen Behälter umfüllen und im Kühlschrank bis zu 1 Woche aufbewahren.

Mini-Paprikaschiffchen

» Mit diesen Schiffchen macht es Kindern Spaß, orangefarbene Paprikaschoten zu essen. Ein toller Snack für Geburtstagspartys!

Lutein, Zeaxanthin, Vitamin C, Vitamin E, Zink, Ballaststoffe
Ergibt 20 Minischiffchen

½ Zucchini • 1 Tasse Hummus (Seite 235) • 10 orangefarbene Mini-Paprikaschoten, halbiert, Samen und Scheidewände entfernt • 20 Zahnstocher

- Zucchini schälen und längs in 5 cm lange Stücke schneiden. Jedes Stück in dünne Scheiben schneiden, sodass sich 20 Scheiben ergeben.

- 1–2 TL Hummus in jede Paprikahälfte löffeln. Die Zucchinischeiben längs auf Zahnstocher stecken, dabei zweimal einstechen, um ein »Segel« zu erhalten. In jede Paprika ein Segel stecken. Die Segelschiffchen auf eine Servierplatte stellen.

Augenfutter-Fokus Lebensmittel mit einem hohen Gehalt an Lutein und Zeaxanthin, wie orangefarbene Paprikaschoten, können die Menge des Makulapigments erhöhen und damit das Risiko der Entwicklung einer chronischen Augenerkrankung wie beispielsweise einer altersbedingten Makuladegeneration vermindern.

Tipp Wenn Sie keine orangefarbenen Mini-Paprikaschoten bekommen, dann schneiden Sie fünf normale orangefarbene Paprikaschoten längs in Viertel.

Hummus

» In diesem vielseitigen Hummus sind die Kichererbsen die Stars. Sie haben einen hohen Proteingehalt und passen toll zu in Streifen geschnitten orangefarbenen Paprikaschoten oder zu rohem Brokkoli und Möhren als Nachmittagssnack.

Vitamin E, Zink, Ballaststoffe
Ergibt etwa 1½ Tassen

1 Knoblauchzehe, grob gehackt • 1 Tasse abgegossene und abgespülte Kichererbsen aus der Dose • 2 TL Chilipulver • 1 EL frisch gepresster Limettensaft • ¼ Tasse natives Olivenöl extra • Salz • frisch gemahlener schwarzer Pfeffer

- Knoblauch, Kichererbsen, Chiliflocken und Limettensaft in der Küchenmaschine pulsierend mixen, dabei das Öl langsam einlaufen lassen und weiter pulsierend mixen, bis alles glatt gemixt ist.

- Den Hummus in eine Schüssel geben und mit Salz und Pfeffer abschmecken. Sofort servieren oder abdecken und im Kühlschrank bis zu 3 Tage aufbewahren.

Tipp Für ein leckeres Sandwich etwas Hummus auf Vollkornbrot streichen und Erbsensprossen und geröstetes Gemüse daraufgeben.

Kürbis-Hummus

» Dieser Hummus steckt dank des Kürbispürees voller Beta-Carotin. Er ist außerdem ein toller Snack, der rund ums Jahr zu verschiedenem rohem Gemüse gereicht werden kann.

Beta-Carotin, Vitamin E, Zink, Ballaststoffe
Ergibt etwa 1¾ Tassen

1 Knoblauchzehe, grob gehackt • 1 Tasse abgegossene und abgespülte Kichererbsen aus der Dose • ¼ Tasse Kürbispüree (erhältlich im gut sortierten Biomarkt, alternativ selbstgemacht, Seite 185) • 1 Prise Chiliflocken • 1 EL frisch gepresster Limettensaft • ¼ Tasse natives Olivenöl extra • Salz • frisch gemahlener schwarzer Pfeffer • Chilisauce

- Knoblauch, Kichererbsen, Kürbis, Chiliflocken und Limettensaft in der Küchenmaschine pulsierend mixen, dabei das Öl langsam einlaufen lassen und weiter pulsierend mixen, bis alles glatt gemixt ist.

- Den Hummus in eine Schüssel geben und mit Salz, schwarzem Pfeffer und Chilisauce abschmecken. Sofort servieren oder abdecken und im Kühlschrank bis zu 3 Tage aufbewahren.

Weiße-Bohnen-Dip

» Dieser Dip gehört bei mir einfach dazu, wenn ich Gäste einlade. Er ist schnell gemacht und hat einen hohen Gehalt an Zink und Ballaststoffen. Ich bereite immer gleich die doppelte Menge zu und bewahre dann einen Teil im Kühlschrank auf, um ihn mit Gemüse oder als Aufstrich später in der Woche zu genießen.

Vitamin E, Zink, Ballaststoffe
Ergibt etwa 2½ Tassen

8 abgetropfte sonnengetrocknete Tomaten in Öl, grob gehackt • 1 Knoblauchzehe, grob gehackt • 2 Tassen abgegossene Cannellinibohnen aus der Dose • 2 EL frisch gepresster Zitronensaft • 2 EL natives Olivenöl extra • Salz und frisch gemahlener schwarzer Pfeffer

- Sonnengetrocknete Tomaten, Knoblauch, Bohnen, Zitronensaft und Öl in der Küchenmaschine glatt mixen.

- In eine Schüssel geben und mit Salz und Pfeffer abschmecken. Sofort servieren oder abdecken und im Kühlschrank bis zu 3 Tage aufbewahren.

Kürbis-Mousse

» Dieses Dessert ist eine leichte Version des traditionellen amerikanischen Kürbis-Pies. Mit seinem hohen Gehalt an Beta-Carotin ernährt es Ihre Augen und stellt gleichzeitig den süßen Zahn zufrieden.

Beta-Carotin, Vitamin E
4 Portionen

1 Tasse Kürbispüree (erhältlich im gut sortierten Biomarkt, alternativ selbstgemacht, Seite 185) • ½ Tasse griechischer Joghurt • 1 Pck. Gelatinepulver • abgeriebene Schale von 1 Bio-Orange • ¼ Tasse frisch gepresster Orangensaft • ½ Tasse Ahornsirup • ¼ Tasse Sahne (35 %) • ½ TL Kürbisgewürz (Seite 155)

- Eine mittelgroße Schüssel in das Gefriergerät stellen. Kürbispüree und Joghurt in einer Schüssel vermischen. Gelatine über den Orangensaft streuen und stehen lassen.

- Ahornsirup in einem Topf unter ständigem Rühren zum Kochen bringen. Über die Orangensaftmischung gießen und verrühren, bis die Gelatine aufgelöst ist. Die Ahornsirupmischung zur Kürbispüreemischung geben und gründlich mixen. Abgeriebene Orangenschale und Kürbisgewürz unterrühren.

- Sahne in der gekühlten Schüssel sehr steif schlagen. Die Kürbismischung mit dem Rührgerät 1 Min. mixen. Dann die Sahne vorsichtig unterheben.

- Die Mousse in Servierschälchen geben und mindestens 2 Std. oder bis zu 1 Tag im Kühlschrank fest werden lassen.

Sabayon mit frischen Früchten

» Sabayon ist die französische Version der traditionellen Zabaglione. Als regionale Besonderheit habe ich in dieser Abwandlung des Rezepts Eiswein verwendet, der aus der Niagara-Region Ontarios stammt, meiner Heimat. Doch anderer lieblicher Wein, Champagner, Portwein oder Sherry gehen ebenso. Servieren Sie es mit Obst der Saison: Beeren, Zitrusfrüchte und Kiwis sind meine Favoriten.

Lutein, Vitamin C, Vitamin E, Zink, Omega-3-Fettsäuren (DHA)
4 Portionen

- 4 Eigelb von Omega-3-Eiern (Größe L)
- 3 EL Eiswein
- 2 EL Ahornsirup
- 1 Tasse frisches Obst (nach Bedarf gewürfelt oder in Scheiben geschnitten)

● Einen mittelgroßen Topf 2,5 cm hoch mit Wasser füllen und leicht zum Kochen bringen.

● Eigelbe, Eiswein und Ahornsirup in einer großen hitzebeständigen Schüssel verquirlen. Die Schüssel über den Topf mit dem kochenden Wasser platzieren, ohne dass die Schüssel das Wasser berührt. Unter ständigem Rühren mit dem Schneebesen (sonst entsteht Rührei) 4–6 Min. erhitzen, bis die Masse ihr Volumen verdreifacht hat und dickcremig ist. Auf keinen Fall zu lange garen, die Creme gerinnt leicht.

● Die Creme in eine kleine Glasschüssel füllen und warm servieren oder abkühlen lassen und innerhalb von 4 Std. mit Früchten garniert servieren.

Tipp Sabayon ist ein tolles Dessert auf Dinnerpartys. Wenn sowieso alle in der Küche sind, können Sie das Dessert direkt vor den Augen Ihrer Gäste kurz vor dem Servieren zubereiten.

Service

Internetadressen

All About Vision

www.allaboutvision.com

American Academy of Ophthalmology

www.aao.org

American Heart Association

www.heart.org/en/healthy-living/healthy-eating

American Optometric Association

www.aoa.org/

Canadian Ophthalmological Society

www.cos-sco.ca

Canadian Association of Optometrists

www.opto.ca

Literatur

Durchgängig verwendete Literatur

American Heart Association. Fish and Omega-3 fatty acids. Verfügbar über: www.heart.org/en/healthy-living/healthy-eating/eat-smart/fats/fish-and-omega-3-fatty-acids.%20%20Aufgerufen 1. Juni 2018.

American Heart Association. How do I follow a healthy diet? Answers by Heart, 2015. Verfügbar über: www.heart.org/-/media/data-import/downloadables/pe-abh-how-do-i-follow-a-healthy-diet-ucm_300467.pdf. Aufgerufen 1. Juni2018.

American Heart Association. Whole grains, refined grains, and dietary fiber. Verfügbar über: www.heart.org/en/healthy-living/healthy-eating/eat-smart/nutrition-basics/whole-grains-refined-grains-and-dietary-fiber. Aufgerufen 1. Juni 2018.

Béliveau R, Gingras D. Cooking with Foods that Fight Cancer. Toronto: McClelland & Stewart, 2007.

Canadian Society for Exercise Physiology. Canadian physical activity guidelines. Verfügbar über: www.csep.ca/%20CMFiles/Guidelines/CSEP_PAGuidelines_adults_en.pdf. Aufgerufen 1. Juni 2018.

Capogna L, Pelletier B. Eyefoods: A Food Plan for Healthy Eyes. St. David's, ON: LB Media Concepts Inc., 2011.

Canadian Cancer Society. Make healthy choices. Verfügbar über: www.cancer.ca/en/prevention-and-screening/reduce-cancer-risk/make-healthy-choices. Aufgerufen 1. Juni 2018.

Chasan-Taber L, Willett WC, Seddon JM, et al. A prospective study of carotenoid and vitamin A intakes and risk of cataract extraction in US women. Am J Clin Nutr, 1999 Oct; 70 (4): 509–16.

Chiu CJ, Milton RC, Gensler G, Taylor A. Dietary carbohydrate intake and glycemic index in relation to cortical and nuclear lens opacities in the Age-Related Eye Disease Study. Am J Clin Nutr, 2006 May; 8 (5): 1177–84.

Chiu CJ, Milton RC, Klein R, et al. Dietary carbohydrate and the progression of age-related macular degeneration: A prospective study from the Age-Related Eye Disease Study. Am J Clin Nutr, 2007 Oct; 86 (4): 1210–18.

Chuang J, Shih KC, Chan TC, et al. Preoperative optimization of ocular surface disease before cataract surgery. J Cataract Refract Surg, 2017 Dec; 43 (12): 1596–1607.

Congdon N, O'Colmain B, Klaver CC, et al; Eye Diseases Prevalence Research Group. Causes and prevalence of visual impairment among adults in the United States. Arch Ophthalmol, 2004 Apr; 122 (4): 477–85.

Health Canada. Body-Mass-Index (BMI) nomogram. Verfügbar über: www.canada.ca/en/health-canada/services/food-nutrition/healthy-eating/healthy-weights/canadian-guidelines-body-weight-classification-adults/%20body-mass-index-nomogram.html. Aufgerufen 1. Juni 2018.

Health Canada. A consumer's guide to the DRIs (Dietary Reference Intakes). Verfügbar über: www.canada.ca/en/health-canada/services/food-nutrition/healthy-eating/dietary-reference-intakes/consumer-guide-dris-dietary-reference-intakes.html. Aufgerufen 1. Juni 2018.

Health Canada. Eating well with Canada's food guide. Verfügbar über: www.canada.ca/content/dam/hc-sc/migration/hc-sc/fn-an/alt_formats/hpfb-dgpsa/pdf/food-guide-aliment/print_eatwell_bienmang-eng.pdf. Aufgerufen 1. Juni 2018.

Health Canada. Health effects of ultraviolet radiation. Verfügbar über: www.canada.ca/en/health-canada/services/sun-safety/health-effects-ultraviolet-radiation.html. Aufgerufen 1. Juni 2018.

Health Canada. Mercury in fish. Verfügbar über: www.canada.ca/en/health-canada/services/food-nutrition/food-safety/chemical-contaminants/environmental-contaminants/mercury/mercury-fish.html. Aufgerufen 1. Juni 2018.

Health Canada. Obesity. It's Your Health, October 2006. Verfügbar über: www.canada.ca/content/dam/hc-sc/migration/hc-sc/hl-vs/alt_formats/pacrb-dgapcr/pdf/iyh-vsv/life-vie/obes-eng.pdf. Aufgerufen 1. Juni 2018.

Health Canada. Quit smoking. Verfügbar über: www.canada.ca/en/health-canada/services/smoking-tobacco/quit-smoking.html. Aufgerufen 1. Juni 2018.

Klein R, Knudtson MD, Cruickshanks KJ, Klein BE. Further observations on the association between smoking and the long-term incidence and progression of age-related macular degeneration: The Beaver Dam Eye Study. Arch Ophthalmol, 2008 Jan; 126 (1): 115–21.

Maxxam Analytics (Mississauga, ON) for the Guelph Food Technology Centre. Commissioned study on the nutrient properties of orange peppers. August 2010.

McDermott JH. Antioxidant nutrients: Current dietary recommendations and research update. J Am Pharm Assoc (Wash), 2000 Nov–Dec; 40 (6): 785–99.

Miljanović B, Trivedi KA, Dana MR, et al. Relation between dietary n-3 and n-6 fatty acids and clinically diagnosed dry eye syndrome in women. Am J Clin Nutr, 2005 Oct; 82 (4): 887–93.

Moeller SM, Parekh N, Tinker L, et al; CAREDS Research Study Group. Association between intermediate age- related macular degeneration and lutein and zeaxanthin in the Carotenoids in Age-Related Eye Disease Study (CAREDS): Ancillary study of the Women's Health Initiative. Arch Ophthalmol, 2006 Aug; 124 (8): 1151–62.

Moeller S, Voland R, Tinker L, et al; CAREDS Study Group; Women's Health Initiative. Associations between age-related nuclear cataract and lutein and zeaxanthin in the diet and serum in the Carotenoids in Age-Related Eye Disease Study, an ancillary study of the Women's Health Initiative. Arch Ophthalmol, 2008 Mar; 126 (3): 354–64.

National Institutes of Health, Office of Dietary Supplements. vitamin D: Fact sheet for health professionals. Verfügbar über: https://ods.od.nih.gov/factsheets/VitaminD-HealthProfessional. Aufgerufen 1. Juni 2018.

National Institutes of Health, Office of Dietary Supplements. Zinc: Fact sheet for health professionals. Verfügbar über: https://ods.od.nih.gov/factsheets/Zinc-HealthProfessional. Aufgerufen 1. Juni 2018.

Oh R. Practical applications of fish oil (omega-3 fatty acids) in primary care. J Am Board Fam Pract, 2005 Jan–Feb; 18 (1): 28–36.

Roodenburg AJ, Leenen R, van het Hof KH, et al. Amount of fat in the diet affects bioavailability of lutein esters but not of alpha-carotene, beta-carotene, and vitamin E in humans. Am J Clin Nutr, 2000 May; 71 (5): 1187–93.

SanGiovanni JP, Chew EY, Clemons TE, et al; Age-Related Eye Disease Study Research Group. The relationship of dietary lipid intake and age-related macular degeneration in a case-control study: AREDS Report No. 20. Arch Ophthalmol, 2007 May; 125 (5): 671–79.

Seddon J. Obesity linked to increased risk of AMD progression. OculSurg-News, 2003; 20: Abstract.

Seddon JM. Multivitamin-multimineral supplements and eye disease: Age-related macular degeneration and cataract. Am J Clin Nutr, 2007 Jan; 85 (1): 304S–7S.

Seddon JM, Ajani UA, Sperduto RD, et al. Dietary carotenoids, vitamins A, C, and E, and advanced age-related macular degeneration. Eye Disease Case-Control Study Group. JAMA, 1994 Nov 9; 272 (18): 1413–20.

Seddon JM, Cote J, Davis N, Rosner B. Progression of age- related macular degeneration: Association with Body-Mass-Index, waist circumference, and waist-hip ratio. Arch Ophthalmol, 2003 Jun; 121 (6): 785–92.

Seddon JM, Cote J, Rosner B. Progression of age-related macular degeneration association with dietary fat, transunsaturated fat, nuts, and fish intake. Arch Ophthalmol, 2003 Dec; 121 (12): 1728–37.

Tan AG, Mitchell P, Flood VM, et al. Antioxidant nutrient intake and the long-term incidence of age-related cataract: The Blue Mountains Eye Study. Am J Clin Nutr, 2008 Jun; 87 (6): 1899–905.

Tan JS, Wang JJ, Liew G, et al. Age-related macular degeneration and mortality from cardiovascular disease or stroke. Br J Ophthalmol, 2008 Apr; 92 (4): 509–12.

Townend BS, Townend ME, Flood V, et al. Dietary macronutrient intake and five-year incident cataract: The Blue Mountains Eye Study. Am J Ophthalmol, 2007 Jun; 143 (6): 932–39.

United States Department of Agriculture, Agricultural Research Service. USDA food composition databases. Verfügbar über: https://ndb.nal.usda.gov/ndb/search/list. Aufgerufen 1. Juni 2018.

Verbreitete Augenleiden und -erkrankungen

Altersbedingte Makuladegeneration

Age-Related Eye Disease Study Research Group (AREDS). A randomized, placebo-controlled, clinical trial of high-dose supplementation with vitamins C and E, beta carotene, and Zink for age-related macular degeneration and vision loss: AREDS report No.8. Arch Ophthalmol, 2001 Oct; 119 (10): 1417–36.

Age-Related Eye Disease Study Research Group (AREDS). The relationship of dietary carotenoid and vitamin A, E, and C intake with age-related macular degeneration in a case-control study: AREDS report No. 22. Arch Ophthalmol, 2007 Sep; 125 (9): 1225–32.

Age-Related Eye Disease Study Research Group (AREDS). The relationship of dietary omega-3 long-chain polyunsaturated fatty acid intake with incident age- related macular degeneration: AREDS report No. 23. Arch Ophthalmol, 2008 Sep; 126 (9): 1274–79.

Age-Related Eye Disease Study 2 (AREDS2) Research Group. Secondary analyses of the effects of lutein/zeaxanthin on age-related macular degeneration progression: AREDS2 report No. 3. JAMA Ophthalmol, 2014 Feb; 132 (2), 142–49.

Age-Related Eye Disease Study 2 (AREDS2). The lutein/zeaxanthin and omega-3 supplementation trial. Verfügbar über: www.areds2.org. Aufgerufen 1. Juni 2018.

Augood C, Chakravarthy U, Young I, et al. Oily fish consumption, dietary docosahexaenoic acid and eicosapentaenoic acid intakes, and associations with neovascular age-related macular degeneration. Am J Clin Nutr, 2008 Aug; 88 (2): 398–406.

Awh CC, Zanke B, Kustra R. Progression from no AMD to intermediate AMD as influenced by antioxidant treatment and genetic risk: An analysis of data from the Age-Related Eye Disease Study Cataract Trial. J Vitreoretin Dis, 2017 Jan; 1 (1): 45–51.

Awh CC, Hawken S, Zanke BW. Treatment response to antioxidants and zink based on CFH and ARMS2 genetic risk allele number in the Age-Related Eye Disease Study. Ophthalmology, 2015 Jan; 122 (1), 162–69.

Braakhuis A, Raman R, Vaghefi E. The association between dietary intake of antioxidants and ocular disease. Diseases, 2017 Jan 30; 5 (1): 3.

Brown DM, Regillo CD. Anti-VEGF agents in the treatment of neovascular age-related macular degeneration: Applying clinical trial results to the treatment of everyday patients. Am J Ophthalmol, 2007 Oct; 144 (4): 627–37.

Chew EY. Nutrition, genes, and age-related macular degeneration: What have we learned from the trials? Ophthalmologica, 2017; 238 (1–2): 1–5.

Kaushik S, Wang JJ, Flood V, et al. Dietary glycemic index and the risk of age-related macular degeneration. Am J Clin Nutr, 2008 Oct; 88 (4): 1104–10.

Korobelnik JF, Rougier MB, Delyfer MN, et al. Effect of dietary supplementation with lutein, zeaxanthin, and ω-3 on macular pigment: A randomized clinical trial. JAMA Ophthalmol, 2017 Nov 1; 135 (11): 1259–66.

Lawrenson JG, Evans JR. Omega 3 fatty acids for preventing or slowing the progression of age-related macular degeneration. Cochrane Database Syst Rev, 2015 Apr 9; (4): CD010015.

Merle BMJ, Silver RE, Rosner B, Seddon JM. Associations between vitamin D intake and progression to incident advanced age-related macular degeneration. Invest Ophthalmol Vis Sci, 2017 Sep 1; 58 (11): 4569–78.

National Eye Institute. Age-related macular degeneration (AMD) tables. Verfügbar über: https://nei.nih.gov/eyedata/amd/tables. Aufgerufen 1. Juni 2018.

Parke DW II. Genetic testing for AMD? An issue settled ... for now. EyeNet Magazine, July 2017: 14.

Richer S, Ulanski L II, Popenko NA, et al. Age-related macular degeneration beyond the Age-Related Eye Disease Study II. Adv Ophthalmol Optom, 2016 Aug; 1 (1): 335–69.

Schwartz SG, Hampton BM, Kovach JL, Brantley MA Jr. Genetics and age-related macular degeneration: A practical review for the clinician. Clin Ophthalmol, 2016 Jul 4; 10: 1229–35.

Seddon JM. Macular degeneration epidemiology: Nature- nurture, lifestyle factors, genetic risk, and gene- environment interactions — The Weisenfeld Award Lecture. Invest Ophthalmol Vis Sci, 2017 Dec 1; 58 (14): 6513–28.

Somani S, Hoskin-Mott A, Mishra A, et al. Managing patients at risk for age-related macular degeneration: A Canadian strategy. Can J Optom, 2009 Mar; 71 (2): 14–20.

Vavvas DG, Small KW, Awh CC, et al. CFH and ARMS2 genetic risk determines progression to neovascular age- related macular degeneration after antioxidant and Zink supplementation. Proc Natl Acad Sci U S A, 2018 Jan 23; 115 (4): E696–E704.

Katarakte

Jacques PF, Chylack LT Jr, Hankinson SE, et al. Long-term nutrient intake and early age-related nuclear lens opacities. Arch Ophthalmol, 2001 Jul; 119 (7): 1009–19.

Trockenes Auge und Augenliderkrankungen

Bron AJ, Tomlinson A, Foulks GN, et al. Rethinking dry eye disease: A perspective on clinical implications. Ocul Surf, 2014 Apr; 12 (2 Suppl): S1–31.

Calder PC. N-3 polyunsaturated fatty acids, inflammation, and inflammatory diseases. Am J Clin Nutr, 2006 Jun; 83 (6 Suppl): 1505S–19S.

Canadian Association of Optometrists. Screening, diagnosis and management of dry eye disease: Practical guidelines for Canadian optometrists. National Dry Eye Disease Guidelines for Canadian Optometrists. Can J Optom, Special Supplement; 76 (Suppl 1).

Craig JP, Nichols KK, Akpek EK, et al. TFOS DEWS II definition and classification report. Ocul Surf, 2017 Jul; 15 (3): 276–83.

Liu XF, Hao JL, Xie T, et al. Curcumin, a potential therapeutic candidate for anterior segment eye diseases: A review. Front Pharmacol, 2017 Feb 14; 8: 66.

Willcox MDP, Argüeso P, Georgiev GA, et al. TFOS DEWS II tear film report. Ocul Surf, 2017 Jul; 15 (3): 366–403.

Wolffsohn JS, Arita R, Chalmers R, et al. TFOS DEWS II diagnostic methodology report. Ocul Surf, 2017 Jul; 15 (3): 539–74.

Glaukom

Al Owaifeer AM, Al Taisan AA. The role of diet in glaucoma: A review of the current evidence. Ophthalmol Ther, 2018 Jun; 7 (1): 19–31.

Klein BE, Klein R, Sponsel WE, et al. Prevalence of glaucoma: The Beaver Dam Eye Study. Ophthalmology, 1992 Oct; 99 (10): 1499–504.

McMonnies CW. Intraocular pressure and glaucoma: Is physical exercise beneficial or a risk? J Optom, 2016 Jul–Sep; 9 (3): 139–47.

Prevent Blindness America. Vision problems in the U.S.: Prevalence of adult vision impairment and age- related eye disease in America. Verfügbar über: www.visionproblemsus.org. Aufgerufen 1. Juni 2018.

Raman R, Vaghefi E, Braakhuis AJ. Food components and ocular pathophysiology: A critical appraisal of the role of oxidative mechanisms. Asia Pac J Clin Nutr, 2017; 26 (4): 572–85.

Diabetes

American Diabetes Association. Statistics about diabetes. Verfügbar über: www.diabetes.org/diabetes-basics/statistics/?loc=db-slabnav. Aufgerufen Juni 2018.

Appel LJ, Sacks FM, Carey VJ, et al. Effects of protein, monounsaturated fat, and carbohydrate intake on blood pressure and serum lipids: Results of the OmniHeart randomized trial. JAMA, 2005 Nov 16; 294 (19): 2455–64.

Barlow SE; Expert Committee. Expert committee recommendations regarding the prevention, assessment, and treatment of child and adolescent overweight and obesity: Summary report. Pediatrics, 2007 Dec; 120 Suppl 4: S164–92.

Bazzano LA, Li TY, Joshipura KJ, Hu FB. Intake of fruit, vegetables and fruit juices and risk of diabetes in women. Diabetes Care, 2008 Jul; 31 (7): 1311–17.

Capogna L, Pelletier B. Nutrition and diabetes: Our role in patient care. Review of Optometry, 2014 Mar 15. Verfügbar über www.reviewofoptometry.com/article/nutrition-and-%20diabetes-our-role-in-patient-care. Aufgerufen 1. Juni 2018.

Centers for Disease Control and Prevention. National diabetes fact sheet: National estimates and general information on diabetes and prediabetes in the United States, 2011. Atlanta, GA: U.S. Department of Health and Human Services, Centers for Disease Control and Prevention, 2011. Verfügbar über: www.cdc.gov/diabetes/%20pubs/pdf/ndfs_2011.pdf. Aufgerufen 1. Juni 2018.

Diabetes Prevention Program Research Group, Knowler WC, Fowler SE, et al. 10-year follow-up of diabetes incidence and weight loss in the Diabetes Prevention Program Outcomes Study. Lancet, 2009 Nov 14; 374 (9702): 1677–86.

DiLillo V, Siegfried NJ, West DS. Incorporating motivational interviewing into behavioral obesity treatment. Cogn Behav Pract, 2003; 10 (2): 120–30.

Fung TT, Hu FB, Pereira MA, et al. Whole-grain intake and the risk of type 2 diabetes: A prospective study in men. Am J Clin Nutr, 2002 Sep; 76 (3): 535–40.

Harvard School of Public Health. Simple steps to preventing diabetes. Verfügbar über: www.hsph.harvard. edu/nutritionsource/preventing-diabetes-full-story. Aufgerufen 1. Juni 2018.

Hu FB, Manson JE, Stampfer MJ, et al. Diet, lifestyle, and the risk of type 2 diabetes mellitus in women. N Engl J Med, 2001 Sep 13; 345 (11): 790–97.

International Diabetes Federation. IDF consensus worldwide definition of the metabolic syndrome. Verfügbar über: www.idf.org/metabolic-syndrome. Aufgerufen 1. Juni 2018.

Klein S, Allison DB, Heymsfield SB, et al. Waist circumference and cardiometabolic risk: A consensus statement from Shaping America's Health: Association for Weight Management and Obesity Prevention; NAASO, The Obesity Society; the American Society for Nutrition; and the American Diabetes Association. Am J Clin Nutr, 2007 May; 85 (5): 1197–202.

Knowler WC, Barrett-Connor E, Fowler SE, et al. Reduction in the incidence of type 2 diabetes with lifestyle intervention or metformin. N Engl J Med, 2002 Feb 7; 346 (6): 393–403.

Liu S, Manson JE, Stampfer MJ, et al. A prospective study of whole-grain intake and risk of type 2 diabetes mellitus in US women. Am J Public Health, 2000 Sep; 90 (9): 1409–15.

Mayer-Davis EJ, D'Agostino R Jr, Karter AJ, et al. Intensity and amount of physical activity in relation to insulin sensitivity: The Insulin Resistance Atherosclerosis Study. JAMA, 1998 Mar 4; 279 (9): 669–74.

Ogden CL, Carroll MD, Kit BK, Flegal KM. Prevalence of obesity and trends in Body-Mass-Index among US children and adolescents, 1999–2010. JAMA, 2012 Feb 1; 307 (5): 483–90.

Rana JS, Li TY, Manson JE, Hu FB. Adiposity compared with physical inactivity and risk of type 2 diabetes in women. Diabetes Care, 2007 Jan; 30 (1): 53–58.

Rosenbloom AL, Silverstein JH, Ameniya S, et al. Type 2 diabetes in children and adolescents. Pediatr Diabetes, 2009 Sep; 10 Suppl 12: 17–32.

Schulze MB, Manson JE, Ludwig DS, et al. Sugar-sweetened beverages, weight gain, and incidence of type 2 diabetes in young and middle-aged women. JAMA, 2004 Aug 25; 292 (8): 927–34.

SEARCH for Diabetes in Youth Study Group, Liese AD, D'Agostino RB Jr, et al. The burden of diabetes mellitus among US youth: Prevalence estimates from the SEARCH for Diabetes in Youth Study. Pediatrics, 2006 Oct; 118 (4): 1510–18.

Wadden TA, Didie E. What's in a name? Patients' preferred terms for describing obesity. Obes Res, 2003 Sep; 11 (9): 1140–46.

Yale University: The Rudd Center for Food Policy and Obesity. How to talk about 'weight' with your overweight and obese patients. Verfügbar über: www.yaleruddcenter.org/resources/bias_toolkit/toolkit/Module-2/2–01-HowToTalk.pdf. Aufgerufen 1. Juni 2018.

Augennährstoffe

Barnett SM, Khan NA, Walk AM, et al. Macular pigment optical density is positively associated with academic performance among preadolescent children. Nutr Neurosci, 2018 Nov; 21 (9): 632–40.

Bernstein PS, Li B, Vachali PP, et al. Lutein, zeaxanthin, and meso-zeaxanthin: The basic and clinical science underlying carotenoid-based nutritional interventions against ocular disease. Prog Retin Eye Res, 2016 Jan; 50: 34–66.

Carpentier S, Knaus M, Suh M. Associations between lutein, zeaxanthin, and age-related macular degeneration: An overview. Crit Rev Food Sci Nutr, 2009 Apr; 49 (4): 313–26.

Cho E, Hung S, Willett WC, et al. Prospective study of dietary fat and the risk of age-related macular degeneration. Am J Clin Nutr, 2001 Feb; 73 (2): 209–18.

Chua B, Flood V, Rochtchina E, et al. Dietary fatty acids and the 5-year incidence of age-related maculopathy. Arch Ophthalmol, 2006 Jul; 124 (7): 981–86.

Dawe RS. Further evidence for carotenoid antioxidants in photoprotection. Br J Dermatol, 2017 May; 176 (5): 1120 –21.

Health Canada. Prenatal nutrition guidelines for health professionals: Fish and Omega-3-fatty acids. Verfügbar über: www.canada.ca/en/health-canada/servicespublications/food-nutrition/prenatal-nutrition-guidelines-health-professionals-sh-omega-3-fatty-acids-2009.html. Aufgerufen 1. Juni 2018.

Jenkins DJ, Kendall CW, Augustin LS, et al. Glycemic index: Overview of implications in health and disease. Am J Clin Nutr, 2002 Jul; 76 (1): 266S–73S.

Jia YP, Sun L, Yu HS, et al. The pharmacological effects of lutein and zeaxanthin on visual disorders and cognition diseases. Molecules, 2017 Apr 20; 22 (4). pii: E610.

Johnson EJ, McDonald K, Caldarella SM, et al. Cognitive findings of an exploratory trial of docosahexaenoic acid and lutein supplementation in older women. Nutr Neurosci, 2008 Apr; 11 (2): 75–83.

Johnson EJ, Schaefer EJ. Potential role of dietary n-3 fatty acids in the prevention of dementia and macular degeneration. Am J Clin Nutr, 2006 Jun; 83 (6 suppl): 1494S–98S.

Ma L, Liu R, Du JH, et al. Lutein, zeaxanthin and meso-zeaxanthin supplementation associated with macular pigment optical density. Nutrients, 2016 Jul; 8 (7). pii: E426.

Miller ER 3rd, Pastor-Barriuso R, Dalal D, et al. Meta-analysis: High-dosage vitamin E supplementation may increase all-cause mortality. Ann Intern Med, 2005 Jan 4; 142 (1): 37–46.

Morganti P, Bruno C, Guarneri F, et al. Role of topical and nutritional supplement to modify the oxidative stress. Int J Cosmet Sci, 2002 Dec; 24 (6): 331–39.

Parekh N, Chappell RJ, Millen AE, et al. Association between vitamin D and age-related macular degeneration in the Third National Health and Nutrition Examination Survey, 1988 through 1994. Arch Ophthalmol, 2007 May; 125 (5): 661–69.

Richer S, Stiles W, Statkute L, et al. Double-masked, placebo-controlled, randomized trial of lutein and antioxidant supplementation in the intervention of atrophic age-related macular degeneration: The Veterans LAST Study (lutein Antioxidant Supplementation Trial). Optometry, 2004 Apr; 75 (4): 216–30.

Sato R, Helzlsouer KJ, Alberg AJ, et al. Prospective study of carotenoids, tocopherols, and retinoid concentrations and the risk of breast cancer. Cancer Epidemiol Biomarkers Prev, 2002 May; 11 (5): 451–57.

Tan J, Wang JJ, Flood V, et al. Carbohydrate nutrition, glycemic index, and the 10-year incidence of cataract. Am J Clin Nutr, 2007 Nov; 86 (5): 1502–8.

Tan JS, Wang JJ, Flood V, et al. Dietary antioxidants and long-term incidence of age-related macular degeneration: The Blue Mountains Eye Study. Ophthalmology, 2008 Feb; 115 (2): 334–41.

van der Leun JC. UV radiation from sunlight: Summary, conclusions and recommendations. J Photochem Photobiol B, 1996 Sep; 35 (3): 237–44.

Van Leeuwen R, Boekhoorn S, Vingerling J, et al. Dietary intake of antioxidants and risk of age-related macular degeneration. JAMA, 2005 Dec 28; 294 (24): 3101–7.

Vishwanathan R, Schalch W, Johnson EJ. Macular pigment carotenoids in the retina and occipital Kortex are related in humans. Nutr Neurosci, 2016; 19 (3): 95–101.

Voutilainen S, Nurmi T, Mursu J, Rissanen TH. Carotenoids and cardiovascular health. Am J Clin Nutr, 2006 Jun; 83 (6): 1265–71.

Augenfutter

Cackett P, Cheung N, Wong TY. Age-related macular degeneration and mortality from cardiovascular disease or stroke. Br J Ophthalmol, 2008 Nov; 92 (11): 1564.

Chitchumroonchokchai C, Schwartz SJ, Failla ML. Assessment of lutein bioavailability from meals and a supplement using simulated digestion and caco- 2 human intestinal cells. J Nutr, 2004 Sep; 134 (9): 2280–86.

Chung HY, Rasmussen HM, Johnson EJ. Lutein bioavailability is higher from lutein-enriched eggs than from supplements and spinach in men. J Nutr, 2004 Aug; 134 (8): 1887–93.

Hu FB, Stampfer MJ, Rimm EB, et al. A prospective study of egg consumption and risk of cardiovascular disease in men and women. JAMA, 1999 Apr 21; 281 (15): 1387–94.

National Institutes of Health, Office of Dietary Supplements. Vitamin K Fact Sheet for Consumers. Verfügbar über: https://ods.od.nih.gov/pdf/factsheets/VitaminK-Consumer.pdf#search=%22coumadin%22. Aufgerufen 1. Juni 2018.

Qureshi AI, Suri FK, Ahmed S, et al. Regular egg consumption does not increase the risk of stroke and cardiovascular diseases. Med Sci Monit, 2007 Jan; 13 (1): CR1–8.

Lebensstil und allgemeine Gesundheit

Drobek-Slowik M, Karczewicz D, Safranow K. The potential role of oxidative stress in the pathogenesis of the age-related macular degeneration (AMD). [Artikel auf Polnisch] Postepy Hig Med Dosw (Online), 2007; 61: 28–37.

Fletcher AE, Bentham GC, Agnew M, et al. Sunlight exposure, antioxidants, and age-related macular degeneration. Arch Ophthalmol, 2008 Oct; 126 (10): 1396–403.

Health Canada. Tanning beds and equipment. Verfügbar über: www.canada.ca/en/health-canada/services/sun-safety/%20tanning-beds-lamps.html. Aufgerufen 1. Juni 2018.

Tosini G, Ferguson I, Tsubota K. Effects of blue light on the circadian system and eye physiology. Mol Vis, 2016 Jan 24; 22: 61–72.

Wong TY, Klein R, Sun C, et al; Atherosclerosis Risk in Communities Study. Age-related macular degeneration and risk for stroke. Ann Intern Med, 2006 Jul 18; 145 (2): 98–106.

Dem Augenfutter-Plan folgen

China-Cornell-Oxford Project, Cornell University. Geographic study of mortality, biochemistry, diet and lifestyle in rural China. Archived September 11, 2010, at the Wayback Machine, Clinical Trial Service Unit & Epidemiological Studies Unit, University of Oxford. Aufgerufen 22. März 2020.

Lindeberg S, Cordain L, Boyd Eaton S. Biological and clinical potential of a palaeolithic diet. J Nutr Environ Med, 2003 Sep; 13 (3): 149–60.

Liebe Leserin, lieber Leser,

hat Ihnen dieses Buch weitergeholfen? Für Anregungen, Kritik, aber auch für Lob sind wir offen. So können wir in Zukunft noch besser auf Ihre Wünsche eingehen. Schreiben Sie uns, denn Ihre Meinung zählt!

Ihr TRIAS Verlag

Kontakt:
kundenservice.thieme.de

Lektorat TRIAS Verlag
Postfach 30 05 04
70445 Stuttgart

Abonnieren Sie unsere Newsletter:
www.trias-verlag.de/newsletter

Besuchen Sie uns auf facebook
www.facebook.com/trias.tut.mir.gut

Besuchen Sie uns auf facebook
www.facebook.com/mama.mag.trias

Folgen Sie uns auf Instagram
www.instagram.com/trias_verlag

Lassen Sie sich inspirieren
www.pinterest.com/triasverlag

Rezept- und Zutatenverzeichnis

A
Augenfutter-Granola 231
Augenfutter-Nussmix 230
Augenfutter-Obstsalat 141
Augenfuttersalat als Abendessen 174
Augenfutter-Studentenfutter 230
Avocado
– Avocadosalat mit Radieschen 167
– Eier Benedikt mit Röstpaprika-Coulis 136
– Green Smoothie Bowl 139
– Grüner Smoothie mit tropischer Augenpower 150
– Linsen-Avocado-Salat 176

B
Balsamico-Vinaigrette 179
Banane
– Grüner Smoothie mit Banane und Matcha 151
– Grüner Smoothie mit Beeren und Bananen 147
– Grüner Smoothie mit Schokolade 151
– Kürbispüree-Smoothie 155
Basic-Salat-Dressing 178
Beta-Carotin-Kracher 156
Birne
– Birnen-Ingwer-Minz-Saft 157
– Grüner Smoothie mit Vanille und Birne 148
Bohnen
– Grünkohl-Bohnen-Suppe 198
– Hähnchen-Bohnen-Reisbowl mit Wasabi-Limetten-Sauce 217
– Rübstiel mit weißen Bohnen und roter Paprika 191
– Weiße-Bohnen-Dip 236
Bowl mit Pute, Erbsen und Möhren 220
Brokkoli
– Brokkoli-Spinat-Suppe 188
– Hähnchen-Bohnen-Reisbowl mit Wasabi-Limetten-Sauce 217
– Putenpfanne mit Erdnusssauce 218
– Reis-Bowl mit Brokkoli, Edamame und Nüssen 205
– Rindfleisch und Brokkoli mit Gerste 226
– Salat mit Brokkoli und orangefarbener Paprika 168
– Shrimpspfanne 214

C
Cremiges Miso-Dressing 180
Cremiges Salatdressing 180

D
Dillige Spinat-Frittata 135
Dr. Barbs grüner Smoothie 146

E
Eier
– Eier Benedikt mit Röstpaprika-Coulis 136
– Perfekt pochierte Eier 136
– Sabayon mit frischen Früchten 237
Eingelegte Paprika 234

F
Fisch
– Mango-Tango-Lachs 210
– Pochierter Lachs 208
– Regenbogenforellen-Päckchen 211
– Überbackenes Lachsfilet 209
Frittata mit orangefarbenen Paprika, Spinat und sonnengetrockneten Tomaten 134

G
Gedünsteter Wirsing 192
Gedünstetes Gröngemüse mit Süßkartoffel und Birne 190
Gefüllte orangefarbene Paprika 224
Gegrillte Jakobsmuschel-Ananas-Spieße 213
Gemischter grüner Salat mit Beeren und Aprikosen 162
Gerösteter Butternusskürbis und Blumenkohl 193
Gojibeeren-Smoothie 154
Green Smoothie Bowl 139
Grüner Salat mit Kräutern 161
Grüner Smoothie mit Banane und Matcha 151
Grüner Smoothie mit Beeren und Bananen 147
Grüner Smoothie mit Kiwi und Mango 149
Grüner Smoothie mit Mango und Minze 149
Grüner Smoothie mit Melone und Matcha 152
Grüner Smoothie mit Melone und Minze 148
Grüner Smoothie mit Orange und Kiwi 150
Grüner Smoothie mit Pfirsich und Trauben 152
Grüner Smoothie mit Schokolade 151
Grüner Smoothie mit tropischer Augenpower 150
Grüner Smoothie mit Vanille und Birne 148
Grünkohl
– Dr. Barbs grüner Smoothie 146
– Grüner Smoothie mit Beeren und Bananen 147
– Grüner Smoothie mit Melone und Matcha 152
– Grüner Smoothie mit Orange und Kiwi 150
– Grünkohl-Bohnen-Suppe 198
– Grünkohlchips 233
– Grünkohlchips mit Samen 233
– Grünkohlpesto 195
– Grünkohlsalat mediterrane Art 166
– Grünkohlsalat mit Kichererbsen 172
– Grünkohlsalat wie aus dem Deli 175
– Grünkohlsuppe mit Pute und Wildreis 200
– Grünkohl-Süßkartoffel-Hack 137
– Nussige Grünkohlchips 232
– Quiche ohne Boden 207
– Regenbogenforellen-Päckchen 211
– Schokoladen-Smoothie-Bowl 140
– Süßkartoffel-Grünkohl-Auflauf 206

H
Hähnchen
– Hähnchen-Bohnen-Reisbowl mit Wasabi-Limetten-Sauce 217
– Hähnchen Cacciatore 215
– Hähnchen-Linsen-Salat mit Minze 178
– Hähnchen-Mandel-Salatwraps 216
Hummus 235

K
Kichererbsen
– Grünkohlsalat mit Kichererbsen 172
– Hummus 235
– Kürbis-Hummus 235
– Maissalat griechische Art 171

Kiwi
- Dr. Barbs grüner Smoothie 146
- Grüner Smoothie mit Kiwi und Mango 149
- Grüner Smoothie mit Orange und Kiwi 150
- Obstbowl mit Kiwis, Mangos und Brombeeren 141

Kokos-Beeren-Smoothie 153
Kürbis
- Gerösteter Butternusskürbis und Blumenkohl 193
- Kürbisdressing 181
- Kürbis-Hummus 235
- Kürbis-Mousse 236
- Kürbispüree-Smoothie 155
- Pikantes Kürbisbrot 138

L

Linsen
- Hähnchen-Linsen-Salat mit Minze 178
- Linsen-Avocado-Salat 176
- Linsen-Orangen-Salat mit Kalamata-Oliven 177
- Linsensuppe 199
- Süßkartoffel-Linsen-Eintopf 201

M

Maissalat griechische Art 171
Mango
- Gojibeeren-Smoothie 154
- Grüner Smoothie mit Mango und Minze 149
- Grüner Smoothie mit tropischer Augenpower 150
- Mango-Spinat-Salat 167
- Mango-Tango-Lachs 210
- Möhren-Mango-Smoothie 155
- Rindfleisch-Mango-Pfanne 227
- Salat mit schwarzen Bohnen und Mango 173

Melone
- Augenfutter-Obstsalat 141
- Grüner Smoothie mit Melone und Matcha 152
- Grüner Smoothie mit Melone und Minze 148
- Melonen-Trinkjoghurt 156
- Smoothie mit Erdbeeren und Wassermelone 153

Mini-Paprikaschiffchen 234
Möhren
- Beta-Carotin-Kracher 156
- Bowl mit Pute, Erbsen und Möhren 220
- Brokkoli-Spinat-Suppe 188
- Grünkohlsalat wie aus dem Deli 175
- Linsensuppe 199
- Möhren-Mango-Smoothie 155
- Möhrenpommes 192
- Salat mit Möhren und grünen Stangenbohnen 175

Mom's augenfreundlicher Hackbraten 225

N

Nicht-ganz-so-grüner-Smoothie für Anfänger 147
Nizzasalat 164
Nüsse
- Augenfutter-Granola 231
- Augenfutter-Nussmix 230
- Augenfutter-Studentenfutter 230
- Nussige Grünkohlchips 232
- Putenpfanne mit Erdnusssauce 218
- Reis-Bowl mit Brokkoli, Edamame und Nüssen 205
- Salat mit orangefarbener Paprika und Grünkohl 165
- Salat mit Weizenkörnern und Aprikosen 170
- Schokoladen-Smoothie-Bowl 140

O

Obstbowl mit Kiwis, Mangos und Brombeeren 141
Orange
- Linsen-Orangen-Salat mit Kalamata-Oliven 177
- Zitrussaft 157

Orangefarbene Paprika
- Eingelegte Paprika 234
- Frittata mit orangefarbenen Paprika, Spinat und sonnengetrockneten Tomaten 134
- Gefüllte orangefarbene Paprika 224
- Gemischter grüner Salat mit Beeren und Aprikosen 162
- Grünkohlsalat mediterrane Art 166
- Hähnchen-Bohnen-Reisbowl mit Wasabi-Limetten-Sauce 217
- Hähnchen Cacciatore 215
- Hähnchen-Mandel-Salatwraps 216
- Maissalat griechische Art 171
- Mini-Paprikaschiffchen 234
- Orecchiette mit Erbsen und Krebsfleisch 212
- Paprikaschiffchen mit Pute und Mango 187
- Putenburger mit gerösteten orangefarbenen Paprika 222
- Puten-Fajitas 219
- Puten-Paprika-Chili mit Limette 202
- Quinoa-Erbsen-Salat 169
- Röstpaprika-Coulis 194
- Salat mit Brokkoli und orangefarbener Paprika 168
- Salat mit Edamame und Paprika 176
- Salat mit orangefarbener Paprika und Grünkohl 165
- Salat mit schwarzen Bohnen und Mango 173
- Süßkartoffel-Paprika-Suppe 189

Orangen-Curry-Dressing 181
Orecchiette mit Erbsen und Krebsfleisch 212

P

Paprikaschiffchen mit Pute und Mango 187
Pasta mit Rübstiel 204
Perfekt pochierte Eier 136
Pikantes Kürbisbrot 138
Pochierter Lachs 208
Pute
- Augenfuttersalat als Abendessen 174
- Bowl mit Pute, Erbsen und Möhren 220
- Grünkohlsuppe mit Pute und Wildreis 200
- Mom's augenfreundlicher Hackbraten 225
- Paprikaschiffchen mit Pute und Mango 187
- Putenburger mit gerösteten orangefarbenen Paprika 222
- Puten-Fajitas 219
- Puten-Hackbällchen in Tomatensauce 223
- Puten-Paprika-Chili mit Limette 202
- Putenpfanne mit Erdnusssauce 218
- Shepherd's Pie mit Augenfutter 221

Q

Quiche ohne Boden 207
Quinoa-Erbsen-Salat 169

R

Regenbogenforellen-Päckchen 211
Reis-Bowl mit Brokkoli, Edamame und Nüssen 205
Rind
- Mom's augenfreundlicher Hackbraten 225
- Rindfleisch-Mango-Pfanne 227
- Rindfleisch und Brokkoli mit Gerste 226

Röstpaprika-Coulis 194

Rübstiel
– Pasta mit Rübstiel 204
– Rübstiel mit weißen Bohnen und roter Paprika 191

S
Sabayon mit frischen Früchten 237
Salat mit Brokkoli und orangefarbener Paprika 168
Salat mit Edamame und Paprika 176
Salat mit Möhren und grünen Stangenbohnen 175
Salat mit orangefarbener Paprika und Grünkohl 165
Salat mit schwarzen Bohnen und Mango 173
Salat mit Weizenkörnern und Aprikosen 170
Sardinen
– Nizzasalat 164
– Schnibbelsalat mit Rucola 163
Schokoladen-Smoothie-Bowl 140
Shepherd's Pie mit Augenfutter 221
Shrimpspfanne 214
Smoothie mit Erdbeeren und Wassermelone 153
Smoothie mit Pfirsich, Ananas und Paprika 154
Spinat
– Dillige Spinat-Frittata 135
– Green Smoothie Bowl 139
– Nicht-ganz-so-grüner-Smoothie für Anfänger 147
– Vollkornpenne mit Spinat 203
Süßkartoffel
– Gedünstetes Grüngemüse mit Süßkartoffel und Birne 190
– Grünkohl-Süßkartoffel-Hack 137
– Shepherd's Pie mit Augenfutter 221
– Süßkartoffel-Grünkohl-Auflauf 206
– Süßkartoffel-Linsen-Eintopf 201
– Süßkartoffel-Paprika-Suppe 189

W
Weiße-Bohnen-Dip 236

Z
Zitrusdressing 179
Zitrus-Minz-Salsa 194
Zitrussaft 157

Sachverzeichnis

A
Aderhaut 12
Altersweitsichtigkeit 16
AMD (altersbedingte Makuladegeneration) 34
Aminosäuren 75
Amsler-Gitter 37, 38
Anatomie des Auges 10
Angiografie 37
Antioxidantien 80
Augenfutter 117
– bei Paleo-Diät 121
– bei rein pflanzlicher Ernährung 123
– Ernährungsplan 120
– Lebensstilplan 121
– Mahlzeitenpläne 126
– Portionsgrößen 119
– Wochenziele 118
Augenleiden- und -erkankungen 33
Augentropfen 25
– bei Augenliderkrankungen 54
– bei Glaukom 58, 59, 61
– bei trockenem Auge 51, 52
Augenuntersuchungen 15, 17
Augenvorsorge
– 20er- und 30er-Jahre 24
– 40er- und 50er-Jahre 25
– 60er- und 70er-Jahre 28
– 80er- und 90er-Jahre 30
– Kinder 20
– Tweens und Teenager 23

B
Ballaststoffe 74, 86
Beta-Carotin 114
Bildschirmzeit 48, 112
– für Kinder 49
Bindehaut 11
Blaulicht 109
– Blaulichtfilter 113
Blepharitis 54
Bluthochdruck 63
BMI (Body-Mass-Index) 60, 63, 114
Bohnen 106
Brille 16, 26, 33
– Gleitsichtbrille 17
– Lesebrille 16, 25

C
Cannabis 62
Carotinoide 80
Cholesterin 63, 77, 98
Computerarbeit 112

D
Demodex-Blepharitis 54
Diabetes 63, 64

E
Eier 98
Entzündungen 54

F
Fettsäuren 75
– gesättigte Fettsäuren 76
– gesunde Fettsäuren 107
– Trans-Fettsäuren 77
– ungesättigte Fettsäuren 76
Fisch 87, siehe Kaltwasserfisch
Floaters 13
Fovea 13
Früchte 99
– Avocado 100
– Cantaloupe-Melone 100
– Kiwis 99
Fruchtsaft 99

G
Glaskörper 12
Glaukom 55
– Engwinkelglaukom 55
– Normaldruckglaukom 55
– primäres Offenwinkelglaukom 55
Glutenfreie Ernährung 104
Glykämische Last 78
Glykämischer Index 78
Grauer Star siehe Katarakte

Grüner Star siehe Glaukom
Grünes Blattgemüse 89
- Blattkohl 92
- Blattsalat 92
- Brunnenkresse 93
- Chinakohl 92
- chinesischer Brokkoli 92
- Erbsensprossen 92
- Grünkohl 91
- Löwenzahnblätter 91
- Mangold 93
- Radicchio 92
- Romanasalat 93
- Rübstiel 92
- Rucola 91
- Spinat 91
Grünes Gemüse 97

H
Hornhaut 11
Hornhautverkrümmung 16

I
Iris 11

K
Kaltwasserfisch 93
- Lachs 94
- Sardinen 94
- Thunfisch 94
Kammerwasser 11
Kardiovaskuläre Erkrankungen 30, 36, 63, 77, 105, 114, 115
Katarakte 43
Kontaktlinsen 16, 23, 26, 33, 48, 51
Körperliche Aktivität 115
Kurkuma 50
Kurzsichtigkeit 16

L
Lebensstil 109
Lederhaut 11
Lidschlagfrequenz 47, 48, 112
Linse 11
Linsen 106

M
Makronährstoffe 72
- Fett 75
- Kohlenhydrate 72
- Protein 75, 100
Makula 13
- Makula-Pigment 82
Meibom-Drüsen 13, 51
Meibomitis 54
Mikronährstoffe 77
- Beta-Carotin 80
- Lutein 32, 81
- Omega-3-Fettsäuren 87
- Vitamin C 83
- Vitamin D 84
- Vitamin E 85
- Zeaxanthin 32, 81
- Zink 86

N
Nährstoffe
- D-A-CH-Referenzwerte 73
- DRIs (dietary reference intakes) 73
Nahrungsergänzungsmittel 83, 84
Netzhaut 12
Nüsse 101

O
Omega-3-Fettsäuren 51
- ALA (Alpha-Linolensäure) 87
- DHA (Docosahexaensäure) 87
- EPA (Eicosapentaensäure) 87
Omega-6-Fettsäuren 88
Operation
- bei Glaukom 58, 59
- bei grauem Star 44
- und trockenes Auge 48
Orangefarbene Paprika 96
Orangefarbenes Gemüse 94
- Kürbis 96
- Möhren 95
- Süßkartoffel 95

P
Phytonährstoffe 78
Presbyopia 25
Pupille 11

R
Rauchen 55, 63, 80, 109, 114
Refraktionsfehler 16
- Altersweitsichtigkeit 16
- Kurzsichtigkeit 16
- Weitsichtigkeit 16
Regenbogenhaut siehe Iris
Retina siehe Netzhaut

S
Samen 101
Sclera Siehe Lederhaut
Sehnerv 13
Sonnenbrille 22, 109, 110
Supplemente siehe Nährungsergänzungsmittel

T
Tränenfilm 11, 46
Trockenes Auge 46

U
Übergewicht 36, 55, 60, 64, siehe auch BMI (Body-Mass-Index)
UV-Licht 109

V
Vollkorngetreide 103
- Buchweizen 106
- Bulgur 106
- Farro 106
- Gerste 105
- Hafer 106
- Quinoa 106
- Vollkornreis 106
- Weizenkörner 106

W
Weitsichtigkeit 16

Bibliografische Information der Deutschen Nationalbibliothek
Die Deutsche Nationalbibliothek verzeichnet diese Publikation in der Deutschen Nationalbibliografie; detaillierte bibliografische Daten sind im Internet über http://dnb.d-nb.de abrufbar.

Programmplanung: Uta Spieldiener
Redaktion und Projektmanagement: Anja Bippus
Übersetzung: Bettina Snowdon
Bildredaktion: Christoph Frick, Caroline Merdian
Umschlaggestaltung und Layout: CYCLUS · Visuelle Kommunikation, Stuttgart

Bildnachweis
Umschlagfoto und Bild S. 3: CYCLUS · Visuelle Kommunikation, Stuttgart, modifiziert nach © iStock.com/fotoadrenalina
Autorenfoto: © Robert Rose Inc.
Foodfotos: Stefanie Bütow, Hamburg
Fotos im Innenteil: S. 34 © iStockphoto.com/Basmeelker, S. 38 © Robert Rose Inc., S. 44 © iStockphoto.com/Allusioni; alle restlichen Fotos Simone Schneider, Stuttgart
Die abgebildeten Personen haben in keiner Weise etwas mit der Krankheit zu tun.
Zeichnungen: Grafikbüro Schaaf, Germersheim nach Originalen von Margaret Amy Salter

Die kanadische Originalausgabe erschien 2019 unter dem Titel »Eyefoods. The Complete Eye Health & Nutrition Guide« bei Robert Rose Inc.

1. Auflage 2020

Printed in Germany

Satz und Repro: Reemers Publishing Services GmbH, Krefeld
gesetzt in Adobe Indesign CC 2019
Druck: Westermann Druck Zwickau GmbH, Zwickau

Gedruckt auf chlorfrei gebleichtem Papier

ISBN 978-3-432-11152-0

Auch erhältlich als E-Book:
eISBN (ePub) 978-3-432-11153-7

1 2 3 4 5 6